傅晓骏名中医传承工作室丛书

傅晓骏 肾脏病临床经验集萃

主编 钱璐 傅晓骏

全国百佳图书出版单位
中国中医药出版社
·北京·

图书在版编目（CIP）数据

傅晓骏肾脏病临床经验集萃 / 钱璐，傅晓骏主编 . — 北京：中国中医药出版社，2021.11

ISBN 978-7-5132-7041-0

Ⅰ . ①傅… Ⅱ . ①钱… ②傅… Ⅲ . ①肾病（中医）—中医临床—经验—中国—现代 Ⅳ . ① R256.5

中国版本图书馆 CIP 数据核字 (2021) 第 120801 号

中国中医药出版社出版

北京经济技术开发区科创十三街 31 号院二区 8 号楼

邮政编码 100176

传真 010-64405721

保定市西城胶印有限公司印刷

各地新华书店经销

开本 710×1000 1/16 印张 19.5 彩插 1 字数 330 千字

2021 年 11 月第 1 版 2021 年 11 月第 1 次印刷

书号 ISBN 978-7-5132-7041-0

定价 69.00 元

网址 www.cptcm.com

服 务 热 线 010-64405510

购 书 热 线 010-89535836

维 权 打 假 010-64405753

微信服务号 zgzyycbs

微商城网址 https：//kdt.im/LldUGr

官 方 微 博 http：//e.weibo.com/cptcm

天猫旗舰店网址 https：//zgzyycbs.tmall.com

如有印装质量问题请与本社出版部联系（010-64405510）

《傅晓骏肾脏病临床经验集萃》

编委会

主　编　钱　璐　傅晓骏

副主编　周华虹　熊荣兵　张　婷

　　　　　董　艺

编　委（以姓氏笔画为序）

　　　　　朱　婧　朱杭溢　杨志浩

　　　　　何扬彪　胡小顿　胡双燕

　　　　　姚敏琪

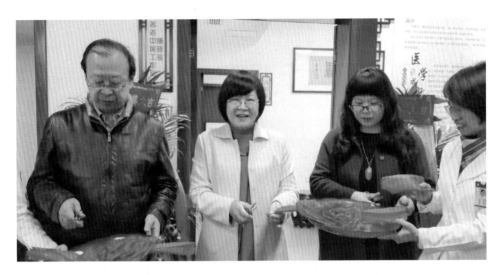

浙江省傅晓骏名老中医工作室开诊仪式

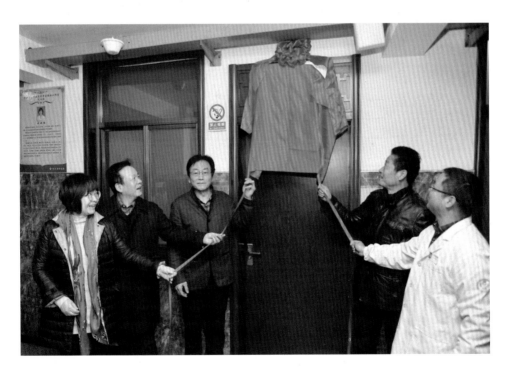

浙江省傅晓骏名老中医工作室武义工作站揭牌

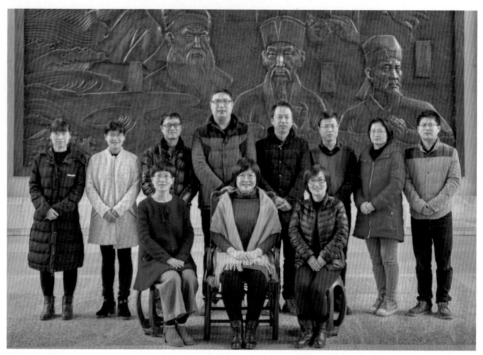

浙江省傅晓骏名老中医工作室成员合影

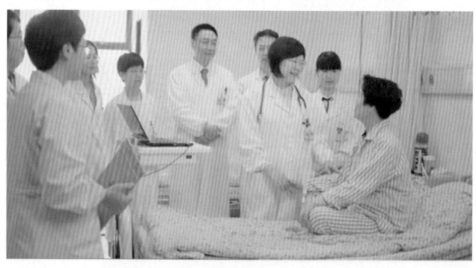

傅晓骏教授查房

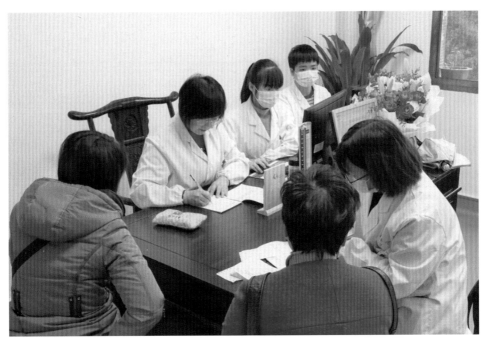

傅晓骏教授为患者诊治

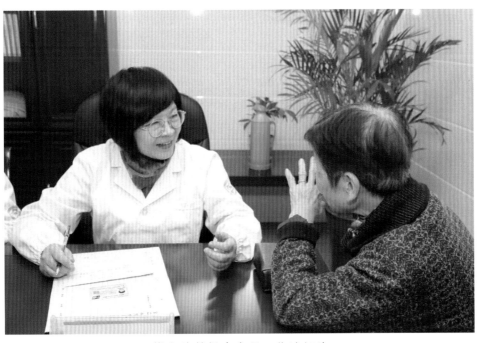

傅晓骏教授在武义工作站门诊

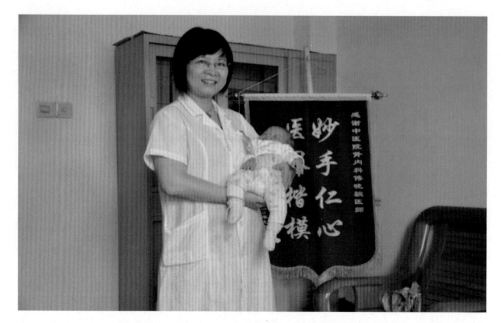

傅晓骏教授与慢性肾病、不孕6年患者喜获的麟儿

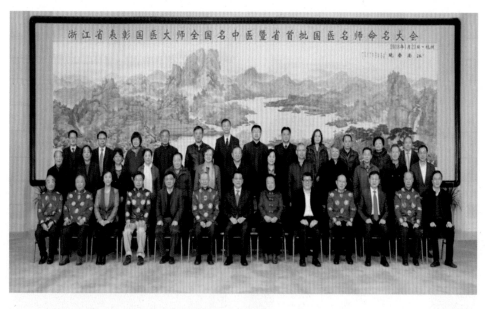

浙江省国医大师、国医名师合影（傅晓骏教授后排左三）

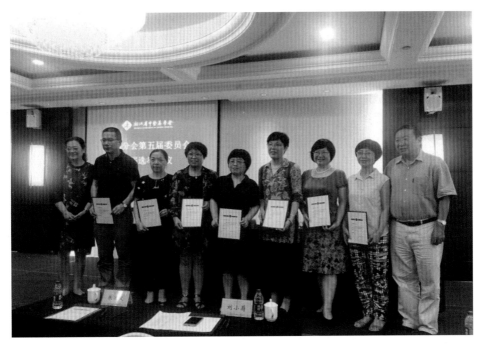

傅晓骏教授（右三）被推选为浙江省中医药学会肾病分会第五届副主任委员

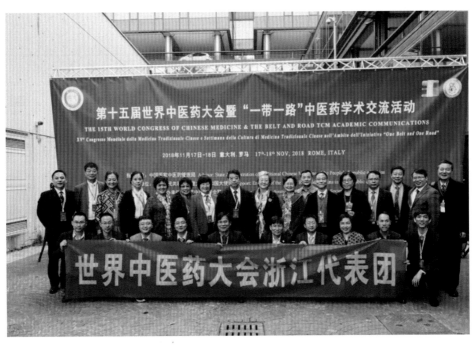

傅晓骏教授（二排左七）作为浙江代表团团员赴国外参加学术会议

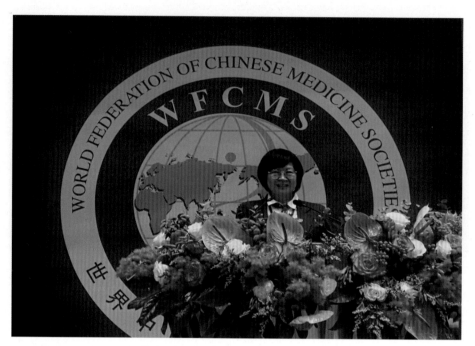

傅晓骏教授在国外学术会议上交流

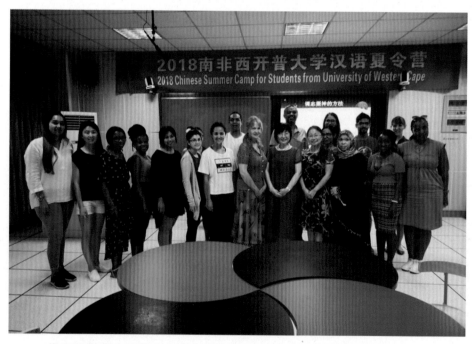

傅晓骏教授（前排右四）应邀参加2018南非西开普大学汉语夏令营

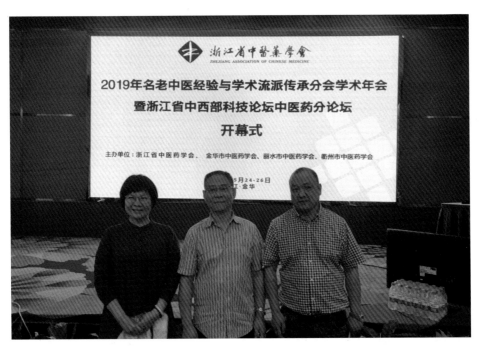

傅晓骏教授（左一）参加2019年名老中医经验与学术流派传承分会学术年会暨
浙江省中西部科技论坛中医药分论坛

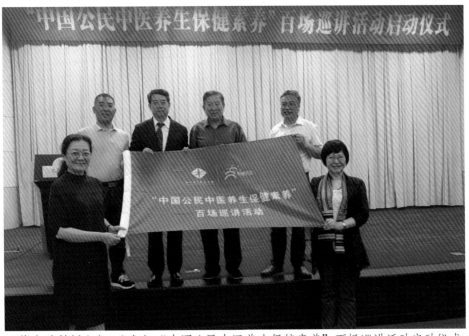

傅晓骏教授（右一）参加"中国公民中医养生保健素养"百场巡讲活动启动仪式

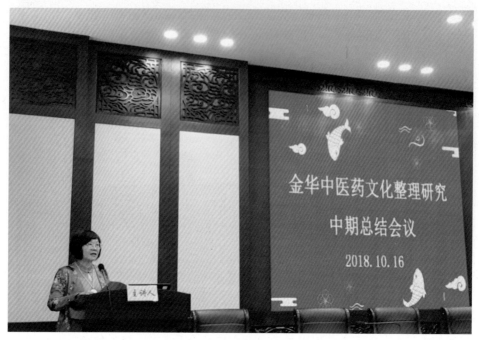

傅晓骏教授主持金华中医药文化整理研究中期总结会议

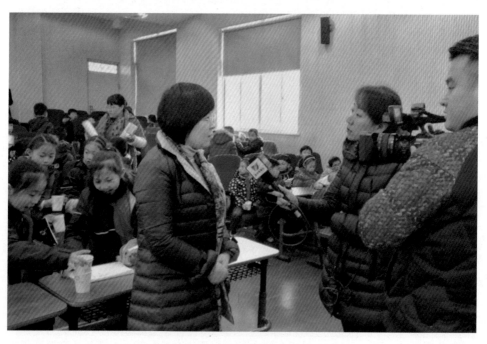

傅晓骏教授接受中医药进校园采访

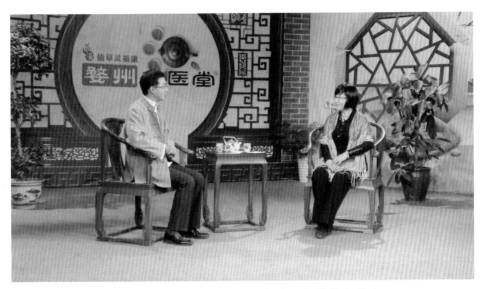

傅晓骏教授在浙江电视台婺州医堂做养生讲座

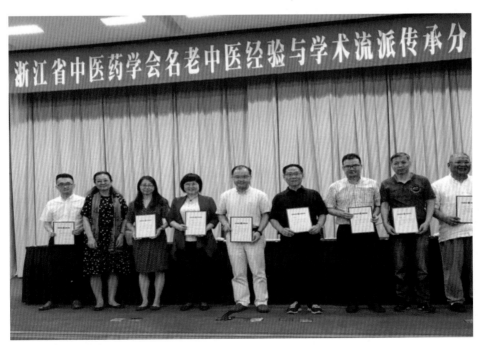

傅晓骏教授获聘浙江省中医药学会名老中医经验与学术流派副主任委员

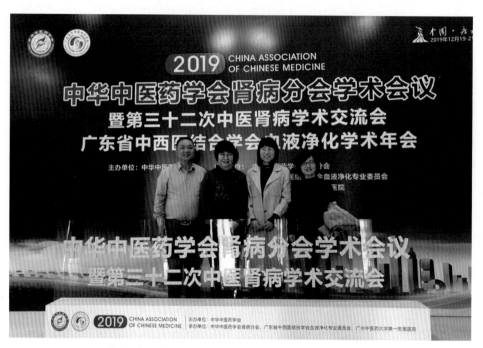

傅晓骏教授参加中华中医药学会肾病分会年会

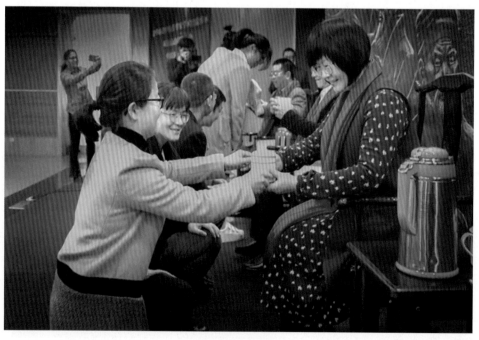

传承拜师留影

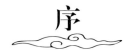

序

　　有幸先睹由钱璐副主任中医师主编的《傅晓骏肾脏病临床经验集萃》书稿，全书由医家传略、学术思想、临证经验、实验研究、文献综述、师承传薪六部分组成，展现了傅晓骏40余载的从医经历、取得的学术成果和宝贵的临床经验。

　　傅晓骏早年师承于金华名医林秀春、许锡珍，国家级名老中医药专家李学铭，毕业于浙江中医学院（现浙江中医药大学），任职于金华市中医医院，长期坚持临床，精研医著，学术造诣精深，为全国第六批老中医药专家学术经验继承工作指导老师，浙江省名老中医学术经验传承工作室项目专家。她所在的金华市中医医院肾病科是浙江省卫生厅中医药重点学科和金华市优先发展医学重点学科（一类），傅晓骏是该学科的创建者和引领者。

　　《傅晓骏肾脏病临床经验集萃》着重介绍了傅晓骏治疗慢性肾小球肾炎、慢性肾衰竭、糖尿病肾病等疾病的诊治经验。她长期致力于肾脏病的临床研究，在传统中采撷精华，在现代科技进步中汲取营养。她归纳推崇的"中央建，四旁如""养阴益精法""温阳化瘀逐毒法""祛风蠲痹通络法"等辨治方法见解独特，确有建树，并拟定了蛋白尿方、血尿方、芪蛭合剂、肾毒宁方等临床运用行之有效的经验方。

　　傅晓骏虚心学习前人经验，尊敬师长，继承并总结出其老师林秀春、许锡珍、李学铭等名家的临床经验，并且锐意创新，一直致力于八婺医学的发掘与传承工作，不仅在八婺医学历史沿革及脉络的整理上下功夫，作为八婺医学的传人，她更是身体力行地将八婺医学的内涵传扬下去，使之薪火相传、发扬光大。

总之，《傅晓骏肾脏病临床经验集萃》中医特色鲜明，又融汇中西，注重临床，全面体现了傅晓骏的临证经验和学术思想，必将对中医学术传承起到有力的推动作用，故乐而为之序。

连建伟于杭州无我斋

2021年8月25日

（连建伟，浙江中医药大学教授，主任中医师，博士研究生导师。历任浙江中医药大学副校长，第十、十一届全国政协委员，第三、四、五、六批全国老中医药专家学术经验继承工作指导老师，中华中医药学会方剂学分会主任委员。现任中国哲学史学会中医哲学委员会副会长，浙江省文史研究馆馆员，浙江省首批国医名师，享受国务院政府特殊津贴专家）

前　言

傅晓骏教授是全国第六批老中医药专家学术经验继承工作指导老师，浙江省名老中医学术经验传承工作室项目专家，从事内科临床工作43年，熟悉基础医学理论，强调整体，衷中参西，擅长疑难杂症辨治，精于肾脏疾病的中西医结合临床诊疗和学术研究。傅晓骏教授具有高深的学术造诣和丰富的临床经验，其归纳推崇的"中央建，四旁如""养阴益精法""温阳化瘀逐毒法""祛风蠲痹通络法"等辨治方法，在治疗肾病、风湿病、内科杂病等方面有非常显著的临床疗效。傅晓骏教授崇尚经典，治学严谨；博采众长，思路宽泛；医德高尚，谦逊和蔼，皆为后学所楷模。我们作为傅晓骏教授的学术继承人，为了更好地传承老师的临床经验，弘扬其学术思想，结合傅晓骏名老中医专家传承工作室任务要求，通过随师侍诊抄方、临床查房，并收集老师历年发表的学术论文，临证治验，编辑成册，定名为《傅晓骏肾脏病临床经验集萃》。

为了较全面、系统地反映傅晓骏教授的学术思想和临床经验，我们一方面将日常随师临证、三级查房及老师指导我们开展课题研究等的经验加以梳理；另一方面，收集了老师几十年来的临证心得、临床笔记及与肾脏病相关的中西医结合实验研究等百余篇论文，将其归纳成册。傅晓骏教授从医43年，积累了大量的门诊处方，这些都是临证实录，资料非常珍贵，考虑数量多，书的容量有限，故遴选了其中部分医案予以整理，并加按语。同时再对上述资料分门别类，拟定纲目，最终由老师审定。全书共收文40余篇，医案40余则。

本书内容丰富，突出中医，融汇中西，注重临床，反映学术，基本体现了傅晓骏教授的肾脏疾病诊治特色和学术思想。全书分医家传略、学术思想、临证经验、实验研究、文献综述和师承传薪六部分。临证经验又分列慢性肾小球疾病、糖尿病肾病、过敏性紫癜肾炎、泌尿系结石、肾衰竭、血液净化等。由于编者水平有限，加之资料年代跨度较大，时间较仓促，错漏在所难免，敬请读者不吝指正。

本书在编写和出版过程中，著名中医学家、原浙江中医药大学副校长连建伟教授欣然为之作序；中国中医药出版社韩燕老师对书稿的整体设计提出了意见建议，为本书的出版给予了大力支持；金华市中医医院领导十分重视本书的出版，并予以大力支持；傅晓骏名老中医专家传承工作室的成员周华虹、熊荣兵、张婷、董艺、胡双燕、朱杭溢、胡小頔、杨志浩、何扬彪、朱婧、姚敏琪等积极参与书稿组织与资料整理，在此一并致以衷心的感谢！

《傅晓骏肾脏病临床经验集萃》编委会
2021年5月

目录

医家传略 ··· 1

丹心仁术的中医名家 ·································· 2

博采众医，汇诸家所长 ··························· 2

锐意创新，绘学科新篇 ··························· 3

德艺双馨，彰杏林风骨 ··························· 4

承继发扬，传八婺医脉 ··························· 5

学术思想 ··· 7

重视经典，善用经方 ····························· 8

瘀浊蕴毒与慢性肾衰竭 ··························· 8

"中央健，四旁如"与慢性肾脏病 ··············· 11

从肺论治肾脏病 ································· 12

从"三阴结，谓之水"论治水肿 ··············· 12

病证结合，中西医汇通，强调标本同治 ········· 14

"治未病"思想贯穿慢性肾脏病三级预防 ········· 14

临证经验 ··· 15

慢性肾小球肾炎 ··································· 16

慢性肾小球肾炎临证经验 ······················· 16

治疗慢性肾炎药对经验 ························· 26

治疗蛋白尿思路与临证经验 ····················· 30

蛋白尿方联合科素亚治疗慢性肾炎40例疗效观察 ··· 33

典型医案 ····································· 37

糖尿病肾病 ······································· 51

糖尿病肾病的诊治 ····························· 51

芪蛭合剂对早期糖尿病肾病治疗的作用 ··········· 66

银杏叶提取物治疗早期糖尿病肾病 ··············· 71

　　替米沙坦联合前列地尔治疗早期糖尿病肾病 ·············· 74
　　典型医案 ·············· 77

过敏性紫癜肾炎 ·············· **90**
　　中西医结合治疗过敏性紫癜肾炎 ·············· 90
　　丹参四藤饮治疗过敏性紫癜肾炎 ·············· 92
　　典型医案 ·············· 94

泌尿系结石 ·············· **100**
　　复方排石汤治疗泌尿系结石的疗效观察 ·············· 100
　　典型医案 ·············· 102

肾衰竭 ·············· **110**
　　慢性肾功能衰竭临证经验 ·············· 110
　　肾毒宁治疗慢性肾衰竭的临床研究 ·············· 117
　　治疗早中期慢性肾功能衰竭的用药规律 ·············· 121
　　体质辨识在慢性肾脏病中的应用 ·············· 129
　　典型医案 ·············· 141

血液净化 ·············· **168**
　　血液净化联合药物治疗及己中毒1例 ·············· 168
　　维持性血液透析患者并发急性胰腺炎3例治验 ·············· 170
　　血液净化联合药物治疗曼陀罗中毒1例 ·············· 173
　　中药肾毒宁对维持性血透患者血清IL-6水平的影响 ·············· 175
　　针灸治疗尿毒症性皮肤瘙痒的临床研究 ·············· 178
　　维持性血液透析患者抑郁状况的研究 ·············· 182
　　毒蕈中毒致横纹肌溶解并多脏器衰竭1例治验 ·············· 185
　　肾毒宁对血液透析患者营养不良-微炎症综合征的影响 ·············· 189

实验研究 ·············· **193**

糖尿病肾病 ·············· **194**
　　肾糖颗粒对糖尿病肾病大鼠的肾保护作用与机制 ·············· 197
　　黄芪水蛭制剂对糖尿病肾病大鼠肾组织中C-Ⅳ、FN及IL-1β表达的影响 205
　　中药肾糖组方对糖尿病肾病大鼠肾保护的作用 ·············· 212
　　银杏叶提取物对早期糖尿病肾病患者细胞间黏附分子-1和血管细胞
　　　黏附分子-1水平的影响 ·············· 216
　　银杏叶提取物对早期糖尿病肾病患者TGF-β$_1$和CTGF水平的影响 220
　　糖肾宁对早期糖尿病肾病细胞因子的影响 ·············· 224

肾衰竭 ·· **229**
   慢性肾功能衰竭中药治疗对甲状腺激素的影响 ···········234
   加速慢性肾衰进展因素及肾毒宁冲剂干预作用研究 ·······237

文献综述·· **261**
   难治性肾病综合征的中西医治疗 ·······················262
   中医治疗慢性肾炎蛋白尿的研究进展 ···················267
   糖尿病肾病的中医研究 ·······························270

师承传薪·· **277**
   慢性肾小球肾炎治疗经验 ·····························278
   从肺论治慢性肾炎蛋白尿 ·····························280
   从瘀论治肾性水肿与常用药对 ·························283
   从虚、瘀、湿论治肾性水肿 ···························289
   糖尿病肾病辨治经验 ·································293
   慢性肾脏病治疗经验 ·································296
   慢性肾衰竭治疗经验 ·································300

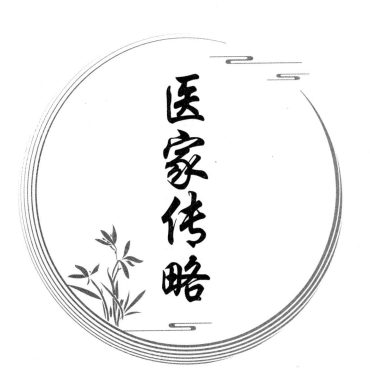

医家传略

丹心仁术的中医名家

博采众医，汇诸家所长

　　傅家在中医方面有家学渊源，祖上曾有两位比较有名的中医，一位是建立皇室种痘制度的清朝御医傅为格，另一位是有"金一贴"之名的傅为学，到傅晓骏这已是第二十一代了。耳濡目染，傅晓骏从小就对中医药颇感兴趣。家人见她很有天分，在她16岁高中毕业后，便安排她拜金华名中医林秀春为师。林秀春擅长儿科、妇科，对中医杂病的治疗也很有经验。学医期间，傅晓骏几乎整天在师傅家跟师学习。《医学心悟》《医学三字经》《药性赋》《汤头歌诀》等都是林秀春精心安排的必背课程。那个时候管教弟子常常会用到戒尺来处罚。傅晓骏和她的另一位平师姐总是被师傅抽背提问，戒尺也没少挨。除了背书，林秀春还手把手教弟子们句读，逐字逐句断句《黄帝内经》《伤寒论》《温病条辨》《小儿药证直诀》等古籍。一根小小的火柴棍儿、一方红色印泥成了傅晓骏手中探索医学经典魅力的钥匙。弟子们用火柴棍儿蘸红印泥断句，林秀春会标记、批改、纠误。从句读、背诵中医经典开始，林秀春引领着傅晓骏步入了中医大门。

　　跟随林秀春学医两年后，傅晓骏考上了金华市举办的"五年制师承班"，师承丹溪学派后人，精通内、妇、儿科的许锡珍。许锡珍是民国时期江东名医郭季樵的关门弟子。据民国丁亥年重修的《汾阳郭氏宗谱》记载：郭季樵，名瑞桓，号季樵，字应圭，出生于世医之家。始祖冯氏太太婆乃明朝御医，父亲郭锡祉，号阿祉先，清朝名医，传至郭季樵已是丹溪学派十八代。郭季樵在拦路井（今八咏楼）元德堂步上医途。由于笃志创业，钻研医术，造诣颇深，再加上普济众生，崇尚医德，世人皆称季樵仙、阿华仙。许锡珍继承郭氏的医德医术，德艺双馨，临证重视"养阴"，常常起手就是生地黄、女贞子、旱莲草三味药材打底。许师亦精通中焦脾胃病、妇科疾病和儿科疾病以及杂病治疗。许锡珍时任金华市中医院副院长，常带着傅晓骏到附近乡镇巡回医疗，其间遇到了内、妇、儿科等各种疾病，使傅晓骏打开了临证思路。每每诊治有特殊之处，许锡珍便要求傅晓骏进行思考，查阅经典古籍，诊间又进行点拨提问，傅晓骏在许锡珍的指导下，很快建立了临床与经典的联系，中医理论基础更加坚实。

5年的学习结束了，傅晓骏留在金华市中医医院工作。在随后的10年中，她一边工作一边研学，曾在浙江省中医院跟师国家级名老中医李学铭。李学铭是名老中医叶熙春的关门弟子，在中医、中西医结合治疗肾病方面造诣颇深，这使傅晓骏对肾脏病治疗产生了浓厚兴趣。为此，她参加了浙江中医药大学中医专业及研究生班学习，并赴上海中医药大学附属曙光医院肾内科进修，主攻肾脏病。在那里，她不仅学习了西医理论，还开始了科研探索。

经过多位名师的指导和广泛的学习、进修，傅晓骏博采众长，逐渐形成了自己的辨治肾脏病方法，如"中央建，四旁如""养阴益精法""温阳化瘀逐毒法""祛风蠲痹通络法"等。这些方法是她多年经典理论学习与临床实际相结合的结晶，充分体现了她鲜明的诊疗特色，体现了她经过岁月与实践沉淀出的中医思维，也是这位八婺名医临床诊治疾病的经验总结。

锐意创新，绘学科新篇

40多载的临床生涯，傅晓骏付出了很多。现在的她已经是第六批全国老中医药专家学术经验继承工作指导老师，浙江省名中医，硕士研究生导师，浙江省优秀医师，金华市科技创新领军人才，金华市拔尖人才，金华市劳动模范，是浙江省卫生厅中医药重点学科及金华市优先发展医学重点学科带头人。

如此多的成绩与荣誉，离不开傅晓骏的融合、创新精神。从参加工作伊始，傅晓骏就有意识地观察有关病证在中西医之间的联系。她在临床中发现，患者脾肾阳虚症状越明显，蛋白尿的指标就越高。为探讨二者之间的关联，傅晓骏开始了科学研究，希望从中医治疗入手，探究中药方剂对肾脏病、风湿病的临床疗效及深层机理。从中药方剂"降氮汤"到"肾毒宁"，从动物实验到细胞分子学研究，傅晓骏申请了6项科研课题进行专项研究。也正是这些创新研究，让傅晓骏有了更多"拿手"的方剂。"降氮汤""肾毒宁""养阴益胃汤""蠲痹止痛饮""复方排石汤"等这些有效的"武器"，使傅晓骏在治疗肾脏病、风湿病及内科杂病方面更有了底气，也积累了更多的心得。

在亚健康及慢性病的调理方面，傅晓骏有自己的妙招——膏滋剂、中药浓煎剂。她在临床中发现，婺州地区属亚热带季风气候，四季分明，年温适中，热量丰富，雨量较多，有明显的干、湿两季，常易损伤脾胃，致气失濡润，而出现"胃气乃厚"的证候。于是她提出，无论是亚健康还是慢性病的调理都要善调脾胃，强调健脾法在疾病治疗中的重要地位。同时她根据慢性病疗程较久的特点，与药剂科研发了个性化浓缩中药煎剂，提高了口服中药的依从性，方便了患者，起到了事半功倍的效果。

作为重点学科的掌舵人，傅晓骏认为，科室要中西医均衡发展，就要不断提升综合实力。正因为如此，她所在的科室在西医技术上也不断突破，各种肾脏疾病的西医治疗得到完善。而且作为金华市慈善总会血液净化定点医院，科室在血液透析治疗方面也颇具口碑。科室目前除能进行肾脏病治疗的基本操作外，还能自主开展各种高难度的操作和手术，年收治住院患者1500人次以上，血透患者1.5万多人次。

作为金华市第一批优先发展的医学重点学科，以傅晓骏为学科带头人的金华市中医医院肾病科在2013年顺利通过浙江省中医药重点学科验收，2015年再次成为金华市"滚动发展医学重点学科"。傅晓骏和她的团队通过一次次的融合、创新，推动学科不断发展。近些年，傅晓骏带领团队研制了治疗多种治疗肾脏疾病的内服及外用制剂，先后主持浙江省自然科学基金项目、浙江省科技厅项目、浙江省中医药管理局项目等各类科研项目15项，获得了浙江省科技进步三等奖、浙江省中医药科技创新二等奖、三等奖等诸多奖项，有关成果编成专著一部，申请国家发明专利2项，取得了较大社会效益及影响。

德艺双馨，彰杏林风骨

"医乃仁术。医者需常怀爱人之心。"在学医及临床生涯中，傅晓骏是这样说的也是这样做的。"体恤患者、恪守医德是老师们的谆谆教诲"。傅晓骏回忆，以前跟师许锡珍先生时，一位患者因每天要喝大量的水来就诊。许先生诊断患者是气阴亏虚，于是开了"粥油一碗，每日三次温服"的处方，就是考虑到患者经济不宽裕，而粥油能益气养阴，用粥油代替参汤进行调理就是两全之法。傅晓骏恪守老师的教诲，仁心仁术，广受患者好评，以至江西、福建、安徽等地的患者都专程前来求医。为此，她不得不牺牲大量的个人时间，经常加班以满足患者需求。"虽然累,但看到每一个前来求诊的患者有所好转,花再多精力都值了。"傅晓骏如是说。

患者陈某,从20多岁起便患有慢性肾小球肾炎、氮质血症。10余年来先后到部队医院、南京、杭州等多处治疗,病情反反复复,且逐渐加重。2001年3月,陈某血肌酐升高,夜尿增多,全身乏力,伴浮肿、血压偏高,已经发展为慢性肾衰竭。他慕名找到了傅晓骏。傅晓骏针对其症状,在降压的基础上采用口服扶正泄浊排毒中药治疗。过了1个月,陈某复查血肌酐时惊喜地发现,指标下降了。半年后,陈某的血肌酐恢复至正常水平,尿蛋白转阴。傅晓骏细心地对其进行定期随访,及时给予适当的用药指导,患者的慢性肾脏病基本得到控制,能跟正常人一样工作、生活。

一位小儿患感冒3天,嗓子有点疼,家人给他吃了感冒冲剂。没想到的是,妈妈在给孩子洗澡的时候发现,孩子的身上出现了紫癜,以下肢、大腿内侧为甚,脸也开始浮肿,于是赶紧带他到傅晓骏门诊。查尿常规蛋白(+),红细胞(+++)。血常规及血、肝肾功能检查正常,红细胞形态异常>70%,诊断为急性紫癜性肾炎综合征。除常规治疗外,傅晓骏采用丹参四藤饮化裁,10天后,患儿身上的紫癜减少了,脸也不肿了,尿蛋白转阴,血尿只有一个(+)。按照之前的方药继服1个多月,症状消失,尿检基本正常。

除了医术精湛,让患者口碑相传的还有高尚的医德。有这样一则暖心的故事:一名永康的患者前来求医,因肾病引发糖尿病,病情一度十分严重。因家境不好,医药费成了患者一家的心病。傅晓骏了解到此情况后,立刻发动科室医护人员捐款,很短的时间就为患者筹集了近万元。她还走到患者床前,鼓励他一定要坚持治疗。并对患者说:"无论你遇到什么样的困难都要记住,有我们在你身边。"

像这样的故事还有许多。在傅晓骏心中,医者怀仁是本分,医乃仁术,是济世救人之术。行医者就应秉赤诚仁心,效大医之法,建治病活人之功。

承继发扬,传八婺医脉

浙江金华古称婺州,因"地处金星与婺女两星争华之处"得名。因时辖金华、兰溪、东阳、义乌、永康、武义、浦江、汤溪等8个县,故称"八婺"。因为地区历史悠久,文化纷呈,各种文化的演变推进对八婺中医药文化产生着深远影响。傅晓骏一直致力于八婺医学的挖掘与传承，2012年她申请了金华市科协重点课题——金华八婺医学溯源调研，厘清了八婺医学的起源。在此基础上，2014年她又申请了金华市科协重点课题——婺州医学学术流派挖掘与整理。经过系统整理，她不仅发掘出20余家医药世家，还汇总了历代八婺医家所著医籍近200本（套）。

在一系列整理、发掘的同时，傅晓骏牵头成立了金华市中医药文化研究所，并任副所长。根据整理、发掘的成果，结合学术流派评定标准，现已形成八婺医学丹溪学派、八婺医学汇通学派等特色中医流派。其中，"八婺医学丹溪学派"于2017年"浙派中医"正式命名时被确定为十大流派之首。该学派体现了八婺医学文化的深厚内涵与魅力。

傅晓骏不仅在八婺医学历史沿革及脉络的整理上下功夫，作为八婺医学的传人，更是身体力行地将八婺医学的精华传扬下去。作为老师，傅晓骏在带教中将自己的所学所思毫无保留地传授给学生。在对学生的培养中，她继承了几位师傅的风格，一如当年八婺名中医对她的要求一样，她也非常注重学生的临床思维培养，不仅在门诊中锻炼学生的接诊能力，更会在辨证诊断中启发学生思考。

"八婺中医的传承、传播应该是一位八婺中医人必须承担的使命与责任。"傅晓骏这样评价。2018年11月，"第十五届世界中医药大会暨'一带一路'中医文化周"在罗马召开，傅晓骏带着她的八婺中医药文化来到罗马，向世界展示了八婺中医的故事与精髓。对她来说，这也是以后的工作目标与方向，她会一直努力，一直走在传承中医学和传播中医学的路上。

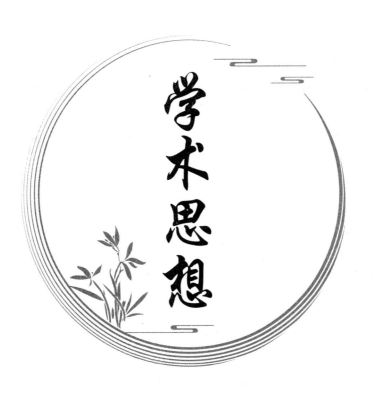

学术思想

傅晓骏有极为丰富的临床经验，尤其擅长肾脏病的诊治。临证时，她注重辨证论治，病证结合，能不拘一家，不以经方、时方划界，不对立中医、西医，能因人制宜、随证遣方、博采众长。

重视经典，善用经方

傅晓骏在临证施治时尤其重视经方的运用，所用之方或药对许多来自经典。她认为，中医学的发展和创新必须建立在继承的基础上，而《黄帝内经》《伤寒论》《金匮要略》等经典著作是中医理论体系的基石。若不重视对经典的学习，中医将会变成无源之水、无根之木，故应以《内经》《伤寒论》等经典为临床治病依据，而经文运用的好坏往往能体现一位中医师的中医功底。傅晓骏常常指出，初学者在初临证时，由于经验尚浅，对于某一证的治疗能用经方则不用时方，能用古方则不用自拟方，把握辨证施治的基本原则多有显效。对一些疑难之证，临证时她亦多用经方随症加减，多获奇效。

瘀浊蕴毒与慢性肾衰竭

慢性肾衰竭是临床常见的危重病之一，严重威胁着人类健康和人们的生活质量。慢性肾衰是一个复杂的动态变化过程，主要病机是本虚标实。傅晓骏经过长期临床观察认为，"瘀浊"之邪是慢性肾衰竭的主要邪实因素。它们在病程进展中互为因果，蕴化成毒，损伤脾肾阴阳。它既是慢性肾衰病程中出现的特征性病理产物，又是一种致病因素，采用化浊、逐瘀、通腑之法，使邪有出路，可提高治疗疗效，改善预后。

（一）瘀浊是慢性肾衰的主要病理环节

瘀为瘀血，浊包括湿热、痰浊与水饮。虽然说正虚邪实是慢性肾衰的根本病机，但在整个疾病的发展过程中，浊、瘀贯穿疾病的不同阶段，是导致病变进行性恶化的主要病理环节。

1.湿热在慢性肾衰病理环节中邪实的作用

湿热是由湿邪和热邪互结而形成的一种致病因素，属六淫中的合邪。慢性肾衰中湿热形成的原因极其复杂，或因外感所致，如水湿之气内侵；或因饮食不节及脾胃湿热内生；或因正虚复感，外邪内湿合邪，郁而化热；或温补太过，气化之机怫郁，水湿无以宣行，内蕴而成。近年来，湿热在慢性肾衰病程进展中的作用受到广泛关注，不少学者认为，湿热是贯穿慢性肾衰始终的病邪。有研究显示，在慢性肾衰整个病程中，有湿热兼证者达 62.7%。湿热重者，血液黏稠度较高，导致局部炎症不愈，使肾小球间质细胞及基质增生，肾间质损伤而纤维化，肾小球硬化，肾小管扩张萎缩致功能逐渐丧失。

2.血瘀在慢性肾衰邪实病理环节中的作用

《医林改错》曰："久病入络为血瘀。"正常情况下，气血互化，气以行血。慢性肾衰时，随着病情久延，脏腑虚衰，气不行血，血行不畅，瘀而不行，阻塞脉络，故病情加重。有资料显示，瘀血证在慢性肾衰中占标证之首，为68.3%，显著高于其他邪实兼证。肾小球逐渐硬化、萎废可能是血瘀证产生的病理解剖学基础。

3.痰、水之邪是慢性肾衰重要的邪实因素

《景岳全书》曰："五脏之病，虽俱能生痰，然无不由于脾肾。盖脾主湿，湿动则为痰；肾主水，水泛则为痰，故痰之化无不在脾，而痰之本无不在肾。"此谓之痰为痰浊与水饮。水液代谢全赖脾肾健运。脾肾健运，则水湿代谢有权。肾病日久伤及脾肾，脾肾虚损，水液不能正常敷布，停于体内而致水停证。痰浊上犯于胃，胃气不降则呕恶，上蒙清窍则头晕神昏，并可随气机升降，变幻百端，而生诸疾。有统计显示，水停证多见于慢性肾衰的代偿期和失代偿期，分别占邪实证的34.4%和36.4%。因此痰浊、水饮是慢性肾衰的病理产物、邪实因素。

（二）瘀浊蕴毒是慢性肾衰进展的重要病机

中医学认为，"毒"邪泛指对机体生理功能有不良影响的物质及其致病的外在表现，包括外感之毒与内生之毒。内生之毒是指机体在各种致病因素作用下，脏腑功能失调，气血运行失常使体内的生理、病理产物不能合理分布，及时排出，蕴结体内过多，以致邪气亢盛，败坏形体，而转化为毒。慢性肾衰的衰竭期和尿毒症期可见湿热、瘀血、痰浊证候，但是尿毒症时期的多种危重证候及皮肤瘙痒、口有尿味又非其所能解释，而是由于瘀浊之邪，即体内代谢毒素不能正常排泄而积蓄成毒，即"浊毒"。浊毒是慢性肾衰过程中出现的特征性病理产物，同时又是一种致病因素。

浊毒的外在表现：①中阻脾胃则恶心呕吐、腹胀、苔腻、口有尿味。②泛溢肌肤则肿胀或皮肤瘙痒。③浊毒凌心表现为心悸、惊恐。④上窜于脑表现为谵妄，甚至昏迷。⑤上犯于肺表现为喘逆气急。⑥瘀毒入营，迫血妄行则致鼻衄、牙宣、肌肤紫斑等。

浊毒的病理指标：近期研究认为，西医学中的毒性氧自由基、兴奋性神经毒、酸中毒、微生物毒素、炎性介质均可看作是中医的"毒"邪。众所周知，肾脏疾病发展的共同结局是肾小球硬化、肾间质纤维化、肾小管萎缩。其中，肾小管及间质病变对于肾脏功能的进行性衰竭更为重要，而这一慢性病变的发展过程与大量炎症硬化介质有关，如血管活性物质——血管紧张素Ⅱ、内皮素、前列腺素等；细胞生长因素（IGF）、血小板源生长因素（PDGF）等；及代谢产物——氧自由基、NO、糖及糖基化终末产物、低密度脂蛋白（LDL）等有关。这些均可视为瘀浊化毒之源。

（三）化浊逐瘀解毒是延缓慢性肾衰进展的重要措施

治疗"浊毒"所致疾病，宜"解毒"为法，具体而言即"化浊逐瘀""祛邪即所以安正"，使邪有出路，以防浊瘀蕴毒。"脾为生痰之源"，化痰应以健脾运脾为主，可选用半夏、茯苓、陈皮或二陈汤、香砂六君子汤等；痰湿化热为湿热时可予苏叶黄连汤、黄连温胆汤等；活血化瘀可选用丹参、川芎、牡丹皮、水蛭、地龙、红花或血府逐瘀汤等；水气内停或水饮上犯可合五苓散、苓桂术甘汤、葶苈大枣泻肺汤等。通腑泻毒重点选用大黄。大黄具有解毒、泻下、活血、清热等功效，能使毒邪从大便排出。近年许多临床医生治疗慢性肾衰时均用此药，且疗效确切，这也充分证实了浊毒这一中医病机概念的合理性。

傅晓骏认为，"久病必虚，久病必瘀"，血瘀作为病理产物和致病因素，贯穿于慢性肾脏病的始终，因此从"瘀"论治至关重要。治疗中注重活血化瘀，促进血行，疏通气机，不仅利于津液输布，亦能令温阳补肾和滋阴补肾功能充分发挥，有利于脾肾功能的恢复。中医治疗应慎识时机，活血化瘀以澄源，令邪祛正复。若一味补涩则易致关门留寇，邪不祛正不安，蛋白尿、血尿终难控制。而且"津血同源"，"血积既久亦能化为痰水"，可见瘀水互结是慢性肾脏病缠绵难愈、迁延反复的重要原因。因此临床用药，她每方均有活血之品，如水蛭、鬼箭羽、丹参、莪术、三棱、川芎、益母草等，临床疗效明显提高，不仅有效延缓了患者的肾衰竭进程，而且提高了患者的生存及生活质量。

"中央健，四旁如"与慢性肾脏病

"中央健，四旁如"出自《医学三字经·胀满蛊胀第十二》，指中央脾胃健运，四旁之脏有所充养。脾胃同居中央，形成了一个阴阳互助、燥湿相济、升降相因的气化结构。脾为后天之本，为气血生化之源，主运化，布散水谷精微。"中央健"，机体气血调和，清浊分流，其他脏腑、肌肉、关节有所充养，邪不入侵，百疾不生。傅晓骏根据金元四大家李东垣提出的"内伤脾胃，百病由生"观点，结合婺州地区的气候特点认为，婺州属中亚热带季风气候，四季分明，年温适中，热量充足，雨量丰沛，有明显的干湿两季，易损伤脾胃，致脾胃之气失去濡润作用而出现"胃气乃厚"的病理结果，从而提出在临床无论何期、何型肾脏疾病都要注意脾胃功能的调适，强调健脾化湿法在慢性肾脏病中的重要地位。

脾为后天之本，气血生化之源。《素问·经脉别论》曰："饮入于胃，游溢精气，上输于脾。脾气散精，上归于肺……水精四布，五经并行，和于四时五脏阴阳，揆度以为常也。"《景岳全书》谓："脾为土，灌溉四旁，是以五脏中皆有脾气。"脾胃运化水谷精微，化生气血津液等精微物质滋养各脏腑器官。脾失健运，则水谷不能化生津液精微，患者则出现神疲乏力、贫血等症状。另外，脾将全身代谢水液由三焦通道下输膀胱，经肾脏的气化排出体外。《素问·至真要大论》云："诸湿肿满，皆属于脾。"若脾气虚弱，运化失职，加之慢性肾脏病患者肾的气化功能下降，必然导致水液潴留，故CRF患者几乎都存在不同程度的水肿。

脾以升清为健，胃气以下行为顺，脾胃具有气机升降出入的枢纽作用，脾升胃降才能阴阳交泰。如果脾胃升降发生障碍，就会出现恶心、脘腹胀满、胸闷纳呆等。

脾胃不仅是气血生化之源，《血证论》曰"气为血之帅"，"运血者气也"。脾气健运则运血有力。慢性肾脏病患者脾气虚弱，运血无力，故而出现诸如面色晦暗、舌质紫暗、肌肤甲错等瘀血表现。

在慢性肾脏病发生发展过程中，脾肾关系密切，共同主宰水液代谢，协调气机升降，中央健则充血生精，津液四布。慢性肾脏病症状繁多复杂，傅晓骏执简驭繁，紧抓正虚为本、邪实为标的病机特点，依循"中央健，四旁如"的理念，重视中央脾土在疾病发生发展中的重要作用，一方面温补脾肾，另一方面通调中焦脾胃气机，恢复中焦气机枢纽的作用，以期气血阴阳调和。

从肺论治肾脏病

《素问·风论》记载："故风者，百病之始也，至其变化，乃为他病也。""风邪上受，首先犯肺。"《素问·水热穴论》云："勇而劳甚则肾汗出，肾汗出逢于风，内不得入于脏腑，外不得越于皮肤，客于玄府，行于皮里，传为浮肿，本之于肾，名曰风水。"所以说，风为百病之长，易兼夹他邪合而为患。傅晓骏认为，风邪与慢性肾脏病关系密切，临床常用防风、徐长卿、海风藤、青风藤、忍冬藤等祛风类药物祛风胜湿。

肺为五脏之华盖，风邪最易侵袭人体肺卫，慢性肾脏病早期往往存在肺卫外感，且常因感受外邪、肺失宣肃而致病情反复及加重，傅晓骏提出从肺论治，强调调整脏腑气化功能，以减少慢性肾脏病的触发因素，处方中多有玉屏风之义，强调防优于治，"正气存内，邪不可干"，体现了"上工治未病"的思想。辨证施治时，如症见肺肾两虚者，治拟补肺益肾，在蛋白尿方和血尿方的基础上加用太子参、南沙参、麦冬、五味子等；如水肿为主症兼见表证者，拟宣肺利水，麻黄连翘赤小豆汤加减；如感受风邪见风热感冒者，遵循"急则治其标，缓则治其本"的原则，治拟疏风清热解表，银翘散加减；风寒咳嗽、内有停饮者，治拟宣肺解表，散寒蠲饮，小青龙汤加减；风热咳嗽者，治拟宣肺清热解表，麻杏石甘汤加减。

从"三阴结，谓之水"论治水肿

慢性肾小球肾炎（CGN，简称肾炎）是以水肿、蛋白尿、血尿及高血压等为主要表现，并可伴有不同程度的肾功能受损，表现为病情迁延难愈、反复发作、病变缓慢进展直至慢性肾衰竭的一组肾小球疾病。本病属中医学"水肿""尿浊""血尿""腰痛"等范畴，临床特点是起病隐匿、病程冗长，可以有一段时间的无症状期，大多数病例因有程度不等的水肿而就医，查尿常规则有不同程度的蛋白尿、血尿，因而确诊。因此，水肿往往是慢性肾炎最常见、最重要也是最容易早期发现的症状之一，是早期发现、诊断、治疗慢性肾炎的重要依据。西医学在本病的治疗方面进展缓慢，目前尚无满意的方法，多采用利尿剂对症治疗，但因易致水电解质紊乱而所有限制。中医治疗本病有独到优势，对其病因病机、诊治规律的研究从古至今从未间断，各种学说和观点层出不穷，可谓百家争鸣，各有千秋。

"三阴结，谓之水"中的"三阴""结"和"水"可概括为"根""轴""枝"的关系，三者环环相扣，紧密联系，不可分割。

（一）"三阴"——水肿病机之根

所谓"三阴"者，即手太阴肺、足太阴脾、足少阴肾三条阴经。"三阴"为水气病证的病机根本。王冰曾注曰："三阴结，谓脾肺之脉俱寒结也，脾肺寒结，则气化为水。"因此，水气病多由肺、脾、肾三脏功能失调、气化失司所致。所谓"气化"是指机体吸收水谷精微等物质及各脏腑功能发生转化的生理过程，它是人体气化功能基本运动形式——升、降、出、入之动力源泉。若肾阳不足无权化水，脾失健运不能升清降浊，肺气失宣不能通调水道，最终而发为水肿。

（二）"结"——水肿病机之干

"三阴结，谓之水"中的"结"犹如树木之"枝干"，是整个病机的中轴、枢纽，起着承前启后的作用，是整个病理过程的关键。"结"者，壅结、涩滞之谓也。肺、脾、肾三脏气化失司可谓"结"，风寒湿热邪毒外袭壅遏可谓"结"，气滞血瘀水停可谓"结"，所以这个"结"是诸多因素的结合体，诸多种"结"相互联系，相互影响，形成了既有主次又兼容并蓄、错综复杂的发病机理。

（三）"水"——水肿病机之枝

"水"大多医家将之理解为水气、水肿，认为其为整个水肿病机之结局、表现，但实际上，"水"非单纯指水气，而既是水肿病证之表现，也是水肿病机的一部分。如果将整个水肿病机比喻成一棵大树，那么"水"就是这棵大树的枝杈。它不仅仅是表现、是结果，还是原因、是致病因素，而且它可以表现为多种形式，除"水湿"外，还可能是"痰""瘀""浊""毒"等。因此，在理解"三阴结，谓之水"时，不能厚此薄彼，应全面理解，临床诸多疑难病证的治疗，往往是因为对这一点认识不足而使效果出现反差。

"三阴结，谓之水"是《黄帝内经》关于水肿病机的经典描述，后世对水肿的多种病因病机分析多由此推衍而来，傅晓骏在研究慢性肾炎水肿病证时，从其源头、根本进行论证、分析，从更深层次地理解水肿的病机。

病证结合，中西医汇通，强调标本同治

傅晓骏治疗慢性肾脏病并不拘泥于中医辨证施治，而是注意病证结合，中西汇通，根据慢性肾脏病的疾病演变过程和西医治疗方法，将中医辨证与西医辨病有机结合起来，并根据不同病程，对慢性肾脏病进行分期诊治。她将慢性肾脏病分为5期，早中期治疗的选方用药根据慢性肾脏病的病情演变及西医运用激素、免疫抑制剂后出现的证型变化而定。其中，在西医激素、免疫抑制剂治疗的基础上，采用中医辨证施治，不仅可增强这些药物的作用，对于减轻不良反应也有十分显著的优势。

慢性肾脏病的发病主要涉及脾、肾两脏，两脏功能失调，病情日久，因虚致实，水湿、瘀血、湿热内生，正气不足，外邪侵袭，脏腑虚损是本病的发病基础。临证时，傅晓骏立足本虚，重视健补脾肾；同时兼顾外感、水湿、湿热、瘀血在病情演变过程中的作用，分别予以祛风解表、清热化湿、活血化瘀等法。慢性肾脏病因处于正气与病邪的消长过程中，故病程迁延缠绵，病机变化多端，虚实夹杂，临证时需立足于本虚，兼顾标实，正虚与邪实结合，分清虚实之轻重，辨别标本之缓急，灵活随症加减。

"治未病"思想贯穿慢性肾脏病三级预防

"治未病"思想始于《黄帝内经》，在治疗慢性肾脏病过程中，"治未病"思想贯穿于慢性肾脏病的三级预防之中。一级预防以补益肾气为主，积极控制原发病，防止慢性肾衰的发生；二级预防健脾补肾同时，要兼顾活血化瘀，清热除湿，采取有效的措施减少使病情进展的因素，从而防止和延缓尿毒症的发生。而对已进入尿毒症期患者需进行三级预防，重用通腑泄浊之法，积极控制并发症，保证患者的生存质量，降低死亡率。抓住三级预防中的各环节，控制慢性肾功能衰竭患者疾病的发展，延缓了进入终末期肾衰的进程。

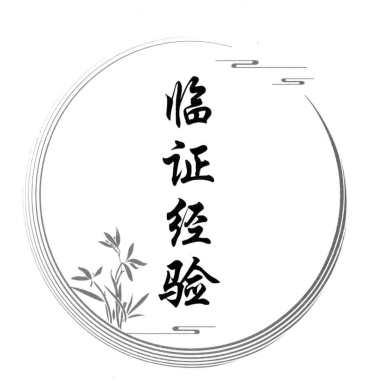

临证经验

慢性肾小球肾炎

慢性肾小球肾炎临证经验

慢性肾小球肾炎是指各种病理类型的原发性肾小球疾病在病程发展过程中的一个共同后果，病程较长，病情缠绵难愈，有进行性发展倾向，最终可导致慢性肾功能衰竭。本病临床上多以蛋白尿、水肿、血尿、高血压、肾功能损害为主要表现。傅晓骏根据本病特点，以中医理论为指导，采用多法治疗，取得了满意疗效。

一、中医命名

本病根据临床表现，可归于中医学"水肿""虚劳""腰痛""血尿"等范畴。《素问·水热穴论》云："勇而劳甚，肾汗出，逢于风，内不得入于脏腑，外不得越于皮肤，客于玄府，行于皮里，传为浮肿，本之于肾，名曰风水。"《素问·奇病论》云："有病庞然如水状，切其脉大紧，身无痛者，形不能瘦，不能食……病生在肾，名为肾风。"《素问·风论》云："以冬壬癸中于邪者为肾风，肾风之状多汗恶风，面庞然胕肿，脊痛不能正立，其色焰，隐曲不利，诊在肌上，其色黑。"《金匮要略·水气病脉证并治第十四》第23条云："风水恶风，一身悉肿，脉浮不渴，续自汗出，无大热，越婢汤主之。"第24条云："皮水为病，四肢肿，水气在皮肤中，四肢聂聂动者，防己茯苓汤主之。"第26条云："水之为病，其脉沉小，属少阴；浮者为风；无水虚胀者为气；水，发其汗即已。脉沉者宜麻黄附子汤；浮者宜杏子汤。"《诸病源候论·水肿病·风水候》云："风水病者，由脾肾气虚弱所为也。肾劳则虚，虚则汗出，汗出逢风，风气内入，还客于肾，脾虚又不能制于水，故水散溢皮肤，又与风湿相搏，故云风水也。"《太平圣惠方》云："夫风水肿者，由脾肾气虚弱所为也。肾劳则虚，虚则汗出，汗出当风，风气内入，还客于肾，脾虚又不能制于水，故水散溢皮肤，又与风湿相搏，故云风水也……"根据古代文献记载，参考现代名家观点，也可将慢性肾小球肾炎归于"慢肾风"范畴。

二、病因病机

（一）中医病因病机认识

慢性肾小球肾炎的发病与肺、脾、肾三脏密切相关，病因不外乎内因、外因、诱因三类。这些因素会损伤人体正气，尤易损及肺、脾、肾三脏，致其阴阳失衡，功能失调。《景岳全书·肿胀》有云："水肿乃肺、脾、肾三脏相干之病。其本在肾，其标在肺，其治在脾。肺虚则气不化精而化水，脾虚则土不制水而反克，肾虚则水无所主而妄行。"

1.脏腑虚损为本病之内因

肺、脾、肾三脏亏虚、功能失调是本病的病机关键。全身水谷精液运行有赖于肺气的通调、脾气的传输运化、肾气的开阖及气化。肾气虚损，肾失封藏，固摄无权，精微外泄；脾气亏虚，使精微失于固摄；肺失肃降，脾气亏虚，运化失司，不能升清，肾气不固，破坏了水谷精微在体内正常布散和代谢，导致水谷精微不循常道而外泄，从而出现蛋白尿。肺位于上焦，主宣发肃降，主一身之气，通调水道，为水之上源。脾位于中焦，主运化水湿，为气血生化之源，水液升降出入之枢纽。肺与脾的关系主要与气的生成和水液代谢有关。肺气虚弱，宣降失常，水津不布，水湿停聚，而致湿困中焦。脾胃运化失常，转输不利，可见倦怠身重、腹胀便溏、水肿等症。脏腑虚损主要涉及肺、脾、肾三脏，但与心、肝、三焦等脏腑相关。情志不遂，肝失疏泄，或脾失升清，或肝失疏泄，肾失闭藏也可出现蛋白尿、血尿等慢肾风之症。

2.湿热蕴结、气机郁滞、瘀血阻滞等邪实为疾病缠绵难愈的重要因素

肺、脾、肾亏虚，水液运化失司，则内生水湿、湿热之邪。湿性重浊、黏滞，致使排泄物秽浊不分、精微物质外泄，故导致蛋白尿产生。湿为阴邪，容易损伤阳气，阳虚不能温通脉道而涩滞不畅故而致瘀。肾络被瘀血阻止，肾脏封藏失司，精微外泄，使尿中蛋白量增加，从而加重肾病。"血不利则为水"，瘀血阻滞，水湿内停，湿瘀毒邪导致病情缠绵难愈。

3.外邪侵袭为本病反复发作的诱发因素

风邪具有开泄特性，可导致肾关开阖失常，封藏功能失调，精微物质外泄，

致蛋白尿产生。风邪循经入肾，耗伤肾阴；母病及子，脾气亏虚，致使精微失于固摄，出现蛋白尿。肺气不足，外邪入侵，致水道不通或肺失宣降，脾气亏虚，运化失司，不能升清，水谷精微不循常道而外泄，故出现蛋白尿。

本病是因先天禀赋不足、内伤七情、妊娠劳伤、房欲过度、外邪侵袭等内外因导致脏腑虚损，致水谷精微运化失常、水津代谢紊乱、精微失于固摄而致。其病机是本虚标实，正虚邪实。本虚即肺、脾、肾等脏腑虚损，标实即外感风寒、风热湿热蕴结、气机郁滞、瘀血阻滞等。

（二）西医病因病机认识

目前对慢性肾炎的病因并不十分清楚，大部分患者由原发性肾小球疾病直接迁延而成，发病与细菌感染、病毒感染有着密切关系，少部分慢性肾炎患者由急性链球菌感染诱发，免疫介导和非免疫介导在慢性肾炎的发病中有着重要作用。其中，免疫介导包括循环免疫复合物或原位免疫复合物沉积肾小球引起免疫炎症反应，导致肾脏损伤，出现结构及功能异常，从而引起肾小球肾炎。非免疫介导包括肾小球病变引发的肾内动脉硬化、肾血流动力学改变、高灌注、高滤过等多种机制，最终出现或加重肾脏损害。慢性肾炎有多种病理类型，常伴随有肾小管萎缩或间质纤维化。蛋白尿的形成与肾小球的屏障功能具有相关性，当肾小球滤过膜因炎症、代谢及免疫等综合因素损伤后而出现断裂、电荷屏障损伤，可导致蛋白滤出，最终形成蛋白尿。

三、临床表现

慢性肾炎临床表现多样，可出现蛋白尿、血尿、水肿、高血压等，也可出现浮肿、腰痛、倦怠乏力、尿少等症，伴或不伴肾功能异常。临床诊治中只有排除继发性肾炎（如狼疮性肾炎、慢性间质性肾炎、痛风性肾病、糖尿病肾病、原发性高血压引起的肾损害等），才能确诊为慢性肾小球肾炎。辅助检查可见尿常规检查中尿蛋白定性阳性，24小时尿蛋白定量在$1\sim3g/24h$之间；血尿、尿红细胞形态为多形性；尿放免检查中尿微量白蛋白（MA）、α_1微球蛋白（α_1-MG）、β_2微球蛋白（β_2-MG）、免疫球蛋白（Ig）大多呈高分子混合性蛋白尿；查血糖、尿酸、抗核抗体全套、免疫全套、乙肝三系等以排除继发性肾炎；动态查血肌酐、尿素氮、内生肌酐清除率，以评估肾小球功能；有明显蛋白尿者（尿蛋白/肌酐比值>300mg/mmoL）应当考虑进行肾活检。蛋白尿水平较低（尿蛋白/肌酐比值为30~300 mg/mmoL）且同时出现血尿者，应考虑进行肾活检明确。

四、辨证论治

治疗需根据中医分型，标本兼顾，攻补兼施，傅晓骏主张辨病与辨证相结合，以提高疗效。

（一）辨证分型

傅晓骏将本虚证分为肺肾气虚证、脾肾阳虚证、肝肾阴虚证、气阴两虚证四型。

1.肺肾气虚证

症状：咳嗽气短，腰膝酸软，倦怠乏力，夜尿增多，少气懒言，易感冒，舌淡、有齿痕，脉沉细。

治法：补肺益肾。

方药：四君子汤、六味地黄丸、麦味地黄汤、沙参麦冬汤加减，药如茯苓、太子参、南沙参、麦冬、五味子等。

2.脾肾阳虚证

症状：面色苍白，畏寒肢冷，精神萎靡，腰膝酸软，纳差，便溏或泄泻，夜尿增多，肢体浮肿，舌淡胖、边有齿痕，苔白，脉沉弱。

治法：温补脾肾。

方药：金匮肾气丸、真武汤、实脾饮加减。药如黄芪、白术、制附片、淫羊藿、肉苁蓉、茯苓、益母草等。

3.肝肾阴虚证

症状：头痛目眩，腰膝酸软，虚烦少尿，大便干结，口干咽燥，舌红，少苔，脉沉细。

治法：滋养肝肾。

方药：六味地黄丸、一贯煎、杞菊地黄丸加减，药如生地黄、熟地黄、山茱萸、淮山药、女贞子、旱莲草等。

4.气阴两虚证

症状：神疲乏力，腰膝酸软，手足心热，脉细弱。

治法：益气养阴。

方药：参芪地黄汤加减，药如太子参、生地黄、山茱萸、淮山药、茯苓等。

（二）并发症

慢性肾炎常合并外感风寒或风热、湿热蕴结、气机郁滞、瘀血阻滞等邪实之证，根据兼证，灵活辨证施治。

1. 兼风热感冒

症状：发热恶寒，有汗或无汗，头痛鼻塞，咽喉肿痛，舌红，脉数。

治法：疏风清热解表。

方药：银翘散加减。咽痛甚，加麦冬、胖大海。

2. 兼风寒咳嗽

症状：发热恶寒，无汗，头痛身重，鼻流清涕，咳嗽，咽不红肿，舌淡红，脉浮。

治法：宣肺解表散寒。

方药：小青龙汤加减。

3. 兼风热咳嗽

症状：咳嗽咳痰，痰黄咽痛，发热恶寒，有汗或无汗，头痛鼻塞，舌红，脉数。

治法：宣肺清热解表。

方药：麻杏石甘汤加减。

4. 湿热蕴结证

症状：皮肤疮疡，咽喉肿痛，小便黄赤、灼热或涩痛不利，口苦口黏，口干不欲饮，脘闷纳呆，苔黄腻，脉数。

治法：清热利湿解毒。

方药：五味消毒饮加减。烦热酌加黄连，尿少选用白茅根、车前草。

5. 水肿兼表证

症状：浮肿病势迅速，起于眼睑，继而展至四肢及全身，多恶寒发热，肢节酸痛，小便短少，舌红，苔薄白，脉浮数或浮紧。

治法：宣肺利水。

方药：麻黄连翘赤小豆汤加减。

6.瘀血内阻证

症状：面色黧黑或晦暗，腰痛固定或呈刺痛，肌肤甲错或肢体麻木，舌紫暗或有瘀点，脉细涩。

治法：活血祛瘀。

方药：桂枝茯苓丸加减，药如鬼箭羽、六月雪、莪术、三棱。瘀甚加虫类药搜风通络，消癥祛瘕，如水蛭、地龙、全蝎、土鳖虫等。

7.脾虚水停证

症状：颜面或肢体浮肿，脘腹痞闷，苔白或腻，脉细或细沉。

治法：健脾化湿利水。

方药：五苓散合五皮饮加减。腹胀加陈皮、枳壳，纳呆加生山楂、鸡内金。

8.肾阳虚水停证

症状：颜面浮肿或肢体肿胀，咳嗽气短，腹胀泄泻，形寒肢冷，小便不利，舌淡胖，苔白滑，脉细。

治法：温阳利水。

方药：真武汤加减。肿甚加葫芦壳，腰膝酸软加杜仲、川续断。

五、辨证施治

（一）水肿

参与水液代谢的脏腑主要是肺、脾、肾、三焦、膀胱等。肺具有宣发肃降、通调水道、下输膀胱的作用，"为水上之源"。脾具有主运化、转输功能，故有"其制在脾"的说法。膀胱具有藏津、气化、排尿功能，故称"州都之官，津液藏焉，气化则能出矣"。三焦为水液升降的道路，通过气化发挥决渎作用，故有"水之入于口而出于便者，必历三焦"之说。肾通过肾阳的气化功能，蒸化水液，升清降浊，在代谢中起主导作用，故云"肾者水脏""胃之关也，关门不利，故聚水而从其类也"。

慢性肾炎水肿多因脾肾亏虚，脾虚不能制水，肾虚不能化水而致。在水液代谢过程中，肾的气化作用贯穿始终。如果肾的气化失常，开阖不利，就会使水液代谢发生障碍而致水肿、小便不利。傅晓骏强调，临床上凡见到水肿病，不可不加分析地去利水消肿，而要辨证求因，注重调理肺、脾、肾及各脏腑的功能，以达到肿消病愈的目的。她在临床常见的脾虚水停证、肾阳虚水停证、风水水肿证、瘀水互结证等证型的基础上，依据《素问·阴阳别论》的"三阴结，谓之水"之论进行辨证论治。所谓"三阴结"即手太阴肺、足太阴脾、足少阴肾三条阴经；三阴结谓之水，脾肺二经也。脾土所以制水，土病则水反侮之，肺金所以生水，气病则水为不行，故寒结三阴，则气化为水。治疗本病以"恢复肺、脾、肾三脏功能"为总则。因水为阴邪，非温药不化，故她常用温性药推动水湿之邪从小便而出，温可以行水，兼用润药固涩保精，刚柔通涩相济，共奏温阳利水之功，使阳复阴化水行。

（二）蛋白尿

蛋白由脾胃化生，由肾脏封藏。傅晓骏通过长期临床实践和科研实验发现，蛋白尿的形成主要与脏腑尤其是脾肾功能降低有关。脾主运化，肾主藏精，人体内气血津液的输布由脾脏所主。肺气不足，外邪入侵，致水道不通。脾脏虚损，体内运化障碍，致清气不升，浊气不降。肾脏虚损，藏精不足，致精微外溢。此外，外感、湿热、瘀血、情志等邪实因素也可导致蛋白尿。基于对蛋白尿的病机认识，傅晓骏创立了蛋白尿方治疗肾性蛋白尿。该方由黄芪、鬼箭羽、积雪草、炒白术、薏苡根、匍伏堇、防风、水蛭粉、徐长卿组成。方中黄芪、白术、防风取玉屏风意，黄芪补气，防风祛风，白术燥湿健脾，三药合用，补益肺、脾、肾之气，气足能固摄，使精微不得外漏；鬼箭羽、积雪草、薏苡根、匍伏堇、水蛭、徐长卿等活血化瘀，祛湿泄热，避免热邪迫使精微流失，以减少蛋白尿。诸药合用，共奏健脾利水、固表益精之功。傅晓骏强调，治疗不能一味使用温燥之品，一定要注意"阴中求阳，阳中求阴"。

（三）血尿

血由水谷之精气化生。《灵枢·决气》云："中焦受气取汁，变化而赤，是谓血。"血液生化于脾，藏受于肝，总统于心，输布于肺，化精于肾，脉为血之府。血液生成之后，在脉管中运行不息，环周不休，以营养全身。脏腑功能一旦失调，血溢脉外，则会出现血尿。脾主统血，脾运化无权，则气血生化无源，气虚血亏，气的固摄功能减退，而见尿血。肾主统摄，主封藏，肾虚不摄不藏，致精华外泄，从溺窍而出，见蛋白尿、血尿。脾肾两脏虚损，难以运化水湿，水湿郁而化热，湿热内蕴，困遏中焦，滞脾碍胃，中气不足，统摄无力，血不循经，溢于脉外，而发为尿血。肾阴不足，阴虚火动，扰于血分而渗出，或湿热之邪热入血分，或湿热下注，扰动血络，内侵肾脏，损伤肾络而见尿血。久病及瘀，瘀阻肾络，血溢脉外，而溺血。血尿的主要病机以脾肾亏虚为本，湿、热、瘀为标，本虚标实，虚实夹杂。治疗需辨证施治，但调节脾肾是关键。傅晓骏由此创立血尿方治疗血尿。该方由黄芪、石韦、青风藤、炒白术、白茅根、蒲黄炭、防风、积雪草、小蓟炭、生甘草组成。方中黄芪、防风、炒白术健运脾土，补益中气固摄；白茅根、石韦凉血止血兼利尿；小蓟炭凉血止血不留瘀；蒲黄炭止血化瘀；积雪草泄浊邪毒，利湿清热止血；青风藤祛风化湿利尿；生甘草性平，补气健脾，协同清热解毒、通淋利尿之功。诸药合用，培补肺、脾、肾，共奏清热凉血、化瘀止血之效。

六、临证经验

治疗慢性肾炎，傅晓骏根据其病因病机特点，辨证施治，形成了独特的学术思想。

（一）重视肺脾肾

慢性肾炎的发病与肺、脾、肾三脏密切相关。各种内外因素均会损伤人体正气，尤易损及肺、脾、肾三脏，致其阴阳失衡，功能失调，故治疗本病应重视肺、脾、肾三脏的功能改善，在补肺、健脾、益肾的同时，兼祛风，利湿，化瘀，坚持标本同治。

（二）注重顾护脾胃

慢性肾炎患者或素体脾虚，或久居湿地，或喜嗜肥甘厚腻，或中长期、大量使用激素、免疫抑制剂、抗生素等，使脾胃受损，故治疗当重视顾护脾胃。傅晓骏认为，脾升则健，能运则安，补气健脾应甘淡平补，用药和缓，以免壅塞滞腻，她常用黄芪、党参、太子参、白术、茯苓、陈皮等药。若脾肾两虚而脾虚较甚，出现饮食不化或食欲欠佳，则当先实脾，临证时常以健脾利水、补脾益肺、温补脾阳、健脾和胃等法治疗，予参苓白术散、实脾饮、五苓散、附子理中汤、真武汤、半夏泻心汤等化裁。待食欲渐佳，脾虚好转，再补益肾气。因补肾药大多滋腻碍胃，若脾胃虚弱，则药物难以吸收，较难收效。

（三）从肺论治

《素问·风论》云："故风者，百病之始也，至其变化，乃为他病也。""风邪上受，首先犯肺。"《素问·水热穴论》云："勇而劳甚则肾汗出。肾汗出逢于风，内不得入于脏腑，外不得越于皮肤，客于玄府，行于皮里，传为浮肿，本之于肾，名曰风水。"所以说，风为百病之长，易兼夹他邪合而为患。肺为五脏之华盖，风邪最易侵袭人体肺卫。慢性肾炎初期往往有肺卫外感，且常因感受外邪、肺失宣肃而致病情反复及加重。傅晓骏指出，从肺论治，可以调整脏腑气化功能，减少慢性肾脏病的触发因素。处方中多有玉屏风之意，强调防优于治，"正气存内，邪不可干"，体现了"上工治未病"的思想。因风邪与慢性肾炎关系密切，故临床她常用防风、徐长卿、海风藤、青风藤、忍冬藤等祛风类药物祛风胜湿。

辨证施治时，如见肺肾两虚者，拟补肺益肾为治，在蛋白尿方和血尿方的基础上加用太子参、南沙参、麦冬、五味子等；如水肿为主症兼见表证者，拟宣肺利水为治，予麻黄连翘赤小豆汤加减；如感受风热感冒者，遵循"急则治其标，缓则治其本"的原则，治拟疏风清热解表，银翘散加减；风寒咳嗽、内有停饮者，治拟宣肺解表，散寒蠲饮，小青龙汤加减；风热咳嗽者，治拟宣肺清热解表，麻杏石甘汤加减。

（四）强调湿热为患

《瘴疟指南》云："湿有内外之殊。外感则入经络而流关节，内伤则由脏腑而归脾肾。"《医方考》云："下焦之病，责之湿热。"江浙地区气候温暖潮湿，慢性肾炎患者易感体外湿热之邪。加之长期应用糖皮质激素、免疫抑制剂等药物，损伤脾胃，致脾失健运，肾失开阖。两者功能失调，导致水湿停聚。因湿性黏滞，故郁久极易化热。"血水同源""血不利则为水"，久病入络，形成了湿热、瘀血交阻的病理因素，久病失治，虚则更虚，湿热瘀血难祛，导致病情迁延难愈。故清热利湿是治疗的重要方法，"邪去则正安"。傅晓骏强调，在补气健脾益肾的同时需注意清热利湿，她常用鬼箭羽、积雪草、六月雪、薏苡根、匍伏堇、白茅根等。处方选药时注意辨别湿热的轻重及湿热之所在，湿热在上焦者，予桔梗、玄参、黄芩、牛蒡子等；湿热在中焦者，予苍术、黄连、荠菜花、六月雪等；湿热在下焦者，予石韦、车前草、白花蛇舌草等；湿热在皮肤者，予土茯苓、地肤子、白鲜皮、金银花等；湿热在肝胆者，予垂盆草、田基黄、茵陈、金钱草、黄芩等。

（五）注重活血化瘀

瘀血既是脏腑功能失调的病理产物，也是加重脏腑功能失调的病理因素。叶天士曰："初为气结在经，久则血结在络。"瘀血是慢性肾脏病持续发展和肾功能进行性减退的重要原因，所以临证时傅晓骏强调，在补益脾肾的同时应辅以活血化瘀，使补而不滞，调达气机，脉络疏通，则精微得以封藏。傅晓骏指出，慢性肾炎瘀血形成的原因主要有湿热致瘀、气虚致瘀、气滞致瘀、血寒致瘀、久病致瘀。湿热致瘀治以清热利湿，凉血活血，药如泽兰、丹参、牡丹皮、赤芍、益母草；气虚致瘀治以益气活血，药如当归、川芎、仙鹤草、三七粉、黄芪；气滞致瘀治以行气活血，药如柴胡、小青皮、陈皮、延胡索、炒枳壳；血寒致瘀治以温经活血通络，药如当归、川芎、红花。

七、西医治疗

（一）一般治疗

1.急性加重时注意休息，相对稳定时适当运动。

2.保持皮肤清洁，注意保暖，预防感染。

3.饮食以清淡为主，大量蛋白尿患者同时配合低蛋白饮食和必需氨基酸治疗，限制蛋白质摄入量，配合使用必需氨基酸。

（二）西医参与治疗

消除诱发因素，如呼吸道或皮肤感染，选用肾毒性小的抗生素；控制血压选择使用钙离子拮抗剂、ACEI或ARB等降压药物；积极控制蛋白尿和（或）血尿，选择ACEI或ARB药物，该类药除具有降低血压作用外，还有减少尿蛋白、延缓肾功能恶化的肾脏保护作用。对蛋白尿较多者，结合肾炎的病因病理类型、临床表现和肾功能等多种因素，酌情选择糖皮质激素和（或）免疫抑制剂治疗；如水肿明显，在保证容量充足的前提下，可酌情使用口服或静脉利尿剂；如低蛋白血症明显，应注重抗凝治疗，如使用低分子肝素皮下注射抗凝等。

傅晓骏强调，慢性肾炎治疗需病证结合，中西汇通，不可拘泥于中医辨证施治，需中医辨证与西医辨病相结合。应根据病程分期诊治：急性期中医证型以风、痰、湿、热、浊毒证多见；缓解期使用激素、免疫抑制剂等根据证型变化情况而定，中医以脾肾气虚、脾肾阳虚、肾虚湿蕴、气虚血瘀、气阴两虚型多见。中医治疗需辨证明确，根据并发症对症加减。同时注意生活调养，饮食、运动相结合；避免感受外邪，注意情志调养；坚持规律治疗，减少疾病复发，巩固治疗效果。

治疗慢性肾炎药对经验

慢性肾炎的病机主要是脏腑虚损为内因；湿热蕴结、气机郁滞、瘀血阻滞等邪实为参与因素，外邪乃反复发作的诱发因素。根据本病本虚标实、虚实夹杂的特点，傅晓骏提倡病证结合，中西汇通，创立了辨病与辨证相结合的药对。药对有的来源于经方，有的来自时方，但大部分是根据其临床经验所得。

一、对症药对

（一）针对蛋白尿

1.黄芪配伍白术、薏苡根

黄芪味甘，微温，归脾、肺经，有补气健脾、升阳举陷、益卫固表、利尿消肿等功效。现代研究证实，黄芪可提高血清蛋白水平，降低尿蛋白，改善肾小球代谢紊乱。白术味苦、甘，温，归脾、胃经，有补脾、益胃、燥湿、和中、安胎之功。薏苡根味苦、甘，寒，入脾、膀胱经，有清热、利湿、健脾、杀虫之功。《滇南本草》云其"清利小便，治热淋疼痛，尿血，止血淋、玉茎疼痛，消水肿"。傅晓骏将这三味药作为"对药"，用于健脾化湿利浊，对降低蛋白尿具有十分显著的效果。

2.积雪草配伍丹参

积雪草味辛、苦，寒，归脾、肝、肾经，具有清热利湿、解毒消肿之功，并有活血止血之效。现代研究发现，积雪草的主要活性成分为积雪苷，具有抑制炎症、抗纤维化、调节免疫功效。丹参味苦，微寒，归心、肝经，具有活血祛瘀、通经止痛功效。丹参属唇形科草本植物，有活血功效，其干燥的根及根茎是最常用的药用部位。多数学者认为，丹参具有抑制血小板的聚集作用。丹参中的丹参酮和丹参素能抑制血栓形成，抗细胞氧化损伤，改善机体微循环障碍，这也提示丹参对血瘀型患者有较好的治疗作用。傅晓骏临证常将积雪草、丹参两者配伍，增强活血化瘀功效，对治疗慢性肾炎蛋白尿、改善肾纤维化、调节免疫具有较好的效果。

3.蝉蜕配伍僵蚕

蝉蜕甘、咸，凉，功效散风热，宣肺活血。僵蚕辛、咸，平，能够祛风解痉，化痰散结。两药合用，既可疏散外风，又能剔逐内风。现代研究表明，蝉蜕、僵蚕能抑制肾组织中转化生长因子 β_1 的过度表达，调节免疫，降低蛋白尿水平，改善肾功能。两药配伍，既能控制上呼吸道感染，又有降低尿蛋白功效。傅晓骏常将蝉蜕与僵蚕配伍，疏散风热，宣肺活血，对慢性肾炎尤其是急性发作期或复发时辨证运用，能明显改善患者的咽痛、咳嗽、头痛等上呼吸道症状，亦能明显改善患者的蛋白尿水平，使蛋白尿短期内迅速下降。

（二）针对血尿

1.芦根配伍白茅根

芦根味甘，性寒，入肺、胃经，能理肺气，更善滋阴养肺。上可祛痰排脓，清热透疹；中可清胃热，生津止渴止呕；下可利小便，导热外出，味甘而不滋腻，生津而不恋邪，专清气分之热。白茅根味甘，性寒，入肺、胃经，上可清肺胃之热，生津止渴；下可清热利尿，导热下行；又能凉血止血，味甘而不腻膈，性寒而不碍胃，利水而不伤阴，善清血分之热。两者配伍使用，一气一血，气血双清，同时白茅根清里，芦根透表；二药参合，一清一透，表里双解，用于外感湿热浊毒之邪而致慢性肾炎加重之蛋白尿、血尿尤宜。

2.荆芥配伍防风

防风性温而润，善走上焦，为"风药之润剂"，祛风作用尤强。荆芥芳香而散，性温不燥，偏于散上焦风寒，且可发散血分郁热。二药配伍，祛风胜湿功效明显增强，且有祛风止痒、祛风止痉功效。傅晓骏临证上常用于慢性肾炎风邪伏于肾络，血尿经久不消患者。

（三）针对水肿

1.玉米须配伍葫芦壳

玉米须味甘、淡，性平，入膀胱、肝、胆经，作用利尿消肿，平肝利胆。葫芦壳味甘，性平，功能利尿消肿散结。两者合用，利尿消肿之力得以加强，傅晓骏多将两药合用于浮肿较甚者。

2.益母草配伍泽兰

益母草味苦、辛，性微寒，具有利水消肿、活血化瘀功效，尤宜用于水瘀互结之蛋白尿患者。泽兰味苦、辛，性微温，归肝、脾经，能活血调经，祛瘀消痈，利水消肿。临床治疗瘀血导致肾性水肿时，两者合用，可增强活血化瘀利水之功，明显改善浮肿症状。

二、对病药对

1.黄芪配伍水蛭

现代药理研究证实，黄芪能改善红细胞变形能力，抑制血小板黏附，降低纤维蛋白原及全血的黏度，增加超氧化物歧化酶活性，消除氧自由基，减少过氧化脂质，保护机体组织细胞的作用。水蛭（粉）咸、苦，平，有小毒，归肝经，功能破血，逐瘀，通经。研究证实，水蛭中的水蛭素能阻止凝血酶对纤维蛋白的作用，所分泌的组织胺物质可增加外周血流量，抗血小板聚集和血栓形成。两者合用，益气活血，对气虚血瘀型患者有良好效果。

2.白术配伍苍术

白术味甘，性温和，能够健脾除湿。苍术味苦性烈，能燥湿除水。两药配伍，可增强补中除湿功效。现代研究表明，白术所含的挥发油、多糖、氨基酸及其他类化合物，有调节消化系统、免疫系统、抗炎抗菌、抑制代谢活化酶等作用。苍术具有抑制胃酸分泌、抗菌抗炎、保护心血管等作用。两者合用，一散一补，互为促进，中焦得健，脾胃纳运如常，水湿得以运化，共奏补脾益气、运脾燥湿之功。

3.干姜配伍黄芩

干姜味辛，性热，入脾、肾、心、肺经，功能温中散寒，回阳通脉，燥湿化痰。黄芩味苦，性寒，功能清热燥湿，泻火解毒，止血安胎。两者伍用，出自《金匮要略》"泻心汤"类方，辛开苦降，寒热并用，既能调畅中焦气机，又能虚实兼顾，寒热并调，顾护脾胃。傅晓骏对于各证型中出现脘腹痞闷、恶心嗳气之症多用此药对施治，每获奇效。

4.鬼箭羽配伍匐伏堇

鬼箭羽味苦、辛，性寒，入肝经，可调肝血，行肝瘀，消肝热。苦寒胜热，辛散能行，破血化瘀，切中肾脏疾病瘀血病机关键。有研究发现，鬼箭羽有改善机体免疫功能及抗氧化等作用，可促进肾小球基底膜修复，从而保护肾功能。匐伏堇味苦、微辛，性寒，具有清热解毒作用。临床上慢性肾炎合并浊毒、瘀血证时，傅晓骏常将两药配伍，以增强清热解毒、活血消肿功效。

5.大黄配伍六月雪

大黄味苦，性寒，功能泻下攻积，清热泻火，解毒止血，活血化瘀。六月雪味淡、微辛，性凉，归肺、胃经。功能疏风解表，清热利湿，舒经活络。六月雪在内可活血解毒，在外可导热下泄，用于肾脏疾病可大剂量使用。两药合用，活血化瘀泄浊能力显著增强，可使蛋白尿下降明显。

6.菟丝子配伍覆盆子

菟丝子味甘，性温，入肝、脾、肾经，可滋补肝肾，固精缩尿，安胎，明目，止泻。覆盆子味甘、酸，性温，入肾、膀胱经，可益肾，固精，缩尿。两者合用，相辅相成，对脾肾气虚向阳虚湿蕴渐变时用之，可增强滋补肝肾、固精止浊之力。

7.龙骨配伍牡蛎

龙骨味淡、微辛，性平，质最黏涩，具有收敛元气、镇静安神、固涩滑脱功效。牡蛎味咸而涩，性微凉，有软坚散结、收敛固涩之用。张锡纯认为，龙骨牡蛎配伍合用，能扶正不敛邪，且是补魂魄、安精神的妙药。临证将其用于调节情绪，安神，体现了身心一体化诊疗的思想。

8.仙茅配伍淫羊藿

仙茅辛平，微温，从古至今均认为是补肾、强阴、益精神之品，且有久服通神、强记、助筋骨、益肌肤、明目、治一切风气等功效。淫羊藿治一切冷风劳气，补腰膝，强心力，治丈夫绝阳不起，女人绝阴无子，筋骨拘急，中年健忘，又名弃杖草。两药配伍，温补肾阳功效增强。傅晓骏将仙茅配伍淫羊藿，用于改善慢性肾脏病患者的脾肾阳虚症状，临床效果较好。

9.菟丝子配伍枸杞子

菟丝子味辛、甘，性平，入肾经，有滋补肝肾、益精明目功效。菟丝子益气血而补肝肾之不足，润脾土而长气力，既补肾阴又助肾阳。枸杞子甘平，《本草纲目》云其"能补肾润肺，生精益气，此乃平补之药"。两药合用，滋补肝肾益精之力更强，且补而不腻，适用于肝肾不足偏阴虚者。二药伍用，可起到阴阳双补、加强补肾益精之功。

10.制黄精配伍制首乌

黄精味甘，性平，入肺、脾、肾经，具有补中益气、补肾益精、益智等功效，且滋肾力强，有气阴双补之功。制首乌有补肝肾、益精血等功效。《本草求真》云"首乌……专入肝经以为益血祛风之用，其兼补肾者，亦因补肝而兼及也"。傅晓骏临证常常将二者合用，补益肝肾，填精益血。

治疗蛋白尿思路与临证经验

慢性肾小球肾炎多以蛋白尿、水肿、血尿、高血压、肾功能损害为主要表现，其中蛋白尿是慢性肾炎的主要临床表现之一，多表现为尿蛋白定性试验呈阳性或24小时尿蛋白超150mg/24h。蛋白尿是导致肾脏病进展的一项独立危险因素，目前对慢性肾炎蛋白尿尚缺乏特效治疗手段。

一、病因病机

虽然中医学尚无恰当的病名用以描述蛋白尿，但考虑到蛋白与精气、精微等概念相似，蛋白由脾胃化生，由肾脏封藏，故目前多数中医学者将蛋白尿归为"精气下泄"，并认为产生蛋白尿的原因主要与脏腑尤其是脾肾机能降低有关。脾主运化，肾主藏精，人体内气血津液的运输由脾脏负责，肺气不足，外邪入侵，致水道不通；当脾脏虚损时，体内运化障碍，以致清气不升、浊气下流；而肾脏虚损时，藏精不足而精微外溢，故肺、脾、肾三脏亏虚，尤其是脾肾两脏亏虚而致蛋白尿产生。此外，外感、湿热、瘀血、情志等实邪因素也可导致蛋白尿。外感风寒，肺气失宣；居处潮湿，冒雨涉水，水湿郁而化热，或脾虚不能运化，形成湿热，湿热之邪困阻中焦，致清浊俱下，或扰乱下焦，封藏失职，使精微物质随尿排出而致蛋白尿；病久入络，瘀血阻络，精气不能畅流，壅而外溢，以致精微下泄亦可出现蛋白尿。蛋白尿的病机是本虚标实，正虚邪实。本虚指肺脾肾功能失调，标实为外邪侵袭及内生之邪，包括外感风邪、内生湿热之邪、血瘀之邪及情志之邪。

二、现代医家对蛋白尿的认识

在西医学中，蛋白尿是慢性肾病的中医典型症状，蛋白尿形成的原因与肾小球的屏障功能有密切关系。现代不同中医医家对肾性蛋白尿诊治思路不一。名中医王永钧认为，瘀血在肾性蛋白尿发生发展中有着重要地位，许多肾性水肿伴瘀血的微观证据或可称为"潜在性瘀血证"。赵刚教授认为，脾肾亏虚为蛋白尿发病的根本，风邪、湿热、瘀血之邪是蛋白尿产生的关键。王健等从肾风、瘀血、湿浊论治肾性蛋白尿疗效显著。傅晓骏认为，血瘀在糖尿病肾病、慢性肾炎、慢性肾功能衰竭的发病中占有重要地位，采用活血化瘀法治疗蛋白尿能有效改善贫血和肾功能，延缓肾脏损害。

三、临证经验

傅晓骏将辨病与辨证相结合，强调辨证论治是关键。

（一）健脾益肾补肺是关键

肾性蛋白尿病因病机繁杂多变，但其本在于脏腑机体正气亏虚，故健脾益肾补肺、培本固元为治疗大法。傅晓骏临证应用蛋白尿方治疗肾性蛋白尿疗效颇佳。针对阳虚血瘀型肾病患者，她采用肾毒宁方随症加减治疗。肾毒宁方由生黄芪、丹参、制黄精、沉香粉、大黄、桃仁、淫羊藿组成，具有益气温阳、活血化瘀之功，能够明显改善阳虚血瘀型肾病患者的全身水肿症状，较好地降低蛋白尿水平，保护肾功能。临床及动物实验也证实，肾毒宁方具有明显改善贫血症状、改善肾功能、延缓肾脏损害的作用。

（二）强调驱邪、顾护脾胃在肾性蛋白尿治疗中的重要性

治疗肾性蛋白尿，临证需兼顾风邪、湿热、湿浊、瘀血之邪，祛邪对蛋白尿治疗至关重要。傅晓骏认为，化浊逐瘀解毒是治疗蛋白尿的重要措施，宜"解毒"为法，"化浊逐瘀""祛邪即所以安正"，使邪有出路，以防浊瘀蕴毒。

有瘀血则需活血化瘀，有痰浊则需化痰祛浊，有湿邪则需化湿治疗，有瘀毒则需活血化瘀排毒治疗。傅晓骏经过多年临床实践总结出经验方黄芪水蛭制剂。该方具有益气活血化瘀功效，前期临床证实对治疗蛋白尿有很好效果。动物实验发现对糖尿病肾病大鼠有很好的治疗效果，可改善肾功能，延缓糖尿病肾脏损伤。

（三）根据环境因时因地制宜

婺州地区有明显的干湿两季的气候特点，易损伤脾胃，致气失去濡润作用，而出现"胃气乃厚"。傅晓骏认为，临床无论何期、何型肾脏疾病都要注意脾胃功能，强调健脾化湿法在慢性肾脏病治疗的重要地位。傅晓骏十分重视中央脾土在慢性肾脏病发病和病机演变中的重要作用，强调调理脾胃在肾性蛋白尿治疗的重要性，处方每每顾护脾胃，临证常予益气健脾、清热化湿等法调理脾胃，辨证施治。

（四）善用风药、虫类药物治疗蛋白尿

傅晓骏认为，风邪为肾风主要致病邪气，风性开泄，影响肾的封藏职能，肾之精微不固，泄之于外故可见蛋白尿。并认为使用风药可开通玄府，祛除瘀滞，醒脾益肾，活血化瘀，故临证适时加入防风、独活、青风藤等风药宣畅气机，祛风解表，升发脾胃阳气，以补气祛邪，使正虚得补，邪气得除。对反复发作的蛋白尿和难治性蛋白尿常使用地龙、僵蚕、全蝎、蜈蚣等虫类药治疗，临床效果满意。

（五）擅长药对治疗肾性蛋白尿

1.黄芪配伍水蛭

黄芪味甘，性微温，具补气固表、利水消肿之功，有"补气诸药之最"之称。黄芪含有黄酮类、皂苷类、多糖类等多种活性成分，具有调节免疫、保护心血管与神经系统、抗肿瘤、护肝等药理作用。水蛭味咸、苦，性平，有破血、逐瘀、通经之功。现代研究证实，水蛭有抗凝血、抗血栓、抗炎、抗纤维化等作用。临证上加用水蛭治疗肾性水肿，可使水肿明显消退，且能明显改善蛋白尿。

2.益母草配伍泽兰

益母草味苦、辛，性微寒，具有利水消肿、活血化瘀功效，尤宜用于水瘀互结之蛋白尿。泽兰味苦、辛，性微温，归肝、脾经，能活血调经，祛瘀消痈，

利水消肿。有研究显示，泽兰能有效抑制 CTGF 及 NF-κB 的过度表达，促进 HGF 及 VEGF 表达，从而改善肾间质纤维化，延缓慢性肾脏病的进展。瘀血导致肾性水肿，将益母草与泽兰配伍运用，能增强活血化瘀利水功效，明显改善蛋白尿水平。注意益母草用量可以较大，傅晓骏最大用量可达60g。

3. 大黄配伍六月雪

大黄味苦，性寒，功能泻下攻积，清热泻火，解毒止血，活血化瘀。六月雪味淡、微辛，性凉，归肺、胃经。能疏风解表，清热利湿，舒经活络。六月雪在内可活血解毒，在外可导热下泄，用于肾脏疾病可大剂量服用。现代研究发现，六月雪对降低蛋白尿、血尿素氮、肌酐水平、慢性肾衰竭等有较好疗效。两药合用，活血化瘀泄浊能力显著增强，能使蛋白尿水平明显下降。

蛋白尿方联合科素亚治疗慢性肾炎40例疗效观察

蛋白尿是慢性肾小球肾炎（简称慢性肾炎）最常见的临床症状之一，也是衡量肾脏病进展的重要指标。降低或减少蛋白尿，以预防或延缓终末肾衰竭是治疗慢性肾脏病的关键。傅晓骏采用自拟的蛋白尿方联合科素亚（氯沙坦）治疗慢性肾脏病取得了良好效果。

一、临床资料

（一）一般资料

选取2012年7月~2013年10月在金华市中医医院门诊及住院治疗的80例慢性肾脏病患者为研究对象，随机分为观察组和对照组，每组40例。观察组男21例，女19例；年龄22~69岁；病程6个月~12年。对照组男20例，女20例；年龄20~69岁；病程5个月~11年。80例患者均有持续性蛋白尿、轻中度肾脏损伤，伴或不伴轻中度高血压。均自愿参与研究。两组一般资料比较差异无显著性意义（P>0.05），具有可比性。

（二）纳入标准

①所有患者参照我国肾脏病学会第二届学术会议拟定的诊断标准诊断，且

符合我国原发性肾小球疾病分型诊断标准。②24小时尿蛋白定量在0.5g/24h以上。③血肌酐值低于442μmol/L。

（三）排除标准

①24小时尿蛋白定量＜0.5g/24h。②血肌酐值大于442μmol/L。③为狼疮性肾炎、紫癜性肾炎、肝炎相关性肾炎等继发性肾病。④合并严重心、脑等重要脏器疾病及造血系统疾病。⑤就医前1个月内有激素及ACEI、ARB类药物服用史。⑥妊娠、哺乳期者。

二、治疗方法

对照组采用常规慢性肾炎治疗，如饮食上限制蛋白量摄入，以低蛋白饮食为主；嘱卧床休息；积极开展控制血压、血脂、纠正贫血等对症支持治疗。

实验组在对照组的基础上给予科素亚（国药准字：20000371），每天50mg，每天1次。同时给予蛋白尿方，每天1剂。蛋白尿方组成：黄芪、薏苡根、炒白术、徐长卿各30g，水蛭粉3g，积雪草15g，匍伏堇15g，防风6g，鬼箭羽20g。水肿严重者，加桑白皮、玉米须等；有血尿者，加白茅根、芦根等。每天1剂，清水煎煮至200mL，口服。治疗4周后统计疗效。

三、观察指标与统计学方法

1.观察指标

（1）比较两组治疗前、治疗4周后24小时蛋白定量、尿素氮、血肌酐等实验室相关指标变化情况。

（2）比较两组治疗前后身倦乏力、浮肿、腰膝酸软、夜尿增多、大便溏、易感冒等症状，分正常、轻度、中度和重度4级，分别对应0分、2分、4分、6分。

（3）根据症状及实验组指标改善情况进行疗效判定及比较。

2.统计学方法

采用SPSS17.0软件进行数据分析，计量资料用t检验，计数用χ^2检验。

四、疗效标准与治疗结果

1.疗效标准

临床控制：尿蛋白阴性或24小时尿蛋白定量处于正常范围，尿检红细胞计数正常，且肾功能检查正常。显效：尿蛋白较治疗前减少两个（++）或24小时尿蛋白定量降低≥40%，尿检红细胞减少两个（++）或红细胞计数降低≥40%，肾功能基本正常。有效：尿蛋白减少1个（+）或24小时尿蛋白定量降低<40%，尿检红细胞减少1个（+）或红细胞计数降低<40%，肾功能改善或基本正常。无效：各实验室指标无改善或变差。

2.两组实验室指标变化情况比较

经过4周治疗，两组24小时尿蛋白定量、尿素氮及血肌酐水平均较治疗前改善（P<0.05），但观察组较对照组改善显著（P<0.05）。见表1。

表1　两组实验室指标变化情况比较（$\bar{x} \pm s$）

组别	时间	24小时尿蛋白定量（g）	尿素氮（mmol/L）	血肌酐（μmol/L）
观察组	治疗前	1.64 ± 0.86	7.54 ± 2.86	145.26 ± 34.85
	治疗4周后	0.62 ± 0.34[*#]	3.25 ± 1.78[*#]	119.80 ± 20.64[*#]
对照组	治疗前	1.61 ± 0.95	7.62 ± 3.05	148.54 ± 36.38
	治疗4周后	0.99 ± 0.53[*]	4.87 ± 2.38[*]	130.87 ± 24.16[*]

*与治疗前比较，P<0.05；#与对照组治疗4周后比较，P<0.05。

3.两组治疗前后主要症状评分比较

治疗4周后，对照组身倦乏力、浮肿及腰膝酸软症状改善明显（P<0.05），但夜尿增多、大便溏及易感冒无显著差异（P>0.05）。观察组身倦乏力、浮肿、腰膝酸软、夜尿增多、大便溏、易感冒症状积分均较治疗前降低（P<0.05），各项指标与对照组治疗后比较差异均有显著性意义（P<0.05）。见表2。

表2　两组治疗前后主要症状评分比较（$\bar{x} \pm s$）

症状	观察组		对照组	
	治疗前	治疗4周后	治疗前	治疗4周后
身倦乏力	4.06 ± 0.78	2.30 ± 0.57[*#]	3.98 ± 0.85	3.04 ± 0.69[*]
浮肿	4.02 ± 0.81	2.46 ± 0.66[*#]	3.89 ± 0.78	3.15 ± 0.57[*]
腰膝酸软	4.52 ± 0.83	2.08 ± 1.04[*#]	4.37 ± 0.86	3.48 ± 0.99[*]
夜尿增多	3.34 ± 0.96	1.65 ± 0.74[*#]	3.40 ± 0.91	3.22 ± 0.86
大便溏	2.68 ± 1.03	1.63 ± 0.72[*#]	2.82 ± 1.08	2.64 ± 0.83
易感冒	2.94 ± 1.06	1.52 ± 0.69[*#]	2.76 ± 1.01	2.48 ± 0.92

*与治疗前比较，P<0.05；#与对照组治疗4周后比较，P<0.05。

4.两组临床疗效比较

观察组的总有效率为90%，明显高于对照组的72.5%（P<0.05）。见表3。

表3　两组临床疗效比较（例）

组别	n	临床控制	显效	有效	无效	总有效率（%）
观察组	40	14	10	12	4	90.0*
对照组	40	9	6	14	11	72.5

*与对照组比较，P<0.05。

5.不良反应

两组患者均未见明显不良反应。

五、讨论

慢性肾炎是目前最为常见的慢性肾脏病，治疗上以缓解或改善临床症状、预防严重并发症、延缓肾功能恶化为主，主要包括休息、饮食控制等一般治疗及控制血压、减少尿蛋白等药物治疗。蛋白尿是慢性肾炎最常见的症状，也是肾脏损害的重要标志之一，而慢性肾炎产生大量蛋白尿的原因主要与肾小球滤过膜受损有关。肾小球滤过膜受损后，肾小球通透性改变，使得正常情况下无法通过滤过膜的血浆蛋白如白蛋白等能大量通过滤过膜而引起蛋白尿。此外，肾小球内压增高、肾小管重吸收障碍等也是引起蛋白尿的重要因素。

慢性肾炎属中医学"腰痛""水肿"等范畴。虽然中医学尚无恰当的病名用以描述蛋白尿，但考虑到蛋白与精气、精微等概念相似，故多数中医学者将蛋白尿归为"精气下泄"，并认为产生的原因主要与脏腑尤其是脾肾功能降低有关。脾主运化，肾主藏精，人体内气血津液的运输由脾脏负责。脾脏虚损时，体内运化障碍，以致清气不升、浊气下流。肾脏虚损时，藏精不足而精微外溢。脾肾虚损、精气下泄为蛋白尿的主要病机，也是本研究中蛋白尿方研制的主要依据。本研究所用蛋白尿方中黄芪味甘，性温，归肺、脾经。据《日华子本草》记载，黄芪能壮筋骨，补血肉，是益气升阳、利水消肿之要药。邱若旗等报道，黄芪所含的黄芪多糖对大鼠肾小球系膜病理损害有减轻作用，可有效抑制其增生而达到减少蛋白尿的目的。方中白术归脾经，具有益气和中、健运脾胃功效；匍伏堇、薏苡根、水蛭、防风、徐长卿等能清热解毒，健脾渗湿，改善凝血，祛风。诸药合用,共奏健脾利水、固表益精之功。

科素亚即氯沙坦,是用于降血压的血管紧张素受体拮抗剂,除能通过拮抗血管紧张素受体作用降低血压外,还可有效保护肾功能,延缓慢性肾脏病进展。汪昌雄等报道,科素亚还能有效降低蛋白尿,用于慢性肾炎的治疗。本研究观察发现,采用蛋白尿方、科素亚联合治疗4周后,患者24小时尿蛋白定量、尿素氮及血肌酐水平改善明显,身倦乏力、浮肿、腰膝酸软、夜尿增多、大便溏、易感冒等症状明显减轻,说明蛋白尿方联合科素亚可有效改善慢性肾炎患者的主要症状,提高常规治疗的疗效。

典型医案

案一

冯某,男,75岁。初诊时间:2015年4月27日。

诊查:患者13年前体检时尿常规提示尿蛋白(+),当时前往我分院诊治,考虑慢性肾炎,给予中药口服治疗,尿蛋白在(+~+++)波动。9年前开始血压升高。5年前出现双下肢浮肿,同时夜尿增多,至金华市某医院就诊,当时查24小时尿蛋白定量为3584.2mg/24h,考虑肾病综合征、高血压病,给予激素治疗未能完全缓解来本院就诊。之后一直在我院门诊随诊,24小时尿蛋白定量控制在500mg/24h以内。症见双下肢浮肿,全身多处肌肤甲错,咽干,鼻干,口干欲饮,面色红,神疲乏力,胃纳欠佳,时而头晕,腰酸痛,小便清长,夜尿次数频多,大便偏溏。舌暗,苔薄、边有齿痕,舌下脉络迂曲,脉细涩。

中医诊断:水肿(气虚血瘀型)。

西医诊断:肾病综合征;高血压病。

治法:补脾益肾,兼以化瘀利水。

处方:蛋白尿方合活血化瘀药化裁。猪苓15g,茯苓30g,炒白术30g,薏苡根30g,玉米须30g,车前草30g,炒车前子30g,淫羊藿20g,黄芪50g,蚕茧壳15g,土茯苓15g,积雪草15g,薏苡仁30g,丹参30g,泽兰15g。5剂,水煎,日1剂,早晚两次温服。

二诊:服药5剂后,浮肿减轻,神疲乏力好转,口干欲饮症状减轻。舌暗,苔薄、边有齿痕，舌下脉络迂曲，脉细涩。治拟补脾益肾，兼化瘀利水。

处方：蛋白尿方合活血化瘀药化裁。猪苓15g，炒白术30g，薏苡根30g，玉米须30g，车前草30g，炒车前子30g，淫羊藿20g，黄芪60g，蚕茧壳15g，红花9g，土茯苓15g，积雪草15g，薏苡仁30g，丹参30g，泽兰15g。5剂，水煎，日1剂，早晚两次温服。

随访：药后水肿缓解，肌肤甲错情况好转，神疲乏力明显缓解，口干症状明显好转。

按语：水肿是指体内水液潴留，泛溢肌肤引起头面、眼睑、四肢、腹背，甚至全身浮肿而言。水肿一症原因较多，肺失宣降，水道不通；脾失健运，水湿不得下行；三焦壅滞水道不通；肾精亏耗，肾气内伐，气不化水，气滞血瘀，水瘀互结；以及风寒、风热、水湿、湿热、疮毒等均可导致水肿。虽涉及诸多脏腑，但其本在肾。古代医家对其也有详尽论述。《素问·调经论》云："瘀血不去，其水乃成。"又云："孙络水溢，则经有留血。"张仲景《金匮要略·水气病》也有"血不利则为水，名曰血分"之谓。唐荣川的《血证论》也指出："血与水本不相离，病血者，未尝不病水；病水者，未尝不病血，瘀血化水，亦发水肿，是血病兼水也，血与水不相离，血瘀必然导致水结。"

此例患者10余年来尿蛋白在（+~+++）波动，伴血压偏高，双下肢浮肿，全身见多处肌肤甲错，咽干鼻干，口干欲饮，面色红，神疲乏力，胃纳欠佳，时而头晕，腰酸痛，小便清长、夜尿次数频多，大便偏溏，舌暗，苔薄、边有齿痕，舌下脉络迂曲，脉细涩。根据上述症状，结合舌苔、脉象可诊断为气虚血瘀型水肿。水肿是全身气化功能障碍的一种表现，与肺、脾、肾、三焦各脏腑密切相关。本例患者先天禀赋薄弱，加之年老肾精亏耗，肾气亏虚，气不化水，膀胱开阖不利，气化失常，脾虚失运，三焦壅滞水道不通，故双下肢浮肿、神疲、乏力、胃纳欠佳、小便清长、夜尿次数频、大便偏溏；清阳不升，故头晕；腰为肾之外府，肾气虚故时而腰酸痛；气为血之帅，气虚无力推动血液运行，血行不畅，瘀血内停，水瘀互结故全身见多处肌肤甲错、咽干、鼻干、口干欲饮；舌暗，苔薄、边有齿痕，舌下脉络迂曲，脉细涩均为气虚血瘀之征。治宜补脾益肾，兼化瘀利水，方用我科蛋白尿方合活血化瘀药加减，治疗切中病机要害，临床疗效满意。

案二

胡某，女，21岁。初诊时间：2014年2月17日。

主诉：发现尿中泡沫增多1年余。

诊查：患者1年多前出现尿中泡沫增多，伴头晕，偶有咽痛不适，无腰酸腰痛，无夜尿增多，无肉眼血尿，无尿频、尿急、尿痛，无发热、畏寒，无恶心、呕吐，无腹痛、腹泻，无皮疹、关节痛、紫癜，前往当地医院就诊，查尿常规示尿蛋白（+++），隐血（++），24小时尿蛋白1790mg/24h，后至我院住院，诊断为慢性肾炎、慢性扁桃体炎，予安博维片（0.15g，1日2次）及中药治疗，后多次复查尿常规均为尿蛋白（+~+++），隐血（++），并于2013年5月5日在全麻下行双扁桃体摘除术。术后多次复查：24小时尿蛋白定量300~400mg/24h；尿常规示尿蛋白（+~+++），隐血（++）。2014年2月2日我院肾活检病理检查报告示符合局灶增生型IgA肾病，Lee分级：Ⅲ级（按照IgA肾病牛津分类相当于M1 E0 S1 T0）。患者近期劳累，饮食不节后出现胃脘部胀满不适，电子胃镜示非萎缩性胃炎伴糜烂及出血，HP（－）。今为进一步诊治来院门诊。刻下症见腰酸，泡沫尿，下肢稍浮肿，胃脘部痞满、嘈杂、反酸不适，食欲不佳，面色萎黄，大便调，睡眠可，经水适来。舌红，苔薄白微黄腻，脉细滑。

中医诊断：尿浊（脾肾亏虚，胃失和降型）。

西医诊断：慢性肾小球肾炎，IgA肾病；非萎缩性胃炎伴糜烂。

治则治法：健脾益肾，升清降浊。

处方：自拟蛋白尿方合半夏泻心汤、左金丸加减。炒党参15g，制半夏12g，炒黄连5g，吴茱萸3g，炒黄芩12g，砂仁6g（后下），干姜6g，陈皮15g，煅瓦楞子15g（先煎），炒白术30g，薏苡根30g，菟丝子15g，积雪草15g，鬼箭羽20g，香附10g，益母草15g，黄芪30g。7剂，日1剂，水煎，早晚各服1次。

二诊：药后腰酸、泡沫尿、下肢稍浮肿好转，反酸不适基本消失，仍胃脘部痞满、嘈杂，偶尔进食后胃脘部隐痛，大便调，睡眠可，月经量偏少。舌红，苔薄白微黄腻，脉细滑。复查尿常规示尿蛋白（－），隐血（++）。24小时尿蛋白330.46mg/24h。前法获效，治拟守法，原方出入，继续予健脾益肾、升清降浊治疗。

处方：炒党参12g，炒枳壳15g，炒黄连5g，吴茱萸3g，炒黄芩12g，砂仁6g（后下），干姜6g，陈皮15g，炒白术15g，薏苡根30g，菟丝子15g，制半夏

10g，积雪草15g，防风6g，佛手片15g，预知子15g，黄芪30g，当归10g，鸡血藤30g。7剂，日1剂，水煎服，早晚各1次。

三诊：腰酸，泡沫尿，下肢稍浮肿，胃反酸不适、嘈杂诸症瘥，唯进食后胃脘痞胀不适，大便调，睡眠可。复查尿常规示尿蛋白（－），隐血（＋＋）。24小时尿蛋白302mg/24h。舌红，苔薄白腻，脉细滑。继续健脾益肾、利湿化浊治疗。

处方：炒党参12g，炒枳壳15g，茯苓15g，炒薏苡仁30g，砂仁6g（后下），陈皮15g，黄芪30g，防风6g，炒白术15g，薏苡根30g，菟丝子15g，白茅根30g，积雪草15g，佛手片15g，预知子15g。7剂，水煎，日1剂，早晚各服1次。

随访：继续治疗3个月，病情稳定。

按语： 慢性肾小球肾炎属中医学"尿浊""水肿""虚劳""腰痛"等范畴，病因有内外两方面。内因多由禀赋不足、饮食起居失调，以及七情过用、身劳过度和病后体衰等，这些因素损伤人体正气，尤易损及脾、肺、肾三脏，致其阴阳失衡，功能失调。外因为外感六淫、疮毒之邪及肾毒药物。其中外感是诱发或加重病情的重要原因。本病病机关键为本虚标实，以正虚为主，兼夹邪实。本虚即肺、脾、肾等脏腑虚损，标实即风湿、湿热、瘀血等，二者互为因果，贯穿于整个病程。

此案患者先天禀赋不足，后天饮食肥甘厚味而致脾肾更见亏虚。脾失运化，肾不藏精，封藏失职，开阖失节，而成水湿内蕴、虚实兼夹之证。脾气亏虚则运化失职，水谷不化，精微下泄，而见尿中泡沫；水湿下注，故见双下肢稍浮肿；加之饮食不节，湿热蕴结中焦，脾胃不和，升降紊乱，气机壅塞，故见胃脘部痞满、嘈杂反酸不适诸症。舌红、苔薄白微黄腻、脉细滑为脾肾气虚、湿热蕴结中焦之征，病位在脾、胃、肾，病性为本虚标实，本病总属脾肾亏虚、胃失和降型。一诊治以自拟方蛋白尿方合半夏泻心汤、左金丸以健脾益肾，升清降浊。蛋白尿方健脾益肾，活血通络降浊，药用黄芪益气升阳，补虚消肿；白术助黄芪健脾益气，燥湿利水；鬼箭羽、积雪草活血化瘀，通经活络，又同时兼具祛风、清热利湿、解毒消肿之功；防风、薏苡根祛风胜湿，加菟丝子补肾固精，养肝明目；辅以半夏、干姜、党参、黄芩、黄连、吴茱萸等辛开苦降，调和脾胃。

二诊复查尿常规示尿蛋白（-），隐血（++），24小时尿蛋白330.46mg/24h，反酸不适基本消失，仍胃脘部痞满、嘈杂，偶进食后胃脘部隐痛，故去煅瓦楞子，加炒枳壳、佛手片、预知子宽中除痞，行气止痛；因本次月经已经结束，但经量偏少，故去益母草、制香附，加当归、鸡血藤活血补血。

三诊腰酸，泡沫尿，下肢稍浮肿，反酸不适、嘈杂诸症瘥，唯进食后胃脘痞胀不适，大便调，睡眠可。舌红，苔薄白腻，脉细滑。复查24小时尿蛋白302mg/24h，较前减少，故去左金、泻心汤类方，予参苓白术散合蛋白尿方加减健脾益肾、利湿化浊治疗，唯进食后胃脘痞胀不适，故继予炒枳壳、佛手片、预知子宽中除痞、行气止痛治疗，并加用黄芪、白术、防风以益气固表，防其反复。

慢性肾炎患者治疗中长期大量使用激素、免疫抑制剂、抗生素等药物，难免损伤脾胃，故临证尤当重视顾护脾胃。此外，慢性肾小球肾炎自始至终有血瘀存在，并且是疾病持续发展和肾功能进行性减退的重要原因，故治疗中益气活血、祛风通络的思想贯穿始终，这也正是自拟方蛋白尿方的组方思想。

案三

龚某，男，5岁。初诊时间：2001年5月21日。

诊查：1周前开始发热，恶寒，头痛，咳嗽，咽痛，服小儿解热镇痛药，症状微好，但突然颜面、眼睑浮肿，继则四肢及全身皆肿，小便不利，微恶风寒，舌红，苔腻，脉浮微数。化验：尿蛋白（++），红细胞5~7/HP，白细胞4~10/HP。

中医诊断：风水（外邪束表，水湿内停）。

西医诊断：蛋白尿。

治则治法：宣肺发汗开泄。

处方：麻黄连翘赤小豆汤合越婢汤化裁。净麻黄3g，川桂枝3g，炒苍术5g，汉防己6g，陈皮9g，连翘9g，赤小豆10g，浮萍3g，生姜皮1.5g。3剂，日1剂，水煎服，嘱服后覆被取汗。

二诊：药后汗出，恶风寒瘥，浮肿减轻。上方加冬瓜皮6g，葫芦壳6g。续服3剂。服药后小便利，水肿退。

上方加减治疗1月余，肿消，尿蛋白转阴。

按语：患者水肿为风水水肿型，肺的功能失调是其病因。肺主气，行治节，为水之上源，有通调水道，宣降水谷精微的作用，把人体的多余水分，发泄于体表，或下通于膀胱，保证体内水分不至于失调，产生水肿。有一些水肿病患者，发病快，来势急，初见面目浮肿，然后遍及全身，小便不利，同时伴有外感症状，此多为外邪侵袭，太阳表气不固。外邪入侵，首先犯肺，肺失肃降，水湿泛溢，而成水肿。故此型水肿，应宣肺发汗，利水消肿，即"开鬼门"法。

案四

陈某，男，63岁。初诊时间：2016年6月17日。

主诉：反复浮肿5年，加重1周。

诊查：患者5年前无明显诱因下出现双下肢浮肿，伴夜尿增多、每晚4~5次，乏力，无腰部酸痛，无尿频、尿急、尿痛，至某三甲医院门诊查尿常规，提示蛋白尿（＋），予缬沙坦护肾治疗，症状反复发作。1周前因体力劳作后再次出现双下肢浮肿，今来我科门诊，查肾功能血肌酐134μmol/L，尿常规提示蛋白质（＋），隐血（＋）。患者无腰酸腰痛，无尿频、尿急、尿痛，纳呆，寐可，舌淡，苔薄，脉细。

中医诊断：水肿（脾虚湿盛）。

西医诊断：慢性肾小球肾炎。

治则治法：健脾渗湿，利水消肿。

处方：茯苓30g，猪苓15g，白术15g，茯苓皮30g，生姜皮6g，大腹皮15g，桑白皮15g，车前子30g（包煎），车前草30g，葫芦壳30g，泽泻10g，泽兰30g，玉米须30g。7剂，水煎服，日1剂。

按语： 患者慢性肾炎5年余，长期蛋白丢失，机体失充，故表现一派虚象，如乏力，夜尿增多，浮肿，纳呆。舌淡、苔薄、脉细亦符合脾虚湿盛的表现。治予健脾渗湿，利水消肿为先，用茯苓、猪苓、生白术等健脾渗湿药物为主，加有利水作用的茯苓皮、生姜皮、大腹皮、桑白皮、玉米须等药。诸药合用，共奏健脾渗湿、利水消肿之功。

案五

张某，男，78岁。初诊时间：2017年12月2日。

主诉：腰痛两个月，加重3天。

诊查：患者患慢性肾炎4余年，两个月前因劳作后出现腰酸胀痛，当时休息后可缓解，未予重视，3天前因腰部用力出现腰痛明显，休息后未见明显缓解，来我科门诊就诊。伴双膝酸软，下肢麻木，头晕乏力，无恶心呕吐，无胸闷心慌，双下肢轻度浮肿，精神、食欲不佳，睡眠一般，舌红，苔薄，脉轻取弦数、重按无力。

中医诊断：腰痛（肾精亏虚）。

西医诊断：慢性肾小球肾炎。

治则治法：补益肝肾，平抑肝阳。

处方：黄芪30g，黄精15g，淫羊藿15g，附子6g（先煎），独活10g，桑寄生30g，羌活10g，牛膝15g，杜仲10g，桃仁10g，狗脊15g，甘草5g，茯神30g，首乌藤30g。7剂，水煎服，日1剂。

按语： 患者患慢性肾炎多年，素体亏虚，劳累后腰酸胀痛，双膝酸软，为肾精亏虚的表现，治以补肾填精为主。急则治其标，为缓解腰痛及肢体麻木等症状，加入独活、桑寄生、狗脊、牛膝等强筋骨之品，患者睡眠一般，加茯神、首乌藤等安神之药。

案六

患者，男，39岁。初诊时间：2018年3月13日。

主诉：双下肢浮肿两年，加重半个月。

诊查：自诉2016年3月无明显诱因出现下肢浮肿，小便泡沫多，于金华市某医院就诊。血压140/95mmHg。尿常规提示蛋白（++），隐血（++）；24小时尿蛋白定量3.42g/24h。血肌酐98.41μmol/L，总蛋白54.52g/L，白蛋白28.78g/L。行肾穿刺，病理结果示光镜显示18个肾小球，其中5个球性硬化，两个小球血管袢节段性硬化，其余肾小球未见明显病变；约35%肾小管萎缩，腔内可见少量蛋白管型。相应肾间质纤维化伴淋巴、单核细胞浸润；小动脉未见明显病变。免疫荧光显示IgG（−），IgA（−），IgM（−），C_3（−），C_1q（−），FRA（−），符合局灶节段性肾小球硬化症非特殊型。诊断为慢性肾小球肾炎 FSGS，口服厄贝沙坦片（每片150mg，1次1片，1天2次），24小时尿蛋白定量波动在1.5~3.0g/24h。患者反复水肿，大量蛋白尿，为求进一步诊治，故而来诊。此次就诊24小时尿蛋白定量2.82g/24h。尿常规示蛋白（++++），隐血（+）。血肌酐102.7μmol/L。血压137/78 mmHg。自诉乏力，腰酸，纳眠可，小便泡沫较多，舌淡红，苔白腻，脉沉细。

中医诊断：水肿（气虚血瘀水停证）。

西医诊断：慢性肾小球肾炎。

治则治法：益气活血，祛风利水，方用经验方芪蛭合剂化裁。

处方：黄芪30g，水蛭粉3g（吞服），赤芍20g，荆芥10g，防风10g，金樱子20g，芡实30g，白花蛇舌草20g，川牛膝15g，怀牛膝15g，丹参20g，穿山龙30g，地龙10g，茯苓皮30g，茯苓30g。14剂，水煎服，1天1剂，分早晚温服。西药继予口服厄贝沙坦片，每片150 mg，1次1片，1天两次。

二诊：药后小便泡沫明显减少，仍觉乏力、腰酸，舌淡红，苔白，脉沉细。血压130/75mm Hg。尿常规示蛋白（++），隐血（+++）。24小时尿蛋白定量1.80g/24h。血肌酐95.3μmol/L。上方中黄芪加至60g，另加刺五加20g。14剂，水煎服，1天1剂，分早晚温服。

三诊：小便基本无泡沫，未诉明显不适，舌淡红，苔白，脉沉细。尿常规示蛋白（+），隐血（±）；24小时尿蛋白定量0.51g。上方加僵蚕10g，蝉蜕6g。14剂，水煎服，1天1剂，分早晚温服。

四诊：小便无泡沫，无特殊不适。尿常规示蛋白（-），隐血（-）；24小时尿蛋白定量0.142g/24h。上方加鹿衔草20g。14剂，水煎服，1天1剂，分早晚温服。

五诊：继服上方半个月，患者无特殊不适。复查尿蛋白（-），隐血（-）；24小时尿蛋白定量0.124g/24h。后随访3个月未见复发。

按语：患者病理类型为局灶节段性肾小球硬化（FSGS），其病理生理机制复杂。临床大多表现为大量蛋白尿，糖皮质激素是主要治疗药物，通常采用肾素血管紧张素系统（RAS）阻断剂降低尿蛋白，包括血管紧张素转化酶抑制剂（ACEI）和血管紧张素Ⅱ受体拮抗剂（ARB）。但ACEI和ARB降低慢性肾炎蛋白尿的疗效也十分有限，且有部分患者对ACEI、ARB类药物敏感性差。因此，寻找在西医RAS阻断剂基础治疗上联合中药治疗必要性尤为重要。

本例患者乏力、腰酸，可辨为"虚"，下肢水肿，小便泡沫较多可归于"风"邪所致，结合舌淡红、苔白、脉沉细，可辨为气虚血瘀兼有水湿内停，治以益气祛风，活血清热利湿。方选黄芪水蛭制剂化裁。方中生黄芪、芡实、金樱子补脾肾，以治其"虚"；荆芥、防风、地龙、穿山龙祛除风邪，以治其"风"；水蛭、赤芍、丹参、牛膝活血化瘀，以治其"瘀"；且黄芪配水蛭可加强益气活血功效，荆芥配防风可增强祛风作用；白花蛇舌草清热解毒，以治其"热"；茯苓皮、茯苓块健脾利湿，以治其"湿"。二诊小便泡沫明显减少，但仍觉乏力、腰酸，将黄芪用量加至60g，并加刺五加以增强全方补脾益气之功。三诊未诉特殊不适，指标明显改善，但仍加僵蚕10g，蝉蜕6g，考虑当时为春季，春季多风，而风邪为蛋白尿的重要诱因，为防患于未然，故加两味祛风对药以巩固疗效。四诊时指标恢复正常，故加鹿衔草继续补益肾气以扶正。后随访4个月，病情稳定未复发。

总结该患者的整个治疗过程，用药特点可归纳为三点：一是重用生黄芪，大补元气，势如破竹，直达病所；二是注重应用祛风药，如僵蚕、蝉蜕、鹿衔草、荆芥、防风等，使邪祛正安，风息络宁；三是善于灵活运用药对，如黄芪配伍水蛭以增强益气活血化瘀功效，荆芥配伍防风以加大祛风力度，僵蚕配伍蝉蜕以加强疏散风热功效；四是在患者自觉无特殊不适时，结合发病季节，加用祛风药以防患未然，体现了中医"天人合一"的整体观念和张仲景"治未病"的治疗理念。

案七

秦某，男，22岁。初诊时间：2016年3月16日。

主诉：蛋白尿反复发作3年。

诊查：患者3年前发现反复尿检蛋白阳性，近日来病情加剧。患者于半年前发病，某医院诊为慢性肾小球肾炎。其后多方治疗，无明显好转，遂来就诊。症见面目、双下肢浮肿，神疲乏力，食少，咳嗽、痰黄而稠，大便干结，小便黄少，舌尖红，苔黄腻，脉细略数。尿常规提示蛋白尿（+++）。

中医诊断：尿浊（邪热郁肺，三焦不利）。

西医诊断：慢性肾小球肾炎。

治则治法：清热宣肺，佐以通利三焦。

处方：麻黄连翘赤小豆汤化裁。桑白皮15g，骨皮12g，麻黄10g，连翘15g，杏仁12g，赤小豆12g，甘草5g，鱼腥草20g，防己12g，大黄10g（酒炒）。5剂，1日1剂，水煎，分两次服。

二诊：药后面目和双下肢浮肿明显好转，小便增多，饮食增加。苔黄腻略减。尿常规示尿蛋白（++），继服前方。5剂，服法同前。

三诊：药后面目及双下肢浮肿消退，精神转佳。小便微黄，大便稀。小便化验：尿蛋白（±）。前方去防己、大黄，加党参15g，白术20g。14剂，1日1剂，水煎，分两次服。

四诊：4月18日复查，全身症状消失，小便常规化验结果示尿蛋白转阴，已完全恢复正常。嘱患者间断服药调理。

追踪观察两年，未见复发。

按语：肾炎为病，当从中医水肿门探求证治。临床辨证与肺、脾、肾三脏的关系尤为密切。所谓"其标在肺，其本在肾，其制在脾"。慢性肾炎从肺论治，傅晓骏主张治以清热宣肺，佐以通利三焦，使三焦决渎有权。此案患病4年有余，反复发作。傅晓骏认为属邪热郁肺，湿热郁于肌表不得宣散，乃三焦不利之证，治以麻黄连翘赤小豆汤化裁以清热宣肺，畅三焦气机。方中麻黄、杏仁辛温宣发肺气，解表散邪；连翘、桑白皮、赤小豆苦寒清热解毒清肺；地骨皮性寒，入肺经，加强清泄肺热功效；鱼腥草味辛，性寒凉，归肺经，加强清热解毒清肺功效；防己辛能行散，苦寒降泄，既能祛风除湿，又能清热利水；大黄（酒炒）泻火解毒。方中麻黄配杏仁，一辛一苦，一升一降，以复肺之宣降之职；连翘与麻黄相须为用，宣散在表之湿热，更有赤小豆分利湿热于下，使肺气得宣，湿热得下，水肿悉蠲。全方治以清热宣肺，畅三焦之气机，共奏祛湿利水消肿之功。

案八

王某，男，65岁。初诊时间：2019年4月9日。

主诉：反复水肿10年。

诊查：患者10年前开始出现反复双下肢浮肿，时轻时重。现全身水肿，以下肢为重，曾经某西医院治疗，诊为慢性肾炎综合征，予西药治疗，效果不满意。1周前因劳累后全身水肿明显，以下肢为甚，小便不利，面色晦暗无华，口燥不欲饮，伴腰痛、痛处固定不移，腹胀，食后尤甚，纳差，神疲，舌暗淡，苔白，脉沉细涩。尿常规示蛋白（++），白细胞（+），红细胞（++）。

中医诊断：水肿（阳虚血瘀）。

西医诊断：慢性肾小球肾炎。

治则治法：温补脾肾，行气活血化瘀，利水消肿。

处方：肾毒宁方化裁。附子10g（先煎），茯苓40g，炒枳壳30g，车前子40g（包煎），制大黄10g（后下），泽兰15g，益母草30g，陈皮10g，桃仁10g，红花10g，丹参30g，淫羊藿30g。7剂，1天1剂，水煎，早晚温服。

二诊：药后症状大减，小便增多，但仍感腰痛，伴口渴不欲饮。上方泽兰加至30g，以增强活血利水、祛瘀生新之功。加山药20g，温补脾肾，助气壮阳。又进20余剂，病情完全控制，向愈。

1个月后检查尿常规：蛋白（－），白细胞（＋），红细胞（－）。后随访半年，多次复查尿常规，未见异常。

按语： 根据患者的临床表现，属水肿之阳虚血瘀型，兼气机阻滞，脉络不通，故治以温补脾肾，行气活血化瘀，利水消肿。傅晓骏采用肾毒宁方化裁，加附子增强温阳、温补脾肾之功。患者有气机阻滞表现，故去黄芪，加陈皮、炒枳壳行气宽胸除满，并灵活运用益母草、泽兰药对加强活血利水作用；车前子清热利湿利水。药后症状明显改善，水肿大大减轻，多年顽疾得以消除。

案九

陆某，女，62岁。初诊时间：2018年11月9日。

主诉：反复水肿6年余，再发1周。

诊查：患者6年前出现反复双下肢水肿，1周前出现全身水肿，腰以下为重，曾经某西医院治疗，诊断为肾病综合征，肾穿刺病理为膜性肾病Ⅱ期，予激素及多种免疫抑制剂治疗，效果均不理想。1周前因劳累后全身水肿加重，尤以下肢为甚，肢端青冷，遇寒则爪甲青紫，面色晦暗无华，口燥不欲饮，伴腰痛、痛处固定不移，腹胀、食后尤甚，纳差，神疲，舌暗淡，苔白，脉沉细涩。尿常规检查蛋白（＋＋＋），白细胞（＋），红细胞（＋＋）。肾功能提示血肌酐、血尿素氮均在正常范围，血清白蛋白22.5g/L。

中医诊断：水肿（脾肾阳虚）。

西医诊断：肾病综合征；膜性肾病Ⅱ期。

治则治法：温补脾肾，利水消肿，行气活血。

处方：肾毒宁方加味。附子10g（先煎），茯苓30g，炒枳壳30g，车前子40g（包煎），制大黄6g（后下），泽兰15g，陈皮10g，桃仁10g，红花10g，丹参30g，淫羊藿30g，当归12g。7剂，每日1剂，水煎，早晚温服。

二诊：自诉症状大减，小便增多，食欲增加，但仍感腰痛，伴口渴不欲饮，效不更方。泽兰加至30g，以增强活血利水、祛瘀生新之功，并加山药20g，温补脾肾，助气壮阳，又进20余剂，病情完全控制，向愈。

1个月后检查尿常规：蛋白（－），白细胞（＋），红细胞（－），血清白蛋白36g/L，肾功能均在正常范围。后随访半年，多次复查尿常规，血清白蛋白均未见异常。

按语：该患者属水肿之阳虚血瘀型，兼气滞脉络不通。治以温补脾肾，行气活血化瘀，利水消肿。傅晓骏采用经验方肾毒宁方巧妙化裁，加附子以加强温补脾肾之功。考虑患者有气机阻滞表现，故去黄芪，加陈皮、炒枳壳行气宽胸除满，并加当归加强活血化瘀之功，加泽兰增强活血利水之用，加车前子清热利湿利水。药后症状明显改善，水肿大大减轻。多年顽疾，因辨病机准，方药对路，故效果明显。

案十

李某，女，68岁。初诊时间：2018年4月9日。

主诉：反复蛋白尿12年。

诊查：患者于12年前体检发现蛋白尿，曾经某西医院诊治，诊为慢性肾小球肾炎，予西药治疗效果不满意。两周前劳累后全身水肿明显、以下肢为甚，小便不利，腰痛、痛处固定不移，腹胀、食后尤甚，纳差，神疲，舌暗淡，苔白，脉沉细涩。尿常规示蛋白（+++），白细胞（+），红细胞（++），24小时尿蛋白定量为4.62g/24h。

中医诊断：水肿（脾肾阳虚）。

西医诊断：慢性肾小球肾炎。

治则治法：温补脾肾，行气活血化瘀，利水消肿。

处方：肾毒宁方化裁。附子10g（先煎），茯苓40g，炒枳壳30g，车前子50g（包煎），制大黄10g（后下），泽兰15g，益母草30g，陈皮10g，桃仁10g，红花10g，丹参30g，淫羊藿30g。7剂，1日1剂，水煎，早晚温服。

二诊：自诉症状大减，小便增多，查24小时尿蛋白定量为1.32g/24h，效不更方。泽兰加至40g，增强活血利水、祛瘀生新之功；加山药20g，温补脾肾，助气壮阳。又进20余剂，病情完全控制，向愈。

1个月后检查尿常规示蛋白（-），白细胞（+），红细胞（-），24小时尿蛋白定量为254mg/24h。

后随访半年，多次复查尿常规，尿蛋白均未见异常。

按语：该患者临床表现为大量蛋白尿、下肢浮肿，属中医水肿之阳虚血瘀型，兼气机阻滞，脉络不通。故治以温补脾肾，行气活血化瘀，利水消肿。采用经验方肾毒宁化裁，加附子增强温补脾肾功效。因患者有气机阻滞表现，故去黄芪，加陈皮、炒枳壳行气宽胸除满，并灵活运用益母草、泽兰药对加强活血利水作用，增强车前子清热利湿利水功效。药后症状明显改善，水肿减轻，蛋白尿下降较快，多年顽疾，得以治愈。

案十一

季某，女，36岁。初诊时间：2020年1月7日。

主诉：发现蛋白尿8年。

诊查：患者8年前体检发现尿常规异常，尿蛋白阳性，血肌酐正常，随后多次门诊查尿蛋白（++~+++），血清白蛋白偏低（具体数值不详），当地医院诊为慢性肾小球肾炎。近期患者出现双下肢浮肿明显，尿中可见泡沫，来门诊查白蛋白40g/L，血肌酐76μmol/L，尿常规蛋白（++），隐血（+++），红细胞243.9U/L，24小时尿蛋白定量1703mg/L，3865mg/24h。刻下症见下肢浮肿，尿中多沫，夜尿增多，腰酸无腰痛，有口干，无口苦，胃纳可，大便正常，睡眠不佳、似睡非睡，舌胖暗、边有齿痕，舌下脉络迂曲，苔白腻，左脉细涩、右寸关脉滑。

中医诊断：水肿（脾虚兼湿浊兼瘀）。

西医诊断：慢性肾小球肾炎。

治则治法：健脾化湿，活血化瘀。

处方：黄芪30g，炒党参15g，防风6g，炒白术15g 徐长卿30g，积雪草30g，僵蚕10g，薏苡根30g，茯苓30g，菟丝子15g，炒薏苡仁30g。5剂，1日1剂，水煎，分两次服。

二诊：浮肿好转，两日前受凉后偶尔咳嗽，腰酸，仍感睡眠欠佳，舌暗胖、边有齿痕，苔白腻，脉细。

处方：当归9g，赤芍15g，竹沥半夏10g，甘草3g，陈皮15g，茯苓30g，五味子6g，干姜3g，匍伏堇15g，炒苍术10g，柴胡10g，前胡10g，生薏苡仁30g，白茅根30g，炒僵蚕10g。7剂，1日1剂，水煎，分两次服。

按语：患者以下肢水肿为苦楚，故辨水肿病。望闻问切四诊合参。首先望诊示形体中等、面容正常、下肢水肿、舌胖边有齿痕提示脾虚或脾虚有湿；切诊示四肢微凉，四肢末为孙络，四肢微凉提示有瘀，血不能畅达而失于温煦；脉涩提示不流利，结合舌下脉络迂曲，提示有瘀；右手寸关脉滑提示实证有湿浊。依据上述辨证故予黄芪、炒党参、白术补益肺脾之气，培补肾气，气足能固摄，精微漏出自然减少；菟丝子填补肾精；积雪草、僵蚕（可改用水蛭）活血化瘀；徐长卿、防风祛风化湿；茯苓健脾化湿；薏苡根、炒薏苡仁健脾渗湿。全方共奏健脾化湿、活血化瘀之功。尤其活血化瘀药物的运用，当瘀血程度不重时，采用较为温和的活血药，如川芎、丹参、当归，当归、丹参既能活血又能补血，使祛瘀不伤正，补血不留瘀；僵蚕透骨搜风之力强。如瘀血重，可采用药力峻猛的破血药，如醋三棱、莪术、水蛭。二诊患者因外感而症状变化，故用药随症变化。

糖尿病肾病

糖尿病肾病的诊治

糖尿病肾病（diabetic nephropathy，DN）是糖尿病最常见的微血管病变之一，常发展为终末期肾衰竭，是影响患者生存质量和死亡率的重要因素之一。中医学认为，糖尿病肾病属"消渴"病的变证，根据其临床表现，可归于中医肾病的"水肿""尿浊""关格"等范畴。多数学者认为，中医"消渴"并发"水肿""尿浊""腰痛""关格"等与糖尿病肾病相似。糖尿病肾病与"肾消"关系密切，临床期以水肿为主症者，可诊断为消渴病之水肿；糖尿病肾病肾功能不全者相当于中医消渴病之肾劳；糖尿病肾病晚期肾衰尿毒症者为消渴病之关格，总属消渴病肾病范畴。患者多口干渴多饮，血糖升高，尿检蛋白阳性，属中医学"消渴"范畴。

一、病因病机

糖尿病肾病病因病机复杂，历代医家多重视肾虚，认为消渴日久，伤阴耗气，阴损及阳是基本发展趋势。中医学认为，糖尿病肾病属消渴病继发的"尿浊""肾劳""水肿""关格"等范畴，病机为本虚标实。

刘河间在《三消论》中说："夫消渴者，多变为聋盲、疮癣、痤痱之类……或水液妄行而面上肿也。"明确指出，消渴病迁延日久，调理失宜，治法不当可加速肾脏并发症的发生。明代赵献可《医贯·消渴论》云："……故治消渴之法，无分上中下，先治肾为急……""久病不愈，非痰即瘀，水能病血，血能病水。"

唐容川认为："瘀血在里则口渴，所以然者，血与气本不相离，内有瘀血，故气不得通，不能载水津上升，是以为渴，名曰血渴。"近代张锡纯指出，"消渴之证，多由于元气不升……所致"。可见，古代对此病的认识不只在肾，与脾、心、肺均有关，且血瘀、燥热也是重要的发病因素。

近年来，众多学者通过临床实践对其有了进一步认识。李小会等认为，本虚标实、肾虚络瘀是本病的基本病机特点。吉学群等认为，肾虚血瘀为糖尿病肾病产生的根本。钱秋海等认为，脾肾两虚是糖尿病肾病重要的病理基础，痰浊瘀血为病理产物，影响本病的发生发展。叶传蕙认为，本病病位在肺、脾、肾，以肾为主，病理性质以燥热内生、水湿潴留、湿浊内蕴为标实，以气阴两虚、精气亏耗、阴阳两虚为本虚。梁广生认为，瘀血是糖尿病肾病始终贯穿的病邪，浊毒为早期潜藏之邪，瘀血和浊毒是迁延不愈或加重的症结所在。张永杰认为，脾肾气虚为糖尿病肾病的病机之本，瘀痰为病理产物，提出了从脾论治糖尿病肾病的新方法。南征教授认为，糖尿病肾病的发生是疾病迁延，气阴两伤，阴损及阳，渐致血脉瘀阻，邪毒内生，损伤肾络而成，而毒损肾络为病机之核心。

傅晓骏认为，平素喜食肥甘厚腻，辛香酒醴，脾胃受伤，运化失职，积热内蕴，化燥伤津，消谷耗液而发为消渴。肺津亏耗，津不上呈，故口渴欲饮；胃阴不足，胃火内炽，则消谷善饥而多食；肾阴亏耗，开阖固摄失权，水谷精微下泄，故尿检蛋白阳性。病位在肺、脾、肾，病性为本虚标实，舌红少津、苔薄、脉细滑或弦为津亏热盛之征，本病总属阴亏燥热证。其病机为过食肥甘厚味酒肉，致湿热内生，伤及脾胃。脾胃水谷运化失司，久而中焦积热，故消谷耗津发为消渴。消渴日久，阴津进一步亏损，伤津则耗气，久则气阴两虚。又因先天禀赋不足，五脏羸弱，加之后天饮食不当，脾胃受损加重，水谷运化精微不利，脏腑失精所藏，累及肾脏，导致脾肾亏虚。又因阴虚则生内热，气虚则气滞血瘀，且脾胃为升降枢机，脾气亏虚，升降功能失调，致使气血津液出入不利，痰浊、瘀血、水湿百乱内生。肾精不藏，肾气不化，则精微外泄，水湿停滞而加重肾体劳衰的病机过程。

傅晓骏认为，糖尿病肾病从最初的起病到影响肾脏，经过了气阴两虚、久病络瘀的过程，主要病位在肾、脾。气阴两虚为基本病机，瘀血贯穿始终。瘀血在糖尿病肾病中既是病理产物又是致病因素。两者结合，共同致病，形成糖尿病肾病的病理基础。

二、临床表现

（一）症状

本病主要表现为高血压、水肿、大量蛋白尿，常合并糖尿病视网膜病变。

病变早期常无自觉症状，之后会出现高血压、水肿、泡沫尿（蛋白尿）等，严重者可发展至终末期肾病（肾衰竭）。

（二）典型症状

本病早期常无明显症状，仅通过糖尿病早期筛查发现有微量蛋白尿。中晚期症状以高血压、水肿、泡沫尿为主，检查可发现大量蛋白尿、肾小球滤过率（GFR）下降，部分患者可出现贫血，如乏力、面色苍白等。本病常合并其他微血管并发症，如视物模糊（糖尿病视网膜病变）、指端或趾端皮肤感觉异常（周围血管并发症）、心悸、心绞痛（心血管并发症）、头晕、一过性晕厥，甚至发生偏瘫（脑血管并发症）。后期可发展至终末期肾病（肾衰竭），出现水、电解质、酸碱平衡紊乱及贫血。

（三）伴随症状

糖尿病肾病还可伴糖尿病其他症状，如心血管系统、消化系统和神经系统的病变。

1.心脑血管系统症状

主要表现为静息性心动过速和直立性低血压，早期可无明显症状，疾病进展可出现心悸、站立时轻度头痛、晕厥等。

2.消化系统症状

可表现为胃排空时间增加、便秘、腹泻、大便失禁等。

3.神经系统症状

可出现多发性神经炎，肢体感觉异常，感觉过敏、刺痛等，还可影响自主神经系统，导致胃肠功能、生殖系统功能和心脏功能紊乱。

4.水电解质紊乱相关症状

症见低钠血症和水钠潴留，表现为疲乏无力、神情淡漠、恶心、水肿、高血压等。

5.脱水

由于浓缩功能差，故多尿、夜尿；若伴恶心、呕吐而失水，可引起脱水、血压低等。

6.低血钾与高血钾

低血钾表现为肌肉无力、肢体瘫软、腹胀气、心律失常、膝反射消失，甚则心脏骤停。高血钾表现为心律失常、心脏停搏。

7.高镁血症

主要表现为心动过速、各种传导阻滞、血压下降、恶心、呕吐，甚至出现深反射消失、呼吸麻痹、神志昏迷、心跳停止等。

8.低钙血症和高钙血症

可导致肾性骨病，出现手足抽搐。

（四）糖尿病肾病分期

Ⅰ期：主要以肾小球滤过率（GFR）增高和肾体积增大为特征。初期病变与患有高血糖的水平是一致的，但却是可逆的。经胰岛素治疗可以恢复，但不一定能完全恢复到正常状态。

Ⅱ期：尿白蛋白排出率正常但肾小球发生了结构上改变。此期肾脏内尿白蛋白排出率（UAE）正常（$<20\mu g/min$ 或 $<30mg/24h$），运动后UAE增高组可恢复。肾小球毛细血管基底膜（GBM）开始增厚，系膜基质开始增加，GFR多高于正常范围并与血糖水平呈现一致，$GFR>150mL/min$ 患者的糖化血红蛋白常 $>9.5\%$。$GFR>150mL/min$ 和 $UAE>30\mu g/min$ 的患者发展为糖尿病肾病的可能性很大。

Ⅲ期：此期又称早期糖尿病肾病。肾脏尿白蛋白排出率为 $20\sim200\mu g/min$，血压呈轻度升高趋势，开始出现肾小球功能减退。

Ⅳ期：此期为糖尿病肾病或显性的糖尿病肾病。特点是出现大量蛋白尿（每日大于300mg）、水肿和高血压。糖尿病肾病患者的水肿变得较严重，对利尿药反应差。

Ⅴ期：为终末期肾功能衰竭期。糖尿病患者一旦出现持续性尿蛋白就有可能发展为糖尿病肾病。由于肾小球基膜广泛增厚，肾小球毛细血管腔进行性狭窄和更多的肾小球荒废，肾脏滤过功能进行性下降，导致肾功能衰竭。

三、辨证论治

古人十分重视治肾，加味肾气丸为医家所习用。清代赵献可指出，"治消之法，无分上中下，先治肾为急，惟六味、八味及加减八味丸，随证而服，降其心火，滋其肾水，则渴自止矣"。《备急千金要方》从滋阴清热、益气温阳考虑，创增损肾沥汤，所创的骨填煎则寓有阴中求阳之思路。《卫生宝鉴》中的参苏饮子、麦门冬饮子体现了益气养阴治法。《金匮要略》瓜蒌瞿麦丸滋阴补肾与通阳清利两法并行，《仁斋直指方论》中的平补丸、枸杞子丸，补肾培元与酸涩固精两法同行。可见，古代对糖尿病肾病的治疗十分丰富。

近几年，对糖尿病肾病的治疗又有新的认识，张熙将其分为10型：肺肾两虚型，治以益气养阴，补益肺气；心脾两虚型，治以益气养阴，补益心脾；脾肾气虚型，治以健脾固肾；气阴两虚型，治以补肾健脾，益气养阴；阴阳两虚型，治以调补阴阳，益气养血；肝肾阴虚型，治以补益肝肾，滋阴潜阳；脾阳不振型，治以温补脾阳，利水消肿；肾阳虚亏型，治以温补肾阳，利水消肿；阳虚水泛型，治以温阳利水，逐毒降逆。周国英分为早、中、晚三期。早期属气阴两虚证，治以健脾益气，养阴活血；中期属脾肾两虚、水瘀互结证，治以健脾补肾，活血利水；晚期糖尿病肾病又分为两型：一为阳虚血瘀，水湿泛滥，治以温补脾肾，活血化瘀，化湿降浊；二为脾肾亏虚，湿热内蕴，治以健脾益肾，活血化瘀，清热化湿。张琪分为三个主型和三个兼证。气阴两虚型治以益气养阴为主；脾肾两虚型治以脾肾双补；脾肾虚衰型治以健脾补肾以固本，既补阴阳，又助气血。三个兼证为夹瘀血，则活血化瘀治之；夹湿浊，则温中散寒除湿，以及清热利湿；糖尿病肾病晚期常见湿浊瘀血壅结，则芳化湿浊，苦寒泄热。邵招弟教授则分气阴两虚、肝肾阴虚、脾肾阳虚、阴阳俱虚四个主型。气阴两虚型治以益气养阴；肝肾阴虚型，治以养阴清热，滋肝养肾；脾肾阳虚型，治以补肾健脾，温阳化气。阴阳俱虚，五脏俱损，治以滋阴温阳。夹瘀血，治以活血化瘀，用活血利水药；夹水湿，根据相应病证对证施治；夹浊毒，治以降浊解毒。吕仁和分为三期：虚损期有效除陈气，解怒气，清热活血通络；虚劳期加强通经活络，行气活血，消癥化结，以保护损伤脏器；虚衰期采用中西医结合治疗，以提高生存质量，延长生命。总之，近代研究主要从临床分型进行论治，以便准确治疗，提高疗效。傅晓骏经过多年实践，形成了独特的诊疗方案。根据糖尿病肾病的发展特点分期论治，处方灵活多变，常常效如桴鼓。

傅晓骏认为，糖尿病肾病是糖尿病全身微血管病变在肾脏的表现，全程都需活血化瘀，同时还须与西医学的糖尿病肾病五期分期相结合。她根据本病的中医病机证型又分为三期，因第Ⅰ期和第Ⅱ期以"气阴两虚"最为突出，症状表现较轻，故定为糖尿病肾病早期，治以滋补气阴为主。从第Ⅲ期微量蛋白尿期开始，虚中夹湿带瘀，症状较前发展，病情易反复，故定义为糖尿病肾病中期，以清利湿热、养阴祛风活血为主。第Ⅳ期、第Ⅴ期因积病日久，阴阳两虚，并由虚致损，有脾肾阳虚，气化不行，三焦水液代谢失常，痰瘀湿浊内蕴，真阴不足，内热丛生等交织，虚实夹杂，互为因果，病情变化多端，常为复合之证，故定义为糖尿病肾病晚期，以泄浊利水、温阳化气、养育真阴为治疗原则。

糖尿病肾病早期治以滋养气阴，固护脾肾，扶正祛邪。在第Ⅰ期和第Ⅱ期治疗的基础上尤注重固护脾胃。《素问·经脉别论》云："饮入于胃，游溢精气，上输于脾，脾气散精，上归于肺，通调水道，下输膀胱。水精四布，五经并行。"清代名医周学海在其《读医随笔》对"水精四布，五经并行"加以解释，认为其承接"水谷之精气，和调于五脏，洒陈于六腑，乃能入于脉也"之论点，强调了脾胃作为水谷精气化生之源，有滋养五脏气阴之功。脾胃气血健运，气机升降和宜，五脏得到水精滋养，则消渴病机不复矣。

傅晓骏认为，糖尿病肾病早期包括第Ⅰ期和第Ⅱ期，尤需重视固护脾胃，滋养气阴。同时应扶助正气，避四时风邪侵扰，以减缓肾病发展进程。她常以沙参麦冬汤、六味地黄丸合玉屏风散进行调理，取沙参麦冬汤之意，滋补气阴，润泽心肺，生津止渴，缓解糖尿病本症的口渴多饮之症。

对于玉屏风散，历代医家多认为由元代医家危亦林在其《世医得效方》中首创，然目前的明清复刻本并未见此方，反在朱丹溪弟子编撰的《丹溪心法》中见到详细记载。其中黄芪、防风各1两，白术2两。傅晓骏认为，本方虽取用黄芪补气、防风祛风，但更偏于白术燥湿健脾之用。虽原方为自汗体虚所设，但其本在于扶正祛邪。而扶正在于健调脾胃，恰与糖尿病肾病多有免疫力低下、易受四时风邪暑热侵扰相合，患者易出现感冒、咽炎、中暑等。若扰动肾室，可见尿浊、泡沫尿等。故糖尿病肾病早期应重视固护脾胃，扶助正气。脾胃健，水谷精微运化正常，肾得封藏，不易受外邪尤其是风邪侵扰，则精微不至卜漏也。

傅晓骏固护肾脏尤重六味地黄丸的运用。六味地黄丸乃宋代著名儿科医家钱乙所创，由《金匮要略》崔氏八味丸化裁而来，除去桂枝、附子，独留熟地黄、山药、山茱萸、泽泻、茯苓、牡丹皮六味。本药原为适应小儿纯阳之体专补肾阴所设，然糖尿病肾病常表现为肾阴不足，因阴液不能上滋口舌而见口干舌燥、舌红少津、口渴而多饮。饮入于胃，因肾阴不足，肾精不藏，肾气不固则夜尿频多。阴虚易生内热，故又可见心烦、恶热、足心发热甚则潮热盗汗。

六味地黄丸肺脾肾均补，标本兼治，既能滋养气阴又能固护脾肾，扶正固本，以奏调理之功。

糖尿病肾病中期治以清利湿热，养阴祛风活血，既病防变。傅晓骏认为，如果糖尿病肾病早期不加控制，任其发展进入第Ⅲ期时，则可见微量白蛋白由尿液漏出。此时肾小球结构性病理改变已现，肾小球开始硬化，瘀血内生，属糖尿病肾病中期。此时已有明显的微小血管病变，瘀血十分严重，故需加大活血力度。因"气为血之帅，血为气之母"，她独创芪蛭合剂。该合剂只有两味药，黄芪与水蛭。《本经》云水蛭："主逐恶血、瘀血、月闭，破血瘕积聚，利水道。"黄芪味甘，性温，归肺、脾经，是一味非常重要的补气药，不但可以补全身之气，更善补肌表之气，兼燥湿健脾利水，并能补气行血，对此期发展所致的脾虚水肿、气虚血瘀均有很好的调理作用。糖尿病肾病属代谢性疾病，常伴有血脂、血糖、血压紊乱，除黄芪对血压、血糖有一定的双向调节作用，水蛭也有很好的降脂作用，两者联用，可先于此期使用起到预防作用。另外傅晓骏认为，此期往往正气已虚，同时虚中夹湿带瘀，情况较前更为复杂多变，单纯益气活血力道欠佳，需配伍大队益气活血、清理湿热之品方能改善症状，减少蛋白尿。为此，应先针对这一时期所表现的大量蛋白尿漏出情况，以蛋白尿方为基本方，随症加减。蛋白尿方：黄芪30g，鬼箭羽20g，积雪草15g，炒白术15g，薏苡根30g，匍伏堇15g，防风5g，水蛭粉3g，徐长卿20g。方中黄芪、白术、防风取玉屏风意，并顾及正气不足，易受风邪侵扰，予祛风之品牛蒡子、僵蚕、蝉蜕，以减少蛋白尿的产生。根据糖尿病肾病久病多瘀、瘀血内滞的特性，使用鬼箭羽、积雪草、薏苡根、匍伏堇、水蛭、徐长卿大队活血化瘀、清理湿热之品，以改善瘀热情况，减少蛋白尿的生成。

糖尿病肾病晚期治以泄浊利水，温阳化气，养育真阴。傅晓骏认为，糖尿病肾病第Ⅳ期、第Ⅴ期是糖尿病肾病恶化病变期，又称糖尿病肾病晚期。其特征表现为水湿痰浊弥漫三焦，且真阴又不藏于肾，肾的温阳化气之功失司，三者并举，虚实夹杂，往往病情变化多端。傅晓骏执简驭繁，认为病机核心在于三焦水道失利，诸水液不得畅通，故弥漫三焦，在下可见下肢水肿、腰酸重痛，在中可见湿困中焦，表现为腹胀纳呆、恶心泛酸、便秘或便溏；在上可见水饮犯肺，表现为咳嗽痰喘、胸闷心悸、头目眩晕等。治以疏利三焦、调畅气血为要，使三焦发挥正常水液通道功能。傅晓骏认为，要疏利三焦，必须先使脾胃恢复升降气机枢机之用，故常以逍遥散、半夏泻心汤为基础方进行配伍，调畅气机。

《素问·阴阳别论》云："三阴结，谓之水。"唐代医家王冰解释认为，"三阴结，谓脾肺之脉俱寒结也。脾肺寒结，则气化为水"。故需温阳化气，以解肺脾之寒，促进水液代谢。《素问·阴阳应象大论》云："壮火之气衰，少火之气壮。壮火食气，气食少火。壮火散气，少火生气。"故补阳而不想伤及正气就需调补少火。《金匮要略》亦云："小便不利者，有水气，其人苦渴，瓜蒌瞿麦丸主之。"尤在泾认为，此下焦阳弱气冷、水气不行之证与糖尿病肾病晚期所见之病机有雷同之处，故傅晓骏常仿瓜蒌瞿麦丸之意，使用巴戟天、淫羊藿、补骨脂、菟丝子、生姜、桂枝、肉桂之品，阳虚甚加附子，并选用一些滋而不腻之品，如女贞子、山茱萸、黄精等滋阴之品，阴阳双补，即生长少火以恢复阳气，又填补肾精，助阳化气，并加太子参、北沙参、麦冬滋上焦心肺气阴，以止口干；以积雪草、六月雪、大黄、泽泻等利水泄浊，以消水肿，既能达到张景岳所说的"善补阳者必阴中求阳"之目的又能标本兼治。此外，针对糖尿病肾病晚期阴阳俱虚、湿浊内闭的特点，傅晓骏自拟肾毒宁方加减进行治疗。方药组成为太子参15g，熟大黄3g，黄芪30g，淫羊藿15g，红花9g，制黄精15g，丹参30g，沉香粉3g，菟丝子15g等。方中熟大黄通腑泄浊，沉香行气纳肾，两者共为君药，畅通三焦，通利水道。红花、丹参活血化瘀；菟丝子、黄精、淫羊藿阴阳双补，少火生气，均为臣药。太子参益气生津，止口渴，清内热，为佐使。诸药合用，共奏泄浊利水、温阳化气、养育真阴之功。糖尿病肾病晚期症状变化多端，需仔细辨证，临证化裁，方可获效。

糖尿病肾病多为正虚为主夹有邪实的正虚邪实证，可参照《中药新药治疗消渴病（糖尿病）临床研究指导原则（1993）》的诊断标准进行辨证论治。傅晓骏对糖尿病肾病多采用分期辨治。

（一）证型与辨证要点

1.阴虚燥热

症状：咽干口燥，心烦畏热，渴喜冷饮，多食善饥，形体消瘦，溲赤便秘，舌红苔黄，脉细滑数或细弦数。

辨证要点：咽干口燥，心烦畏热，舌红，苔黄，脉细滑数或细弦数。

2.气阴两虚

症状：倦怠乏力，五心烦热，口干咽燥，气短懒言，心悸失眠、耳鸣，腹胀便溏或便秘，腰膝酸软，舌红少津，苔薄或花剥，脉细数无力或细而弦。

辨证要点：倦怠乏力，口干咽燥，舌红少津，苔薄或花剥，脉细数无力或细而弦。

3.气阴两虚兼湿

症状：身重困倦，气短乏力，或胸闷脘痞；口干口黏，心悸失眠，耳鸣，腰膝酸软，或恶心呕吐，纳少，大便稀薄或黏滞不爽，舌红，苔薄白腻或黄腻，脉细无力或细弦滑。

辨证要点：身重困倦，气短乏力，口干口黏，舌红，苔薄白腻或黄腻，脉细无力或细弦滑。

4.气阴两虚兼瘀

症状：胸痹心痛，胸闷气短，全身无力，口咽干燥，眩晕心悸，腰膝酸痛，唇甲青黯，舌紫暗或有瘀点瘀斑，脉细涩或结或代。

辨证要点：胸痹心痛，胸闷气短，口咽干燥，唇暗，舌紫暗或有瘀点瘀斑，脉细涩或结或代。

5.阴阳两虚

症状：手足心热，口干喜热饮，或面色㿠白，畏寒倦卧，形体消瘦，神疲乏力，胸闷纳呆，小便频数，混浊如膏，大便溏薄，或面色黧黑，甚则阳痿，面足浮肿，心悸，腰膝酸软，肠鸣泄泻，舌黯淡、边有齿印，苔白滑，脉沉细无力。

辨证要点：面足浮肿，或面色㿠白，舌黯淡、边有齿印，苔白滑，脉沉细无力。

（二）辨证治疗

1.阴虚燥热

方药：降糖1号方。

组成：生地黄、乌梅、天花粉、太子参、黄连、丹参、山药、玉竹、生黄芪、旱莲草、女贞子等组成。

功能：清热养阴。

2.气阴两虚

方药：降糖2号方。

组成：太子参、黄芪、炒生地黄、山茱萸、旱莲草、女贞子、茯苓、山药、麦冬、牡丹皮、生白术、芡实等。

功能：益气养阴。

3.气阴两虚兼湿

方药：降糖3号方。

组成：炒党参、黄芪、炒生地黄、炒山药、茯苓、炒白术、炒黄连、炒黄芩、姜半夏、防风、青风藤、砂仁、佩兰、薏苡根等。

功能：益气养阴，健脾化湿。

4.气阴两虚兼瘀

方药：降糖4号方。

组成：太子参、生黄芪、山茱萸、生地黄、山药、丹参、天花粉、赤芍、制三棱、红花、鬼箭羽、制大黄等。

功能：益气养阴，活血化瘀。

5.阴阳两虚

方药：降糖5号方。

组成：附片、干姜、炒白芍、熟地黄、黄芪、白术、防风、山茱萸、猪苓、茯苓、淫羊藿、桑白皮、鬼箭羽、玉米须、葫芦壳等。

功能：滋阴温阳，补肾固摄。

四、西医治疗

（一）西医诊断

1.原有糖尿病病史。

2.根据蛋白尿的改变，诊断Ⅲ～Ⅳ期糖尿病肾病。

3.辅助检查：空腹血糖＞7.0 mmol/L，餐后2h血糖≥11.1mmol/L；尿微量白蛋白排泄率（MA）20~200μg/min或30~300mg/24h，为高度选择性蛋白尿；尿微量白蛋白排泄率（MA）＞200μg/min，24小时尿蛋白定量＞0.5g/24h，主要为非选择性蛋白尿。

4.血脂可异常。

5.血肌酐、尿素氮、代谢性酸中毒、水电解质紊乱、低钙高磷血症等。

（二）分期诊断

临床上根据肾损程度分为三期。

（1）早期糖尿病肾病：排除泌尿系感染、酮症酸中毒、心力衰竭、原发性高血压、运动等因素，尿微量白蛋白排泄率（MA）持续在20~200μg/min。

（2）临床期糖尿病肾病：大量白蛋白尿（尿微量白蛋白排泄率＞200μg/min），或持续蛋白尿，每日＞0.5g呈大量蛋白尿（3.0g/24h）、水肿和高血压（三联征），至肾功能失代偿。

（3）衰竭期糖尿病肾病：肾衰进入衰竭期（血肌酐＞442μmol/L）。

（三）西医基础治疗

1.一般治疗

代谢控制，饮食控制，适当运动。

2.降糖治疗

根据情况选用口服降糖药（非磺酰脲类胰岛素促分泌剂，如孚来迪、诺和龙；α-糖苷酶抑制剂，如卡波平、拜糖平），GFR下降至30％时使用胰岛素治疗。要求血糖控制良好，空腹血糖尽可能控制在4.4~6.1mmol/L，餐后2h血糖尽可能控制在4.4~8.0mmol/L，糖化血红蛋白控制在7.0％以内。要避免低血糖的发生。

3.降压治疗

根据情况选用降压药物，使血压尽可能控制在130/80mmHg以内，血管紧张素受体拮抗剂、血管紧张素转换酶抑制剂为首选。

4.降脂治疗

低密度脂蛋白胆固醇（LDL-C）应低于100mg/dL。可使用他汀类药物调脂，高胆固醇血症、高低密度脂蛋白血症用辛伐他汀或立普妥，高甘油三酯血症用力平脂。

5.纠正电解质紊乱

①高钾血症：避免摄入高钾饮食，使用利尿剂，常规胰岛素加入葡萄糖液

静滴，静滴5%的碳酸氢钠。②低钙及高磷血症：使用葡萄糖酸钙，降磷用碳酸钙。③纠正酸中毒：碳酸氢钠口服或静滴。

6.低蛋白血症

加开同片口服。

7.并发症

并发症进行对症治疗。

五、特色治疗

(一)辨证使用科室特色制剂

芪蛭合剂1次100mL，1日两次，适用糖尿病肾病各型蛋白尿者。

(二)辨证使用中成药注射剂

1.复方丹参注射液

20~30mL+NS250mL静滴，1日两次，14天为1个疗程。适用于瘀血者。

2.黄芪注射液

20~30mL+NS250mL静滴，1日1次，14天为1个疗程。适用于脾肾两虚者。

3.参脉注射液

20~30mL+NS250mL静滴，1日1次，14天为1个疗程。适用于气阴两虚者。

六、其他疗法

根据病情适当选择以下疗法。

(一)中药熏洗

熏洗法是用中药煎汤，先趁热在患处熏蒸，待药液不烫后再用药物淋洗或浸浴，具有疏通腠理、祛风除湿、清热解毒、杀虫止痒的作用。适用于合并关节疼痛、肿胀、屈伸不利、皮肤瘙痒等。

注意事项

1.冬季注意保暖，暴露部位尽量加盖衣被。

2.根据熏(蒸)洗部位，选用合适的物品，如眼部，用治疗碗盛药液，上盖有孔纱布，对准患眼进行熏洗。外阴部取坐浴盆，椅上盖有孔木盖，患者坐在上面熏蒸，必要时在浴室内进行。

3.熏洗药温不宜过热，一般为50~70℃，以防烫伤。

4.熏洗伤口时，采用无菌操作。

5.包扎部位熏洗时揭去敷料，熏洗后更换灭菌敷料。

6.熏洗（蒸）一般每日1次，每次20~30分钟，视病情可1日两次。

7.不宜空腹进行，餐前后半小时内不宜，年老，心、肺、脑病患者，体质虚弱、水肿患者不可单独进行，且时间不宜过长，以防虚脱。

8.孕妇及妇女经期不宜坐浴和阴部熏（蒸）洗。

9.向患者及家属讲解预防疾病及熏洗法有关知识，熏洗过程中防止烫伤。冬季注意保暖，避免受凉，颜面部熏蒸者操作后半小时才能外出，以防感冒。

10.所用物品需清洁消毒，每人1份，避免交叉感染。

（二）中药足浴

中药足浴可清热化湿，祛风通络。药物组成：苦参30g，生薏苡仁30g，芒硝15g（冲），萆薢30g，泽泻20g，生黄柏30g，生附片20g，牡丹皮15g，艾叶10g，白芥子10g，苏叶15g。适用于糖尿病肾病继发或合并痛风性关节痛者。

（三）肾俞离子导入

该法适用于急慢性腰痛、腰酸、腰部不适等，可减少并发症，提高治疗效果，改善生存质量。肾俞离子导入方：五倍子10g，刘寄奴10g，艾叶10g，白芥子30g，五味子10g，高良姜15g，附片10g，生黄芪20g，破故纸10g，当归10g，白芷10g，芙蓉叶10g，苏叶10g，生山栀12g，生黄柏15g，石菖蒲10g。浓煎50mL。

（四）穴位贴敷

穴位贴敷是指在中医理论指导下，选取一定的穴位贴敷某些药物，通过腧穴刺激和药物外治的共同作用，达到扶正祛邪、防治疾病的一种疗法。

1.腧穴的选择与配伍

（1）辨证取穴：以脏腑经络学说为基础，通过辨证论治选取贴敷的腧穴，腧穴宜少而精，一般为2~4穴。局部贴敷或以痛为腧，贴药范围勿大。

（2）辨病选穴、神经节段选穴：根据疾病诊断，选取患病脏腑相应经络的腧穴，或根据病证所属的神经节段选取腧穴进行贴敷。

（3）局部选穴：选择离病变器官或组织最近、最直接的腧穴贴敷，或在病灶局部选择阿是穴，或在患病脏腑相应的体表选择腧穴或选用相应的背俞穴。

（4）远端选穴：根据上下相引原则，上病下取，下病上取，如鼻衄、口疮取涌泉，脱肛取百会等。

2.药物组方

针对所患病证辨证用药，多选气味俱厚之品，有时甚至选用力猛有毒的药物。补法用血肉有情之品，适当伍用通经走窜、芳香、活血通络之品，以促进药物吸收，如冰片、麝香、沉香、丁香、檀香、菖蒲、川椒、白芥子、姜、肉桂等。选择适当的溶剂，如姜汁、酒、米醋等，以使药力专，吸收快，收效速。

3.贴敷方法

（1）贴法：将制好的药物直接贴压于穴位，外用胶布粘贴；或先将药物置于胶布黏面正中，对准腧穴进行粘贴。适用于膏药、巴布剂、丸剂、饼剂、磁片的腧穴贴敷。

（2）敷法：将制备好的药物直接敷在穴位上，外覆塑料薄膜，以纱布、医用胶布固定。适用于散剂、糊剂、泥剂、浸膏剂的腧穴贴敷。

（3）贴敷时间：根据疾病种类、药物特性及身体状况而确定贴敷时间。一般情况下，老年、儿童、病轻、体质偏虚者贴敷时间宜短，出现皮肤过敏如瘙痒、疼痛者应即刻取下。刺激性小的药物每次贴敷4~8小时，每隔1~3天1次；刺激性大的药物，如蒜泥、白芥子等，视反应情况和发疱程度确定贴敷时间，数分钟至数小时不等（多为1~3小时）；如需再次贴敷，应待局部皮肤基本恢复正常后进行，或改用其他有效腧穴替换贴敷。每次贴敷时间3~24小时，每隔1次所选药物不应为刺激性大及发疱之品。冬病夏治贴敷从每年入伏到伏末，一般每7~10天贴1次，每次3~6小时，连续3年为1个疗程。

（4）禁忌证：面部慎用有刺激性的药物贴敷。严防有强烈刺激性的药物误入口、鼻、眼内。对于可引起皮肤发疱、溃疡的药物需注意。糖尿病患者慎用或禁用。孕妇及瘢痕体质者禁用。眼、口唇、会阴部、小儿脐部等部位禁用。过敏体质者或对药物、敷料成分过敏者慎用。贴敷部位皮肤有创伤、溃疡者禁用。

（5）注意事项：刺激性强、毒性大的药物，贴敷腧穴不宜过多，贴敷面积不宜过大，贴敷时间不宜过长，以免刺激过大或发生药物中毒。孕妇、幼儿、久病、体弱者一般不使用刺激性强、毒性大的药物。贴敷期间注意有无不良反应。禁食生冷、海鲜、辛辣刺激性食物。敷药后尽量减少出汗，注意局部防水。贴敷会出现局部皮肤色素沉着、潮红、微痒、烧灼感、疼痛、轻微红肿、轻度处水疱等反应，可自然吸收，无须特殊处理。如果贴敷后出现范围较大、程度较重的皮肤红斑、水疱、瘙痒，应立即停止贴敷，予以对症处理。如出现全身性皮肤过敏，应及时到医院就诊。贴敷部位起疱或出现溃疡者，待愈合后再行贴敷。小的水疱一般不必特殊处理，让其自然吸收。大的水疱用消毒针挑破底部，外覆无菌纱布，以防感染。合并便秘者用王不留行子耳穴辅贴。

（五）气功疗法

指导患者练习吐纳、导引、太极拳、八段锦等祛病强身。

七、护理调摄

1.饮食护理

低盐糖尿病饮食。严格控制好饮食量及一些高热量食物，尽量少吃，避免造成血糖异常。注意低盐低脂优质低蛋白，以免增加肾脏负担。每天食盐不超过6g，味精、酱油、膨化食品、碳酸饮料都不能吃。每天可吃二两瘦肉、1个鸡蛋、1袋纯奶，以满足机体蛋白质所需。可吃一些绿叶蔬菜，如青菜、白菜、茄子等。通过饮食调理控制疾病。同时要规律服药，定期到医院复查，监测病情变化，根据复查结果调整治疗方案。

2.药物护理

规律口服药物，应用一些保护肾脏、减少尿蛋白的药物，以及一些控制血糖、血压、血脂的药物，预防疾病恶化。嘱咐患者不可自行随意增减药物，要定期复查，检测肾功能、尿常规等，以评估病情，调整治疗方案。

八、加强随访

患者出院后嘱其劳逸结合，防止感染，控制饮食，每1~2周随诊，定期复查，监测空腹及餐后2小时血糖，血、尿常规，尿MA、α_1-MG、β_2-MG，血脂、血生化等。

九、疗效评价

显效：①症状减轻或消失。②内生肌酐清除率增加＞30％。③血肌酐降低＞30％。具备①或②③任意1项即可判定。

有效：①症状减轻或消失。②内生肌酐清除率增加＞20％。③血肌酐降低＞20％。④治疗前后以血肌酐的对数或倒数，用直线回归方程分析，其斜率有明显意义者。具备①或者其他任意1项即可判定。

无效：不符合显效和有效判断条件者。

中医药治疗糖尿病肾病的特点在于整体、辨证、方药加减灵活，可弥补西医学用药单一等不足，且中药副作用较小，安全性高，适合长期服用。但目前糖尿病肾病的中医分型、疗效判断尚无统一标准，且未形成系统认识，有些研究正处于实验阶段，难以详尽阐明发病机理。傅晓骏认为，展开糖尿病肾病发病机制的研究尤为重要。糖尿病肾病从起病到影响肾脏，经过了气阴两虚、久病络瘀的过程，因此应早预防，早治疗，尤其在早期微量蛋白尿期就应中药介入，这样有助于"已病防变"。傅晓骏针对早期糖尿病肾病提出了益气养阴、活血化瘀的治疗观点，总结出经验方芪蛭合剂，目的是通过益气养阴，活血化瘀，减少尿蛋白排出，改善患者的肾功能。

芪蛭合剂对早期糖尿病肾病治疗的作用

糖尿病（DM）是常见病、多见病。随着人口老龄化进程的加快，各国经济的发展和人们生活方式的改变，糖尿病的患病率在世界范围内迅速增长。目前，全球糖尿病患者已达1.5亿，预测到2025年可达3亿。我国2002年糖尿病患者约4000万，90％以上为2型糖尿病。

糖尿病肾病（diaheticnephropathy，DN）是糖尿病的主要微血管并发症之一，也是导致慢性肾衰竭的常见原因。其发生首先以微血管的血流动力学变化为起点，既而发生以毛细血管基底膜增厚和系膜基质扩展为特征的肾小球硬化。据欧、美、日本的统计资料表明，目前糖尿病肾病已跃升为终末期肾病（ESRD）的首位原因，占35％左右。永久性的白蛋白尿是糖尿病肾病的一个特征，以往研究表明，病程在25年的1型及2型糖尿病患者中，糖尿病肾病的发病率为

15%~40%，欧洲、日本及美国，糖尿病肾病已成为终末期肾功能衰竭的主要原因。早期糖尿病肾病如能及时诊断，并给以有效的干预治疗，则有希望阻止病情发展或延缓其发展速度。糖尿病肾病早期以肾小球损伤为主，尿微量蛋白是肾脏早期损伤的重要标志，定期监测、及时发现微量蛋白尿是早期诊断和逆转DN的重要标志。目前对于糖尿病肾病的治疗尚无特效方法，西医治疗主要是积极控制血糖，应用ACEI（血管紧张素转换抑制剂酶）制剂。近年来，傅晓骏团队应用芪蛭合剂对早期糖尿病肾病进行治疗取得了一定疗效。

一、资料与方法

1.一般资料

采用WHO糖尿病专家委员会建议的糖尿病诊断标准，并符合Mogensen早期糖尿病肾病诊断标准，即6个月以内至少两次以上尿白蛋白排泄率（UAER）在20~200μg/min或24小时尿白蛋白排出量30~300mg，并排除其他引起尿蛋白增加的因素，如发热、感染、心功能不全、运动及血糖控制不好、原发性高血压等，选择金华市中医医院肾病科1999~2004年门诊及住院的90例早期糖尿病肾病患者为研究对象，所有患者根据《新药（中药）治疗消渴病（糖尿病）临床研究技术指导原则》均为气虚血瘀型。

随机分为治疗组和对照组。治疗组48例，男26例，女22例；年龄45~70岁；病程6.5个月~6.7年，平均2.9年；平均体重指数（24.5±2.3）kg/m²，治疗前平均UAER（44.08±22.83）μg/min。对照组42例，男22例，女20例；年龄43~69岁；病程6.8~7.0年，平均2.8年；平均体重指数（22.9±3.12）kg/m²，治疗前平均UAER（48.18±29.46）μg/min。两组资料比较无统计学差异（P>0.05），具有可比性。

2.治疗方法

两组患者治疗前均给予适量运动，优质低蛋白糖尿病饮食，并根据病情选择口服降糖药和皮下注射胰岛素，血糖控制理想，血压控制在正常范围后查UAER在20~200μg/min。治疗组采用芪蛭合剂（本院制剂）。主要成分为黄芪、水蛭，每日两次，口服，每次100mL，15天为1个疗程。对照组采用保肾康片（由成都亨达药业有限公司生产），每次3片，1天3次口服，15天为1个疗程。

3.临床症状与体征观察

患者的疲倦乏力、腰酸口干、肢体麻木等症状及舌象、脉象等体征。

4.观察指标与方法

尿微量白蛋白（UAE）、α$_1$-微球蛋白（α$_1$-M）定量测定方法：用特定蛋白分析仪，型号为BeckmanArray 360System，采用速率散射比浊法测定，血肌酐（Scr）测定用苦味酸法，血尿素氮（BUN）、血糖、甘油三酯（TG）、总胆固醇（TC）、高密度脂蛋白（HDL）、低密度脂蛋白（LDL）等均用酶法。全自动生化分析仪型号为BECKMANCX4，试剂和仪器均由美国贝克曼公司提供。

5.统计学方法

数据以（$\bar{\chi} \pm s$）表示，计量资料采用t检验，计数资料采用χ^2检验。

二、结果

1.疗效标准

近期疗效标准在血糖控制良好的基础上，参照《中药新药临床研究指导原则》。显效：UAER恢复正常或较治疗前下降50%，中医证候分级积分和治疗后下降≥2/3。有效：UAER恢复正常或较治疗前下降30%，中医证候分级积分和治疗后下降1/3~2/3。无效：UAER达不到有效标准或反见上升，中医证候分级积分和治疗后下降<1/3。

2.两组临床疗效比较

见表4。

表4　两组临床疗效比较

组别	例数	显效	有效	无效	总有效率（%）
治疗组	48	23	18	7	85.42[*]
对照组	42	17	11	14	66.67

注：*与对照组相比较，P<0.05

3.两组治疗前后UAER、α$_1$-MG，24h尿白蛋白排出量变化

见表5。

表5　两组治疗前后UAER、α$_1$-MG，24h尿白蛋白排出量变化（$\bar{x} \pm s$）

组别	例数		UAER（μg/min）	α$_1$-MG（mg/L）	24h尿白蛋白排出量（mg/24h）
治疗组	48	治疗前	44.08 ± 22.83	27.9 ± 6.5	323.29 ± 199.50
		治疗后	20.98 ± 11.50[**△]	20.1 ± 4.9[**△]	176.10 ± 133.42[**△]
对照组	42	治疗前	48.18 ± 22.46	26.7 ± 6.1	332.68 ± 200.80
		治疗后	38.23 ± 29.28[**]	22.3 ± 5.3[**]	280.94 ± 198.15[**]

注：** 与治疗前比较，$P<0.01$；△ 与对照组比较，$P<0.05$。

4.治疗前后血脂变化比较

见表6。

表6　两组治疗前后血脂变化比较（$\bar{x} \pm s$，mmol/L）

组别	例数		TC	LDL	HDL	TG
治疗组	48	治疗前	7.61 ± 1.02	3.01 ± 0.83	0.97 ± 0.31	2.56 ± 1.02
		治疗后	5.12 ± 0.86[**]	2.87 ± 0.70[**]	1.27 ± 0.35[**]	1.68 ± 0.87[**]
对照组	42	治疗前	7.78 ± 0.98	2.97 ± 0.73	0.94 ± 0.33	2.53 ± 0.97
		治疗后	5.38 ± 0.90[**]	2.81 ± 0.68[**]	1.26 ± 0.37[**]	1.61 ± 0.86[**]

注：** 与治疗前比较，$P<0.01$。

三、讨论

糖尿病肾病是糖尿病常见的微血管并发症之一，以微血管的血流动力学改变为起点，继而发生以毛细血管基底膜增厚和系膜基质扩展为特征的肾小球变化。根据病变特征可分结节型、弥漫型和渗出性肾小球硬化。其中高血糖的作用（多元醇代谢异常、促细胞因子的基因表达、蛋白质的过度非酶化）、肾血流动力学异常及脂质代谢紊乱等在本病发生发展过程中起着重要作用。近年来，中医和中西医结合学者对糖尿病肾病进行了大量研究，对本病的病机历代较重视肾虚，现代学者普遍重视肾虚血瘀。根据我们的研究及临床观察，糖尿病肾病主要是由糖尿病气虚血瘀发展而来。气虚则固摄无权，气不行血、血行缓慢日久则瘀，从而导致疲倦乏力、腰酸口干、肢体麻木、舌质淡暗或有瘀点等一系列临床症状。为此，傅晓骏研究团队研究了益气、活血、化瘀的芪蛭合剂。方中黄芪性温，有益气、补虚、消肿功效，水蛭为传统的破血、逐瘀、通经中药。大量的临床和药理研究证实，黄芪有扩血管、降低血压、抗血小板凝集、降低纤维蛋白原及全血黏度、增加超氧化物歧化酶活性、增强肾血流量、改善内脏微循环和消除过氧化脂质等作用。水蛭唾液中有一种抗凝血物质——水蛭素，能阻止凝血酶对纤维蛋白的作用。水蛭还可分泌一种组织胺物质，有扩张毛细血管、改善血流动力学的作用，能够增加外周血流量，改善缺血及抗血小板聚集，防治血栓形成。

糖尿病肾病是糖尿病最严重的微血管并发症之一，所造成的肾功能衰竭较非糖尿病者高17倍，是糖尿病患者主要死亡原因之一。其临床症状多在患病后5~10年才表现出来。糖尿病肾病从轻到重可分为五期，第 I ~ II 期时化验查不出什么问题，患者也没有什么感觉，仅少数人有时血压偏高。从第 III 期开始，尿蛋白开始出现。开始仅有微量白蛋白（ $20\mu g/min$ ），通常称此期为早期肾病，如果这时进行合理治疗，肾病是有恢复的可能的。早期发现是逆转病情的关键，糖尿病肾病早期以肾小球损伤为主。尿微量蛋白是肾脏早期损伤的重要标志，尿微量蛋白检测对糖尿病早期肾损伤（特别是早期肾小球损伤）有重要的临床诊断和监测价值。尿MA和 α_1-M检测是糖尿病早期肾损伤诊断和监测的灵敏指标，尿微球蛋白（ α_1-M）为小分子量蛋白，能自由通过肾小球滤膜，但极大部分被近曲小管重吸收并分解代谢，正常情况下尿中 α_1-M 含量甚微。当肾小管受损时，尿中 α_1-M 排泄增高。

近期研究发现，糖尿病肾病除肾小球硬化外，肾小管间质病变亦常见，尿 β_2 微球蛋白（ β_2-MG）、尿 α_1-微球蛋白（ α_1-MG）是肾小管最重要的标记蛋白， β_2 微球蛋白（ β_2-MG）应用较早，但稳定性差， α_1-微球蛋白稳定性比 β_2 微球蛋白好，且尿中排出量大大高于 β_2 微球蛋白可减少误差、重复性好。因此，目前 α_1-微球蛋白逐渐取代 β_2 微球蛋白，成为低分子蛋白的首选指标。 α_1-微球蛋白由 Ekstrrom 等于 1975 年从肾小管疾病患者尿中分离提纯出来，其广泛存在于人体的各种体液当中和淋巴细胞表面，由人体肝细胞和淋巴细胞合成，易通过肾小球滤过膜并在肾小管几乎全部吸收。Kusano 等指出， α_1-微球蛋白分子量较大，更易受肾小球滤过膜的影响。本研究也显示，早期糖尿病肾病尿 α_1-微球蛋白就可升高，通过芪蛭合剂治疗后可明显降低，与对照组相比有显著性差异。

本研究结果表明，芪蛭合剂治疗早期糖尿病肾病患者近期疗效显著，总有效率可达85.42%，在降低尿蛋白作用方面的效果优于保肾康片；在改善高脂血症、降低血黏性方面与保肾康片作用相同。

总之，芪蛭合剂治疗糖尿病肾病能明显的降低尿蛋白，改善患者脂质代谢状态，从而在早期减轻肾损害。

银杏叶提取物治疗早期糖尿病肾病

银杏叶提取物（ginkgobilobaextract，EGb）是从银杏叶中提取的天然活性物质，临床多用于心血管病、哮喘等的防治，少见用于治疗糖尿病肾病。本研究对34例早期糖尿病肾病患者采用口服银杏叶提取物治疗，探讨其治疗价值。

一、资料与方法

1.一般资料

以2003年6月~2005年5月金华职业技术学院医学院附属门诊部和金华市中医院肾内分泌科住院及门诊的63例早期糖尿病肾病患者为研究对象，男34例，女29例；年龄59~77岁；病程7个月~18年。糖尿病诊断根据1985年世界卫生组织（WHO）和1997年美国糖尿病协会（ADA）的标准，糖尿病肾病分期根据Mogensen CE的标准。先予降血糖治疗，合并高血压者还需接受降血压治疗（血管紧张素转化酶抑制剂与血管紧张素Ⅱ受体拮抗剂除外）。空腹血糖降至7.0mmol/L以下、收缩压控制在120~130mmHg、舒张压控制在75~80mmHg时，连续两天测定24小时尿微量白蛋白，计算平均值，取30~300mg/d为入选者。所有研究对象均无急慢性肾炎、泌尿系统结石、尿路感染、酮症酸中毒，并无近期使用肾毒性药物史。随机分为治疗组和对照组。两组一般情况比较，差异均无统计学意义。

2.治疗方法

两组患者在糖尿病教育、优质低蛋白饮食的基础上，根据空腹血糖及尿糖变化给予口服降糖药，不适应口服降糖药者，皮下注射胰岛素控制血糖在理想水平（空腹<7.0mmol/L，餐后<9.0mmol/L）；合并高血压者，加用降压药将血压控制在正常范围（130/80mmHg）。对照组除以上治疗外未再加用其他药物。治疗组在以上治疗的基础上加用银杏叶提取制剂天保宁（批号030601，每片含总

黄酮醇苷9.6mg，萜类内酯2.4mg）。每天3次，每次两片，连续服用两个月。

3.观察指标

分别于治疗前后检测两组的空腹血糖、血脂、血肌酐，采用美国Beckman CX7全自动生化分析仪测定。尿白蛋白浓度用放射免疫法测定。

4.统计分析

采用SPSS10.0统计软件进行统计分析，计量资料用（$\bar{\chi} \pm s$）表示，行t检验，计数资料行χ^2检验。P<0.05为差异有统计学意义。

二、结果

1.疗效判定标准

参照《中药新药临床研究指导原则》制定。显效：UAE<20μg/min，较治疗前下降≥50%。有效：UAE<20μg/min，较治疗前下降<50%；或UAE>20μg/min，较治疗前下降≥50%。无效：UAE下降未达到上述标准或反见上升者。

2.两组疗效比较

治疗组显效11例，有效18例，无效5例，总有效率85.29%；对照组显效3例，有效8例，无效18，总有效率37.93%（P<0.01）。

3.两组治疗前后空腹血糖、尿白蛋白、血肌酐比较

两组治疗前后空腹血糖（FPG）差异无统计学意义（P>0.05），治疗组两个月后UAE和血肌酐（Scr）均明显下降（P<0.01）。见表7。

表7治疗前后两组空腹血糖、血肌酐比较（$\bar{\chi} \pm s$）

组别	例数	FPG（mmol/L）		UAE（μg/min）		Scr（μmol/L）	
		治疗前	治疗后	治疗前	治疗后	治疗前	治疗后
对照组	29	6.2±1.1	6.0+0.7	148.7±61.7	151.4±80.3	116.8±20.3	109.8±17.4
治疗组	34	6.1±1.4	5.8±1.0	152.3±62.1	84.2±37.1[*]	121.8±18.9	107.3±17.1[*]

注：与治疗前比较，*P<0.01。

4.两组治疗前后血脂比较

治疗组的总胆固醇（TC）、甘油三酯（TG）、低密度脂蛋白胆固醇（LDL-C）均有明显下降（P<0.05或P<0.01）；与对照组比较，TC下降更明显（P<0.01）。见表8。

表8 两组治疗前后血脂比较（mmol/L, $\bar{x} \pm s$）

组别	例数	TC		TG		HDL-C		LDL-C	
		治疗前	治疗后	治疗前	治疗后	治疗前	治疗后	治疗前	治疗后
对照组	29	5.9±1.8	5.7±1.8	1.97±0.72	1.9±0.7	1.06±0.17	1.13±0.27	3.1±0.9	3.2±0.9
治疗组	34	5.4±1.7	46±14*▲	2.03±0.84	1.6±0.7*	1.11±0.23	1.20±0.32	3.4±0.9	2.7±0.8△

注：与治疗前比较，*P<0.05，△P<0.01；组间比较，▲P<0.01。

三、讨论

糖尿病肾病是糖尿病的主要并发症，目前认为，其发生是遗传因素、代谢紊乱、激素分泌失调、肾脏血流动力学改变以及凝血机制、免疫机制失调对肾小球的损害等多因素的结果，最终进展为慢性肾功能不全，是糖尿病致死、致残的重要原因。其主要病理改变特征为肾小球基底膜增厚，其中尿微量白蛋白的出现是预示早期糖尿病肾病的可靠标志。其发生隐蔽，一旦发生，肾脏损害进展较快，短期内即可出现持续性蛋白尿、高血压、水肿及肾功能不全表现，此时肾病已属不可逆转。只有早期给予针对性防治，才能控制和延缓肾脏病的进一步发展。

研究结果显示，治疗组加用EGb治疗后，早期尿微量白蛋白量明显下降，证实了EGb对早期糖尿病肾病具有治疗作用。

EGb主要成分为银杏黄酮苷、银杏萜内酯等，具有广泛的药理作用，能够拮抗血小板活化因子（PAF）、清除自由基、抗炎、抗过敏等，还可通过改善糖尿病患者的脂质代谢紊乱，降低肾小球的高灌注、高过滤状态，从而减少尿蛋白的排出。

本研究结果提示，EGb不仅能纠正脂代谢紊乱，减少尿蛋白排出，还能改善肾功能，因此在糖尿病肾病早期仅出现尿微量白蛋白，而无明显临床蛋白尿及肾功能异常的情况下，在降糖的同时予EGb治疗，有助于尿微量白蛋白的排出，延迟或阻止糖尿病肾病微血管病变的发生发展。

替米沙坦联合前列地尔治疗早期糖尿病肾病

糖尿病肾病是糖尿病的严重慢性并发症之一。在我国，糖尿病肾病已占糖尿病患者的15%左右，且以每年8%~10%的速率递增。傅晓骏研究团队就替米沙坦联合前列地尔治疗早期糖尿病肾病，减少蛋白尿和改善肾功能进行了探讨。

一、资料与方法

1.病例选择

选择2008年1月~2009年12月在金华市中医医院住院及糖尿病专科门诊为2型糖尿病（符合1999年WHO糖尿病专家委员会建议的糖尿病诊断标准），并符合Mogensen等拟定的糖尿病肾病诊断标准的早期糖尿病肾病（Ⅱ期）的86例患者为研究对象，尿白蛋白排泄率（UAER）在20~200ug/min，年龄53~72岁，平均病程（8.5±4.8）年。排除心力衰竭、尿路感染及其他引起尿白蛋白增高疾病，无其他肝、肾和内分泌疾病引起的蛋白尿者。随机分为治疗组和对照组。治疗组44例，男24例，女20例；年龄58~71岁。对照组42例，男22例，女20例；年龄49~72岁。两组患者的性别、年龄、病程等比较具有可比性（P>0.05），并签署知情同意书。

2.治疗方法

两组均采用常规治疗，在此基础上对照组给予替米沙坦（国药准字H20041746，河南天方药业股份有限公司生产）80mg，每日1次，口服。治疗组在对照组的基础上加用前列地尔（国药准字H35021389，北京赛生药业有限公司生产）20/zg，加入生理盐水100mL中，静脉滴注，每日1次，3周为1个疗程。

3.观察指标

观察两组治疗前后胆固醇（TC）、甘油三酯（TG）、UAER、血肌酐（Scr）、血尿素氮（BUN）、平均动脉压（MAP）、空腹血糖（FBG）、谷丙转氨酶（ALT）、血常规等指标，以及药物的不良反应。

4.统计学方法

应用SPSS12.0统计软件处理数据，计量资料以均数标准差表示。组间比较

用t检验，组内治疗前后比较采用配对设计两样本均数比较，行t检验。P<0.05
为差异有统计学意义。

二、结果

1.临床及生化指标变化

治疗后两组血压均明显降低，但差异无统计学意义（P>0.05）。治疗组的
TC、TG，UAER、Scr较对照组下降明显（P<0.01）；BUN、MAP、FBG两组无明
显变化（P>0.05）。见表9、表10。

表9　两组治疗前后生化指标变化（$\bar{\chi} \pm s$）

组别	例数	TC（mmol/L）		TG（mmol/L）		UAER（μg/min）		Scr（mmol/L）	
		治疗前	治疗后	治疗前	治疗后	治疗前	治疗后	治疗前	治疗后
治疗组	44	7.82 ± 2.02	3.98 ± 0.46	3.01 ± 0.52	1.23 ± 0.65	189.0 ± 3.78	61.0 ± 2.04	78.0 ± 8.80	54.0 ± 6.87
对照组	42	7.58 ± 2.42	7.69 ± 2.47	2.64 ± 0.84	2.76 ± 0.91	188.0 ± 1.05	190.0 ± 5.46	79.0 ± 4.38	76.0 ± 8.18
t		12.295	9.790	14.184	9.004	197.669	146.412	14.260	13.529
P		<0.01	<0.01	<0.01	<0.01	<0.01	<0.01	<0.01	<0.01

表10　两组治疗前后临床及生化指标变化（$\bar{\chi} \pm s$）

组别	例数	FBG（mmol/L）		BUN（mmol/L）		MAP（mmHg）	
		治疗前	治疗后	治疗前	治疗后	治疗前	治疗后
治疗组	44	8.04 ± 0.43	7.88 ± 0.34	6.10 ± 0.87	5.91 ± 0.98	101.4 ± 4.01	103.0 ± 3.89
对照组	42	8.10 ± 0.18	7.98 ± 0.21	6.21 ± 0.91	5.88 ± 1.01	102.0 ± 4.04	101.4 ± 3.87
t		1.936	1.632	0.506	0.140	1.900	1.911
P		>0.05	>0.05	>0.05	>0.05	>0.05	>0.05

2.不良反应

两组患者均完成整个疗程，未有血钾升高、干咳等不良反应；未见胃肠道
反应及头晕、头痛等不良反应。

三、讨论

目前，糖尿病肾病已成为西方国家终末期肾病及进行肾替代治疗的最主要病因。在我国，2001年对30个省市糖尿病住院患者慢性并发症调查发现，有1/3合并肾脏损害。

早期糖尿病肾病患者由于肾组织局部代谢活跃，刺激肾组织的葡萄糖转运表达，导致多元醇通路等的激活，产生糖基化终末代谢产物（AGEs）。AGEs与肾小球基底膜成分交联，使基底膜增厚和电荷屏障改变，从而导致蛋白尿的产生。有研究显示，在糖尿病疾病发病过程中，肾脏局部前列腺素E（PGE）合成减少，而其生理拮抗剂血栓素A_2（TXA_2）合成增多，PGE/TXA_2比例严重失调，从而导致肾小球毛细血管压力增加，肾脏血管阻力也增高。肾小球的"高压、高灌注、高滤过"状态严重损害肾小球滤过膜的正常生理功能，从而进一步加重肾功能损害。

替米沙坦通过降低血压、减轻肾小球内高压、高灌注及高滤过情况，从而减少蛋白尿的发生。同时该类药物还具有非血压依赖性降尿蛋白的效应。出球小动脉壁上血管紧张素Ⅱ型受体（AT）密度高，如果阻断血管紧张素Ⅱ（AngⅡ）与该受体结合，会导致出球小动脉明显扩张，直接降低肾小球内压，抑制早期肾脏基底膜的增厚，增加硫酸类肝素样物质的合成，恢复电荷屏障，从而改善肾小球滤过屏障孔径，对糖尿病肾病起到肾脏保护作用。

前列地尔有抑制血小板聚集、溶解血栓、防止血栓形成及抑制免疫反应的作用，能够抑制细胞因子的活性和生成，减轻肾脏的炎症反应，从而起到改善和保护肾脏的作用。PGE还可直接作用于痉挛的肾小球动脉，调节肾小球入球及出球小动脉，降低肾血管阻力，增加肾血流量。

本研究结果显示，早期糖尿病肾病采用替米沙坦合用前列地尔，能使TC、TG、UAER、Scr明显下降，较单独用替米沙坦效果更明显（P<0.01）。而FBG、BUN、MAP治疗前后及两组间差异均无统计学意义。两药合用无明显不良反应，有良好的安全性和耐受性。

典型医案

案一

王某，男，64岁。初诊时间：2016年1月5日。

主诉：血糖升高20余年，尿中泡沫增多两年。

诊查：患者20多年前发现血糖升高，无明显胸闷气闭，无咳嗽咳痰，无腹痛腹泻，伴有口干多饮，无发热畏寒，无头痛头晕，无恶心呕吐，当地医院就诊诊断为2型糖尿病，给予口服降糖药物治疗（具体药物不详），后患者血糖逐渐升高，口服药物控制血糖不达标，后改为胰岛素降糖治疗。目前给予诺和灵30R，早25U，晚15U，早晚餐前皮下注射，血糖控制尚可。两个月前检查发现肾功能异常，血肌酐为200μmol/L，血尿素氮为13.87mmol/L，血尿酸为509μmol/L。尿常规提示尿蛋白（++），24小时尿蛋白定量为2.56g/24h。曾在当地医院诊断：慢性肾衰竭；2型糖尿病（糖尿病肾病）；糖尿病周围神经病变。在当地医院住院治疗，病情稳定后出院。但感尿中泡沫较多，血肌酐仍然高。今日求中医诊治特来门诊。

刻下症见周身乏困，心慌气短，偶有头痛，视物模糊，口干欲饮，无腹痛，纳食可，小便泡沫多，大便干结，夜寐一般，舌淡，苔薄白，脉沉。

中医诊断：尿浊（气阴两虚型）。

治则治法：益气养阴，活血降浊。

处方：苍术15g，玄参6g，黄芪30g，桂枝10g，茯苓30g，桃仁10g，赤芍15g，牡丹皮10g，炒车前子30g（包煎），生地黄15g，芡实15g，荆芥6g，白花蛇舌草15g，土茯苓30g，石斛20g，川牛膝30g，酒大黄15g，粉葛根30g，水蛭粉3g（吞服）。14剂，水煎，1天1剂，早晚两次温服。同时嘱饮食清淡，少量多餐，严格控制血糖以保持稳定。

二诊：药后腹泻、不成形，周身乏困好转，心慌气短减轻，视物模糊，偶有口干，纳差，小便量多、泡沫尿，睡眠可，舌淡红，苔薄白，脉沉。查肾功能显示血尿素氮为13.2mmol/L，血尿酸为473.87μmol/L，血肌酐168μmol/L，尿常规显示尿蛋白（+），24小时尿蛋白定量未测。

处方：茯苓 15g，桂枝 10g，桃仁 15g，赤芍 15g，牡丹皮 10g，白芍 15g，黄芪 50g，苍术 15g，生地黄 30g，白花蛇舌草 30g，土茯苓 30g，薏苡仁 30g，水蛭粉 3g（吞服）。14 剂，1 天 1 剂，水煎，早晚两次温服。

三诊：病史同前，无腹泻，乏力减轻，小便不利，尿不尽，双踝关节稍肿胀，偶有心慌气短，稍口干，纳可，大便黏滞，眠差，舌暗，苔薄白。

处方：苍术 30g，黄芪 60g，桂枝 15g，炒白芍 30g，茯苓 30g，桃仁 10g，赤芍 15g，牡丹皮 10g，炒车前子 30g（包煎），生地黄 30g，芡实 30g，荆芥 10g，白花蛇舌草 30g，土茯苓 30g，石斛 30g，川牛膝 30g，酒大黄 3g，粉葛根 30g，细辛 3g，制附片 10g（先煎）。14 剂，水煎，1 日 1 剂，早晚两次温服。

四诊：上述症状均缓解，精神好转，小便通畅，偶有心慌气短，仍口干、不欲饮水，睡眠改善，舌边红，苔薄白，脉略沉。

处方：苍术 15g，黄芪 80g，桂枝 10g，炒白芍 30g，茯苓 30g，桃仁 10g，赤芍 15g，牡丹皮 10g，炒车前子 30g（包煎），生地黄 30g，芡实 30g，荆芥 10g，白花蛇舌草 30g 土茯苓 30g，石斛 30g，川牛膝 30g，粉葛根 15g，细辛 3g，瓜蒌 20g，制附子 10g（先煎），水蛭粉 3g（吞服）。15 剂，水煎，1 日 1 剂，早晚两次温服。

五诊：患者述上述诸症均减轻。现略困乏，无口干，偶有心慌气短，纳食可，舌淡，苔薄白，脉略沉。查肾功示血尿素氮为 12.1mmol/L，血肌酐 129μmol/L，血尿酸 483.75μmol/L；尿常规示尿蛋白（+），24 小时尿蛋白定量为 0.8g/24h。

处方：苍术 6g，黄芪 80g，桂枝 15g，茯苓 30g，桃仁 10g，赤芍 15g，牡丹皮 10g，炒车前子 30g（包煎），生地黄 30g，芡实 30g，荆芥 10g，白花蛇舌草 30g，土茯苓 40g，石斛 30g，川牛膝 30g，豆蔻 6g（后下），厚朴花 6g，粉葛根 15g，细辛 3g，瓜蒌 20g，萆薢 30g，制附子 10g（先煎），水蛭粉 3g（吞服）。14 剂，水煎，1 日 1 剂，早晚两次温服。

药后症状均明显减轻，尿中泡沫明显减少，心慌气短症状明显减轻，复查尿蛋白为弱阳性，24 小时尿蛋白定量为 0.5g/24h，复查肾功能恢复正常范围。给予中成药百令胶囊每日 3 次，每次 3 片口服，以补益脾肾，巩固疗效。

按语：糖尿病肾病属中医学"消渴""水肿""尿浊""虚劳"等范畴。其病机为消渴日久，导致机体五脏皆弱，气血阴阳虚衰，痰瘀水湿停留而致病。

傅晓骏认为其病理特点是本虚标实，虚实夹杂，虚在脾肾，实在痰瘀内阻，此为病机之关键，血瘀贯串糖尿病肾病发病始终。糖尿病肾病出现蛋白尿，则归属"精气下泄"证，属于"虚劳病""尿浊"范畴。消渴常循上消伤肺，继而中消伤脾，最终下消伤肾之途径演变，始于上焦湿热蕴结，终于气虚阴伤，阴损及阳，湿热瘀血相壅，既可致封藏失司而精微下泄，蛋白流失，又可致湿邪留连，水毒不去，虚实相间，甚为复杂。国医大师张大宁教授认为，"肾虚血瘀"是糖尿病肾脏病的基本病机。糖尿病肾脏病病程日久，呈现以本虚为主的虚实夹杂病证，其中"虚、瘀、湿"是糖尿病肾病早期基本病机，"虚"为脾肾气阴两虚为主，以肾虚为本，血瘀贯穿始终。而国医大师郑新提出"肾病三因论"，总结出糖尿病肾病的基本内因是肺脾肾三脏亏虚，并且是糖尿病肾病发病的关键所在。傅晓骏在临床实践中发现，气虚、血瘀贯穿于糖尿病肾病始终。糖尿病肾病诊治强调益气活血通络。由此傅晓骏团队研制了中药益气活血组方。其由黄芪、水蛭粉两位药物组成。水蛭始载于《神农本草经》："主逐恶血，瘀血，月闭，破血瘕积聚，无子，利水道。"其中水蛭破血瘀，通利经脉，消肿。黄芪味甘，性微温，归脾、肺经。黄芪具有补气益气、消肿功效。研究发现，黄芪能扩张血管，提高肾血流量，改善微循环，并能改善机体相关免疫功能。有学者发现，黄芪对相关炎症因子TNF-α、IL-6的表达具有一定的抑制作用。

傅晓骏认为，该病属于典型的气阴两虚之证，气虚则周身乏困、心慌气短，气虚清阳不升则头痛、视物模糊，阴虚则口干欲饮，蛋白尿亦说明清气不升之机，故治以益气养阴，活血降浊为法。方中炒白术、芡实健脾胃；黄芪健脾；苍术、茯苓健脾燥利相济；桃仁、赤芍、牡丹皮、白花蛇舌草、土茯苓通利血脉，降浊毒；水蛭粉加强破血化瘀功效；牛膝引药入肾，活血降浊护肾；酒大黄、车前子从前后二阴入手，给浊邪以出路；葛根助黄芪以升清；桂枝、细辛通阳而助浊毒排出，正所谓"通阳不在温而在利小便"；大辛大热之附子，温肾助阳，补命门之火衰；辛温之桂枝温经通络，助阳化气；然辛温太过，恐生内火，故辅以熟地黄、山药、山茱萸补血养阴，补肾填精，补阴而不伤阳，阴中求阳。肾精气足则尿液精微固摄有权、肢体灵活、腰膝得固，肝目得养而视物明。正如张介宾所言："善补阳者必于阴中求阳，则阳得阴助而生化无穷。"如此阴阳得补，肝肾乃滋。生地黄、玄参加强滋阴功效。荆芥可开鬼门，起到提壶揭盖之用，使浊毒顺利从下窍而出。纵观本方，滋阴而不助浊，益气而不伤阴，大剂量黄芪意在健脾益气，补大于利，可谓补利兼优；加用水蛭粉以增强破血化瘀功效。二诊去车前子、石斛、川牛膝、芡实、荆芥、酒大黄，加薏苡仁，考虑患者腹泻几日，浊邪已降，此时可调整全身气机，治以活血降浊，益气升清。三诊时发现前方不如给浊邪通路效果佳，故原方加制附子10g，以防过利伤阳。四诊考虑胸阳为浊邪所困，故原方加瓜蒌以降痰浊，并加大黄芪用量，使浊邪得降，清气得升。五诊加萆薢，以加大利水去浊之力，并加用豆蔻和胃化湿，厚朴花行气和胃。整个过程，傅晓骏注重正气的培育，首方以益气护正为主，后逐渐加强化浊与益气之力，邪祛正自安，患者虽气阴两虚亦要祛浊，使浊邪祛，正气复。

糖尿病肾病属慢性难治性继发性肾病，临床治愈率低、复发率高。傅晓骏善用黄芪，更善于配伍用药，且思维缜密。同时注重以固护胃气为主，逐渐加大祛浊之力，使邪祛正自安。傅晓骏认为，中央脾土在慢性肾脏病发病和病机演变过程中占有重要地位，强调调理脾胃在治疗肾性蛋白尿中的重要性，处方每每顾护脾胃，常予益气健脾、清热化湿等法调理脾胃，辨证施治。傅晓骏认为，风邪为肾风主要致病邪气，风性开泄，影响肾的封藏职能。肾之精微不固，泄之于外故见蛋白尿。她认为，风药使用可以开通玄府，祛除瘀滞，具有醒脾益肾、活血化瘀、祛湿等作用。本案中傅晓骏用荆芥宣畅气机，祛风解表，升发脾胃阳气，以补气祛邪，使正虚得补，邪气得除。同时运用水蛭等虫类药破血化瘀，取得了不错的效果。在糖尿病肾病治疗过程中，她始终强调生活调摄，嘱咐患者严格控制血糖，少食多餐，饮食清淡，注意休息，这也体现了中医治未病理念的重要性。

案二

李某，女，63岁。初诊时间：2018年1月6日。

主诉：反复口干多饮10年余，双下肢浮肿5个月，加重1周。

诊查：患者10余年前出现口干多饮，多尿，无明显胸闷气闭，无咳嗽咳痰，无腹痛腹泻，无发热畏寒，无头痛头晕，无恶心呕吐，当地医院诊为2型糖尿病，予口服降糖药物治疗（具体药物不详），后患者血糖逐渐升高，口服药物控制血糖不达标，改为胰岛素降糖治疗。目前给予诺和灵50R，早26U，晚13U，早晚餐前皮下注射控制血糖，血糖控制尚可。5个月前患者出现双下肢浮肿，在当地医院住院，查血肌酐92μmol/L，血尿素氮为6.87mmol/L，血尿酸为 509 μ mol /L；尿常规示尿蛋白（＋），24 小时尿蛋白定量为 1.56g/24h。诊断 2 型糖尿病（糖尿病肾病，糖尿病周围神经病变）；高血压病；脂肪肝。给予降糖、降压、护肾排毒，利尿消肿等对症支持治疗后好转出院。但出院后患者双下肢时有浮肿出现。1 周前患者再次出现双下肢浮肿加重，凹陷性浮肿，尿量减少，时有胸闷气急感，今日为求中医诊治特来我院门诊治疗。

刻下症见精神疲倦，口干多饮，双下肢浮肿，畏寒，间有胸闷气闭，腰膝酸冷，纳食少，眠可，大便稀溏，小便量少，舌淡胖、边有齿痕，苔薄白，脉沉细无力。辅助检查糖化血红蛋白（HbA1c）6.7%，随机血糖 8.07 mmol/L，血尿素氮（BUN）10.8 mmol/L，血肌酐（Cr）141 μ mol/L；尿蛋白（＋＋），尿糖（＋）；24 小时尿蛋白定量 5.36g/24h；肝功能无异常；总胆固醇（CHOL）9.26 mmol/L，甘油三酯（TRIG）3.52 mmol/L，高密度脂蛋白（HDL– C）1.48 mmol/L，低密度脂蛋白（LDL– C）4.8 mmol/L。

中医诊断：水肿（脾肾阳虚型）。

西医诊断：糖尿病肾病Ⅳ期。

治则治法：温肾健脾，行气化湿利水。

处方：真武汤合鸡鸣散加减。制附子10g（先煎），茯苓60g，白术30g，白芍30g，炙甘草6g，干姜5g，桂枝15g，槟榔15g，陈皮9g，木瓜15g，吴茱萸3g，紫苏叶12g，桔梗6g，益母草60g，泽兰30g，黄芪40g，水蛭4g。7剂，水煎，1 日 1 剂，早晚两次温服。

二诊：患者精神好转，小便量稍增，无头晕，晨起少许口干，进食后稍腹胀，无恶寒、腰膝酸冷，大便成形。上方加厚朴花9g，炙甘草加量至15g。7剂，水煎，1 日 1 剂，早晚两次温服。

三诊：双下肢水肿较前消退，胃纳好转，二便调。上方加减服药 1 个月，水肿消退。复查肾功能 BUN 4.71 mmol/L，Cr 58 μ mol/L；24 小时尿蛋白定量0.15g/24h。尿常规 Pro（ – ），尿糖（ – ）；血脂 CHOL 5.8 mmol/L，TRIG 2.67 mmol/L，HDL-C 1.01 mmol/L，LDL-C 2.15 mmol/L；肝功能无异常。

按语：糖尿病肾病目前尚无特效的治疗方法，一旦到了临床糖尿病性肾病期，各种干预治疗包括强化血糖、血压、利尿消肿、改善肾功能等只能延缓而不能逆转肾功能的损害。糖尿病肾病所致水肿中医学无相应病名，根据其发病病因、病机及临床表现可归于"消渴""水肿"等范畴。古人认为，消渴的发病多由阴津亏损为本、燥热偏胜为标所致，治疗上多以清热生津、养阴润燥为主，且多有上、中、下三消之分及肺燥、胃热、肾虚之别。水肿常分阳水、阴水，阳水多由风邪、湿热、疮毒等引起，发病较急多为实证。阴水多由饮食劳倦等引起，发病较缓，多为本虚标实之证，多采用发汗、利尿、泻下逐水为其治疗大法。

傅晓骏对糖尿病肾病进行分期分型辨证。对于本患者而言，病程较长，又有急性加重的病史，其肾元亏虚固然存在，也不能忽视其水湿内停、瘀血内阻的病机特点。消渴病久，肾阳衰微，脾失运化，水湿泛溢肌肤发为水肿；湿邪不得外达，故见小便不利。本案药用熟附子温肾壮阳，化气行水，兼暖脾土以助运水湿；重用淡渗利水之茯苓，合白术、芍药，祛湿以利小便。脾肾阳衰，阴寒内盛，易生姜为干姜，增强熟附子补火助阳、温阳散寒之功。肾为先天之本，傅晓骏用附子温补肾阳。《素问·生气通天论》云："阳气者若天与日，失其所则折寿而不彰，故天运当以日光明。"傅晓骏正是运用此理，肾阳一补，犹如日中天，水湿之气岂有不消散之理。脾为后天之本，主运化水湿，傅晓骏用黄芪、山药、白术大补脾胃。《素问·至真要大论》曰："诸湿肿满，皆属于脾。"健脾除湿是治疗水肿的正法，古人如此，傅晓骏亦然。母虚及子，脾为肺之母，肺为脾之子，肺主宣发，主通调水道，肺气虚则水道不利，傅晓骏再用少量桔梗宣发肺气以提壶揭盖。《景岳全书》云"凡治肿者，必先治水；治水者，必先治气"。故傅晓骏选用槟榔、陈皮行气以助水液运行；木瓜、吴茱萸化湿邪；紫苏叶宽中理气；桔梗宣肺利水，提壶揭盖。气能生津，津血同源。《金匮要略·水气病脉证并治》云"血不利则为水"，治水先治血。在治疗一些长期顽固性水肿时，应注重从血论治，以治血治水同时互见，才能取得较好的效果。故加泽兰、益母草活血化瘀、利水消肿，并加用水蛭以破血逐瘀消肿，血脉通则水有出路，肿自可消退。佐以黄芪益气利水，桂枝温阳通络。二诊中患者出现腹胀，故加用厚朴行气，并加大炙甘草剂量健脾益气。

《灵枢·五变》云："五脏皆柔弱者，善病消瘅。"糖尿病肾病发病涉及五脏六腑，与气血阴阳相关。《素问·阴阳应象大论》云"治病必求其本"。故傅晓峻认为，治疗上当以温肾补脾、益气滋阴温阳为主，疏调气机、利湿泄浊为辅。病虽相同，然临床证候表现却各有差异。临证中尚需根据脏腑具体虚实证候，辨证施药。药食同源，药物治疗固然重要，日常生活调护必不可少。糖尿病肾病以血糖控制不佳为基础，日常还需少食多餐、定时定量，适当运动，心情舒畅。

傅晓骏认为，对于糖尿病肾病应早预防，早诊断，早治疗，延缓糖尿病肾病进展，中医药在治疗糖尿病肾病方面有着独特的优势。我们如果能辨证施治，灵活处方，必能收到满意的效果。

案三

王某，女，79岁。初诊时间：2018年6月2日。

主诉：口干多饮10余年，乏力尿少1周。

诊查：患者有2型糖尿病10余年，规律使用胰岛素降糖，未监测血糖，曾于多家医院就诊，症状未见明显缓解，1周前出现乏力、腰酸，为求中医诊治故来就诊。

刻下症见：口渴多饮，胸闷，恶心呕吐，头晕，四肢乏力，腰酸，尿频尿急，小便少，大便干，下肢浮肿，舌红，苔白腻，脉细滑。血肌酐150μmol/L，血尿酸741.2μmol/L，尿常规提示尿蛋白（++++）。

中医诊断：消渴肾病（脾肾亏虚，浊毒内蕴）。

西医诊断：糖尿病肾病。

治则治法：健脾益肾，清热利湿泄浊。

处方：大柴胡汤合芪蛭合剂加减。柴胡30g，炒枳壳30g，炒黄芩15g，姜半夏12g，白芍30g，制大黄10g（后下），竹茹10g，苍术10g，黄柏10g，薏苡仁30g，牛膝20g，胆南星15g，水蛭6g，黄芪40g，高良姜10g，大枣5枚。7剂，1日1剂，煎取500mL，分早晚温服。

二诊：药后乏力明显好转，尿量增多，腹胀明显缓解。上方继服7剂。

三诊：药后腹胀缓解，腰酸。原方去胆南星、炒枳壳，加大黄芪用量为60g。间断治疗后症状缓解，肾功能稳定，下肢浮肿明显减轻。

按语：糖尿病肾病为糖尿病常见的微血管并发症之一，治疗困难，早期是治疗的黄金阶段，仍可逆转，一旦出现肾功能进行性下降，预后较差。中医对糖尿病肾病未有明确的记载，唐代王焘《外台秘要》中有"肾消病"病名与其关系密切，而"关格""水肿""尿浊""胀满""肾消"等中医病名中也有相关记载，南征教授提出"消渴肾病"之名。

傅晓骏认为，本病多为瘀毒损伤肾络所致，糖尿病肾病多病程长，伏邪日久，痰、瘀、湿、毒常常与之并行存在，相互作用，相互影响，最终形成血脉瘀阻，痰湿留滞，浊毒内停的病理变化。因此治疗应以泄浊化瘀为大法，并贯穿整个病程，同时降糖在糖尿病肾病的治疗上也至关重要。大柴胡汤中多为酸苦之药，苦酸制甜，故有良好的降糖效果，并入少阳和阳明经，可起抑木扶土之效，促进脾胃运化功能的恢复，再配合熟大黄通脏腑之功，使痰湿瘀毒从体内排泄而出，诸症自除。同时配合芪蛭合剂，水蛭能破血化瘀利水，黄芪益气利水功效较强。糖尿病肾病治疗过程中，傅晓骏始终强调生活调摄，严格控制血糖水平达标，少量多餐，并饮食清淡，注意休息，这也体现了中医治病整理观念的重要性。

案四

王某，男，62岁。初诊时间：2019年4月16日。

主诉：双下肢浮肿半月余。

诊查：患者有2型糖尿病病史15年余，半月前无明显诱因出现双下肢浮肿，且浮肿逐渐加重，遂于门诊就诊。

刻下症见：双下肢中度凹陷性水肿，全身乏力，双足麻木感，右足第一趾指关节处肿胀疼痛，皮肤微发红，皮温升高，夜间痛甚，口干，微苦，纳食可，大便稀，每晚夜尿4~5次，夜寐较差。舌红，苔薄白腻，脉沉细。尿蛋白（++），肌酐125μmol/L，尿素氮7.6 mmol/L，尿酸582μmol/L。

中医诊断：消渴病并痹证（气阴两虚，浊瘀痹阻证）。

西医诊断：2型糖尿病；糖尿病肾病；慢性肾功能衰竭；痛风性关节炎。

治则治法：益气养阴，祛瘀通络止痛。

处方：苦杏仁10g，薏苡仁30g，续断10g，沙苑子10g，茯苓30g，猪苓20g，滑石10g（包煎），酒黄精10g，熟地黄10g，冬桑叶10g，蜜枇杷叶10g，槲寄生30g，独活10g，当归10g，川芎30g，白芍10g。14剂，水煎，1日1剂，早晚分服。并予我院消炎止痛散调敷患处，1日1次，每次敷4小时。

二诊：双下肢轻度浮肿，足趾部疼痛较前减轻，仍诉双下肢乏力，易疲劳，口干、口苦较前减轻。纳食可，大便可，每晚夜尿2~3次，夜寐较差。舌淡红，苔白腻，脉沉细。查尿常规示尿蛋白（++）。

处方：苦杏仁10g，薏苡仁30g，甘草5g，山药30g，白茅根30g，麦冬10g，天冬10g，续断10g，熟地黄10g，蜜远志10g。15剂，水煎，1日1剂，早晚分服。

三诊：药后双下肢水肿基本消退，仅足踝部轻度水肿，双下肢乏力减轻，精神状态较前改善。诸症好转，原方加炒稻芽15g，山楂30g，培补脾胃，以固后天之本。

此后门诊随诊，病情稳定。

按语：消渴病的发生多由于先天禀赋不足，加之后天调摄不当、情志失常所致。消渴病久，可引起肺、脾、肾三脏功能异常，水液代谢失司，而发为水肿。张大宁教授认为，糖尿病肾病水肿，基本病机为脾肾亏虚，水湿瘀血互结，湿浊为疾病缠绵之根，水肿为其表现。

本案患者已进展至慢性肾功能不全，傅晓骏指出，其基本病机为脾肾亏虚，湿浊内蕴。且患者在此基础上合并痛风急性发作。痛风之为病多因嗜食膏粱厚味，滋生湿热，久之痰瘀热、痰瘀互结，从而导致本病的发生。本例患者消渴病久，肝肾两虚，加之处于慢性肾功能不全水平，浊瘀阻塞，肢体筋脉失养，发为痛风。患者消渴、痛风、水肿症状并见，病机复杂，气阴两虚，浊瘀阻塞，湿热痹阻，属虚实夹杂之证，治疗上当补虚泄实，培补肝肾，化瘀活血，清化湿浊毒邪。使用续断、槲寄生、独活，意在补益肝肾，强筋骨，通利关节；当归、川芎活血化瘀，行气止痛，配合白芍养血，敛阴柔肝止痛；茯苓、猪苓、滑石粉清热利水，排泄浊毒；桑叶轻宣上行，清肺润燥，枇杷叶清肺降逆，两药同归肺经，轻宣肺热，促进肺的通调水道之功，使水热之邪从上焦而出；苦杏仁味苦，性微温，可降利肺气，润燥通便，既可使肺气调和，又能促进湿浊毒邪从肠道排出；薏苡仁健脾利湿，以畅中焦气机，助水湿浊毒排泄；沙苑子、酒黄精、熟地黄同用，补益肝肾，益精填髓。配合中医外治法使用如意金黄散、跌打消炎散混合后外敷患处，清热解毒，消肿止痛。二诊水肿消退，疼痛明显缓解，标实之症已不再明显，以本虚为主，当治以培补肝肾，佐以清利浊毒之法，随症加减，患者反馈甚佳。

案五

孙某，女，50岁。初诊时间：2019年5月4日。

主诉：反复尿频不适两年，加重1个月。

诊查：患者两年前出现尿频、尿急、尿痛，伴腰酸痛，当地医院完善相关检查后诊为慢性膀胱炎，予西药抗生素运用效果差，病情反复发展。1个月前症状再次出现并加重。有糖尿病病史5年余。

刻下症见：尿频、夜间尤甚、夜尿5~6次，尿痛不著，乏力，小腹及腰部酸痛，口中黏腻，易烦躁，食寐可，大便两日一行，双下肢轻度浮肿，舌暗红，苔白厚腻，脉弦滑。查尿常规示尿蛋白（++），尿红细胞（++），尿糖（++）。肌酐114μmol/L，尿素氮6.7mmol/L，尿酸402μmol/L。

中医诊断：淋证（气阴两虚，湿热内阻证）。

西医诊断：泌尿道感染；2型糖尿病。

治则治法：益气养阴，清热利湿通淋。

处方：苦杏仁10g，薏苡仁40g，厚朴5g，法半夏9g，山药30g，白茅根30g，茯苓30g，猪苓20g，滑石粉10g（包煎），续断15g，楮实子12g。14剂，水煎，1日1剂，早晚分服。

二诊：药后小便次数减少，小腹及腰部酸痛改善，口黏腻稍改善，饮食可，寐可，大便干，双下肢无浮肿，舌淡红，苔白腻，脉弦滑。上方去茯苓、猪苓、滑石粉，加天冬10g，麦冬10g。14剂，水煎，1日1剂，早晚分服。

三诊：药后症状均明显改善，继服原方20剂，嘱患者调畅情志，注意锻炼，不适随诊。

按语： 慢性膀胱炎属中医学"淋证"范畴。《医宗必读·淋证》云："淋有虚实，不可不辨。"针对其病变特性，傅晓骏指出其特点为本虚标实，虚实夹杂，病邪常易起伏而致病情反复发作，缠绵难愈。本例患者基础疾病为糖尿病、糖尿病肾病，消渴病久，气阴两虚，肝肾不足，肺、脾、肾功能失常，水液潴留，浊毒内生，加之饮食不洁，或外感湿热毒邪，导致湿热内聚，膀胱气化不利，而发为本病。淋证反复不愈，湿热之邪久蕴下焦，更加耗伤肾之气阴，加重肾脏病，甚至导致肾阴阳两虚之证。本案中傅晓骏使用山药平补肺、脾、肾三脏，益气养阴，通补三焦；续断、楮实子补肝肾，强筋骨，针对腰腹酸疼之症固本培元。患者主要表现为尿频，实属本虚标实之证，采用"通因通用"之法，取猪苓汤中的茯苓、猪苓、滑石粉三药，利水清热祛湿；加用白茅根清膀胱之热，分利湿浊毒邪。薏苡仁、厚朴、法半夏三药均归脾、胃、肺经，其中薏苡仁用量加大，以达健脾利水渗湿之功，厚朴、法半夏燥湿消痰，下气除满，三药同用，化中焦痰湿之邪，使中焦气机调达，脾胃功能健运。最后加苦杏仁一味，降气润肠，从肠道排毒的同时兼顾上焦，防止上焦气机失调。全方三焦兼顾，共奏补益肝肾、清热利湿、通泄浊毒之功。二诊症状减轻，湿热之象不著，亦无水肿，遂减茯苓、猪苓、滑石粉，加天冬、麦冬补益肺肾，养阴生津。三诊见效守方，巩固疗效。

本例患者在糖尿病肾病基础上伴发其他疾病，病机根本为本虚标实，究其原因，以正虚无以御邪，而病久肾脏已伤，痰瘀浊毒内生，加之外邪侵袭，调摄失当，遂百病伴生。傅晓骏认为，其疾病万变而不离其宗，肾虚为本，浊毒为标，但针对此类疾病不可过于滋补，有碍脾胃运化，可适当配合轻清之品以助其功。治疗中应辨别主次，急治其标，缓图其本，从临床实际出发，或舍"病"从"证"，或舍"证"从"病"。同时消渴之为病，病久可及全身，绝不仅限于肾之一脏，治疗中在突出重点的同时不应拘泥于某一种治疗手段，应注意固护五脏，三焦并举，安未受邪之地。

案六

唐某，女，62岁。初诊时间：2017年12月8日。

主诉：腰酸伴双下肢水肿1个月。

诊查：患者于1个月前无明显诱因出现腰酸、双下肢凹陷性水肿，并觉畏寒、乏力，皮肤瘙痒，视力下降，纳差，时而胃痛、胃灼热、呃逆、口苦口干，眠差，尿频，大便溏薄，舌淡白，苔少，脉细。既往有糖尿病病史10年，糖尿病肾病半年余。门诊尿常规示尿蛋白（＋＋），隐血（＋）。肾功能示尿素氮13.8mmol/L，血肌酐123μmol/L，尿酸410μmol/L。

中医诊断：肾消病（气阴两虚）。

西医诊断：糖尿病肾病。

治则治法：益气养阴，解毒通络。

处方：经验方芪蛭合剂化裁。党参20g，黄芪30g，熟地黄10g，山药30g，山萸肉15g，茯苓30g，牡丹皮10g，泽泻10g，穿山龙10g，蝉蜕10g，熟大黄10g，荔枝核10g，黄连6g，木香10g，乌贼骨10g，远志15g，酸枣仁25g，水蛭4g。14剂，水煎，1日1剂，分两次温服。服药期间低盐优质蛋白饮食，忌食生冷、海鲜、动物内脏、辛辣食物等，控制血糖稳定。

二诊：药后腰酸、胃痛、反酸、胃灼热、症状好转，睡眠较轻好转，食欲稍好转，偶有咳嗽、咳少量白痰，双下肢轻度水肿。尿常规示尿蛋白（＋），隐血（－）。肾功能示尿素氮7.2mmol/L，肌酐98μmol/L，尿酸375μmol/L。病情明显缓解，上方去黄连、木香，加前胡10g，瓜蒌10g。7剂，服法同前。

三诊：药后诉腰痛、双下肢水肿较前明显好转，食欲日增，睡眠尚可，咳嗽好转，效不更方，去前胡、瓜蒌，守方加减14剂，煎服法同前，诸症相继消失，随访半年未发。

按语：患者畏寒、乏力，腰酸软，为肝肾气阴两虚之证；肝肾气阴亏虚，脾胃失养，可见纳差，时有胃痛、胃灼热、呃逆、口苦口干，大便溏薄，舌质淡白，苔少，脉细；肾主水，肾虚不能运化水液，故双下肢凹陷性水肿。方中黄芪、党参补益肾气，与六味地黄丸同用，共奏益气养阴之功；辅黄连、木香清热燥湿止泻；穿山龙、蝉蜕、水蛭、熟大黄祛瘀通络；荔枝核温中、理气；远志、酸枣仁养心补肝、宁心安神。诸药合用，共奏益气养阴、解毒通络之功。

案七

杨某，男，60岁。初诊时间：2017年11月29日。

主诉：口干多饮20年，下肢浮肿2个月。

诊查：患者20年前出现口干，多饮，当地测血糖升高，诊为2型糖尿病，予药物治疗控制血糖，未予规律随诊治疗。两个月前出现口干，双下肢水肿，手脚畏寒，小便有泡沫，头晕、神疲乏力，舌红，苔薄白，脉弦。辅助检查结果，血糖9.71mmol/L，肌酐115μmol/L；糖化血红蛋白8.4%；尿微量白蛋白906.9 mg/L，24小时尿蛋白定量为1178.97 mg/24h。现口服格列喹酮1次30mg，1天3次，皮下注射甘精胰岛素，注射8IU/晚降糖治疗。患者高血压既往史10余年，现口服厄贝沙坦氢氯噻嗪片1次150mg，1天2次；贝那普利片1次10mg，1天1次降压。

中医诊断：水肿（肝肾阴虚）。

西医诊断：糖尿病肾病。

治则治法：滋补肝肾，养阴清热。

处方：归芍地黄丸化裁。当归15g，白芍15g，生地黄30g，熟地黄30g，怀山药30g，山茱萸30g，茯苓30g，泽泻15g，牡丹皮6g，生黄芪30g，桑螵蛸9g，芡实10g，玉米须30g，五味子9g，益智仁9g，炒鸡内金20g，杜仲15g，桑寄生15g，制鳖甲15g（先煎）。14剂，水煎服，1日1剂，早晚分服。

2018年1月17日二诊：药后下肢轻度水肿，口干缓解，四肢发凉，小便有泡沫，略有乏力，舌淡红，苔薄黄，脉弦缓。尿常规示尿蛋白（++）。上方加炙黄芪15g，水蛭5g，以增强补气健脾、活血化瘀之功。14剂，煎服法同前。

3月7日三诊：下肢轻度凹陷性水肿，口干、乏力缓解，四肢畏寒，小便有泡沫，舌淡红，苔薄白，脉弦。处方继以归芍地黄丸加减，在上方基础上减去桑螵蛸、芡实、五味子、益智仁、鸡内金，加用肉桂2g，白茅根30g，淫羊藿30g，芦根30g，丹参30g，14剂，煎服法同前。

随诊至2018年5月30日，患者症状缓解，小便泡沫减少，无口干，舌淡红，苔薄白，脉弦细。

按语： 该患者消渴病史20年，阴虚燥热日久，表现为肝肾阴虚症状，故予归芍地黄丸以滋补肝肾、养阴清热。二诊水肿症状缓解，加用炙黄芪补气利水，同时降低尿蛋白；加用水蛭活血化瘀，以延缓患者糖尿病肾病病变的发展。三诊时水肿、口干、乏力缓解，四肢发凉，肾阳不足不能温煦四肢，遂加用肉桂补命门之火、淫羊藿以补肾壮阳；又因糖尿病患者易并发尿路感染，故加用白茅根以清热利尿；同时加用芦根以清热生津，丹参以活血化瘀养血。患者服药后诸症缓解，继以滋补肝肾、养阴清热之法巩固治疗。

过敏性紫癜肾炎

过敏性紫癜肾炎是一种因过敏因素导致的肾脏损害，是最常见的继发性肾小球肾炎。临床特点除皮肤紫癜、关节肿痛、腹痛、便血外，还有不同程度的蛋白尿、血尿和浮肿。本病属中医学"血证"范畴。

傅晓骏认为，本病表现以阳证、热证、实证为主，若迁延日久，反复发作，脏腑气血受损，瘀阻脉络，也可表现为虚证或虚实夹杂证。结合临证实践，归纳为以下几个方面。

1.感受风热疫毒之邪是基本病因

风热疫毒之邪外发肌肤筋络则为紫癜、浮肿、关节疼痛，内伤脏腑发为腹痛、血压升高；损害下焦而致尿血、便血。

2.气血不调、血脉瘀滞是主要病机

风热疫毒侵犯机体，深入内脏，损害下焦脏器，导致气血不调，气化不利，血液凝聚，血脉瘀滞，故见血尿；气血不调，精微下泄，故见蛋白尿，气血不调，津液输布异常，故见浮肿。

3.活血祛风、化瘀通络是治疗原则

"治风先治血，血行风自灭"。祛瘀生新则活血，血流畅通则风灭，急性期治疗以赤丹参、银花藤、络石藤、海风藤、鸡血藤等配合养阴清热、凉血益气之品，多能取得良效。

中西医结合治疗过敏性紫癜肾炎

过敏性紫癜肾炎为过敏性紫癜累及肾脏的一种免疫性病变，多发生于儿童及青少年。其临床表现类似于中医的血证范畴。近年来，我们用中西医结合方法治疗本病21例，取得了较为满意的效果。

一、临床资料

21例患者中男13例，女8例；年龄8~46岁。上呼吸道感染史15例，用药史2例，不明原因4例。病程最短5天，最长60天。

诊断依据：依据临床表现和实验室检查。21例均有皮肤紫癜为首发症状，有的伴有腹痛、血尿、面部浮肿、关节痛、高血压、便血等。尿常规均发现血尿和蛋白尿。血液检查：血红蛋白、血小板、出血凝血时间、血沉、抗链O大多正常，血清总蛋白降低者16例。

临床分型：急性紫癜肾炎综合征14例，慢性紫癜肾炎综合征4例，紫癜肾病综合征3例。

二、治疗方法

治疗采用中药为主结合少量西药。急性期采用活血化瘀、凉血通利中药。药物组成：生地黄10~15g，白茅根、鹿衔草各10~30g，黄柏、丹参、牡丹皮各5~10g，大黄、生甘草各3~6g。

加减：血尿显著者，加三七、旱莲草；腹痛者，加延胡索、白芍；关节痛者，加伸筋草；咽痛者，加玄参、山豆根、蝉衣；气虚明显者，加黄芪、太子参；阴虚显著者，加女贞子、旱莲草；热象明显者，加金银花、白花蛇舌草。水煎，每日1剂。另加服维生素C和复方路丁（小儿每日每千克体重2~4mg）。

三、治疗结果

1.疗效标准

临床治愈：症状消失，肾功能正常，尿常规正常。好转：症状消失，血尿、蛋白尿减轻。无效：症状减轻，尿常规无好转。

2.治疗结果

经1~2个月的治疗，急性紫癜肾炎综合征临床治愈9例，好转4例，无效1例；慢性紫癜肾炎综合征临床治愈1例，好转1例，无效2例；紫癜肾病综合征好转1例，无效2例。结果显示，采用中药活血通利法为主治疗，以急性紫癜肾炎综合征的疗效为好，其他两型取效欠佳。

四、体会

过敏性紫癜肾炎的病理变化，主要为弥漫性或局灶性肾小球毛细血管病变，其特点为肾小球内IgA为主呈弥漫性沉积，继而发生凝血和纤溶系统障碍，出现小血管内血栓形成及纤维蛋白沉淀，导致肾小球损害。早期急性病例的临床表现酷似急性肾小球肾炎患者，可测定血C_3以资鉴别，本组C_3正常者18例，可排除急性肾小球肾炎。本病属中医"血证"范畴。风热疫毒侵犯机体，深入内脏，损害下焦脏器，导致气血不调，气化不利，血液凝聚，血脉瘀滞。故治疗拟活血化瘀为主，以畅通血流，祛瘀生新。基本方中丹参活血化瘀，现代药理证实其能扩张微血管，改善微循环；牡丹皮理气活血凉血；黄柏清理下焦浊邪；大黄解毒祛瘀通利；生地黄养阴清热凉血；白茅根清化凉血止血；鹿衔草祛风活血，补虚益肾；甘草调和诸药，全方共奏活血化瘀、凉血通利之功。

丹参四藤饮治疗过敏性紫癜肾炎

我们采用丹参四藤饮为主方治疗过敏性紫癜肾炎31例，取得了较为满意的效果。

一、临床资料

31例患者中男19例，女12例；年龄8~47岁。上呼吸道感染史21例，药敏史3例，不明原因7例。病程最短5天，最长61天。均有皮肤紫癜首发症状，有的伴有腹痛、血尿、面部浮肿、关节痛、高血压、便血等。实验室检查均有血尿和蛋白尿，血红蛋白、血小板、出血凝血时间、抗链O大多正常。血清总蛋白降低者26例。急性紫癜性肾炎综合征22例，慢性紫癜性肾炎综合征5例，紫癜性肾病综合征4例。

二、治疗方法

急性期采用丹参四藤饮：赤丹参、银花藤、络石藤、海风藤、鸡血藤各15g。阴虚明显者加生地黄、女贞子、旱莲草、黄柏；血尿明显者加牡丹皮、白茅根、旱莲草、茜草；腹痛者加延胡索、白芍；关节痛者加伸筋草；咽痛者加玄参、蝉衣、山豆根；气虚明显者加黄芪、太子参，水煎服，1天1剂。另加服维生素C和复方路丁片。缓解后连服潘生丁两个月，成人每日3次，每次50mg；小儿每日2~4mg/kg。

疗效标准：临床治愈：症状消失，肾功能正常，尿常规正常；好转：症状消失，血尿、蛋白尿减轻；无效：症状减轻，尿常规无好转。

三、治疗结果

本组31例，临床治愈19例，好转8例，无效4例，总有效率87%。其中急性紫癜性肾炎临床治愈17例，好转4例，无效1例，总有效率90%。慢性紫癜性肾炎临床治愈2例，好转2例，无效1例，总有效率80%。紫癜肾病好转2例，无效2例，总有效率50%。

四、典型病例

汤某，男，32岁。初诊时间：1996年10月。

3天前感冒，咽喉疼痛，继之出现全身皮肤紫癜，以下肢、大腿内侧为甚，面睑微浮肿，舌红，苔薄，脉浮数。实验室检查，尿常规：蛋白（+），红细胞（+++）；血常规及血沉，肝肾功能，血C_3检查正常，红细胞形态异常＞70%。诊断急性紫癜性肾炎综合征。

处方：丹参四藤饮，加旱莲草、女贞子、白茅根各15g，牡丹皮、白芍、玄参、蝉衣各10g。水煎服，1天1剂，1日3次。另服复方路丁片3片，每日3次。10天后皮肤紫癜减少，面睑浮肿、尿蛋白消失，红细胞（+）。继服上方1月余，症状消失，尿常规检查基本正常。续用潘生丁1次50mg，1天3次，连服两个月。随访半年未见复发。

五、讨论

过敏性紫癜肾炎为弥漫性或局灶性肾小球毛细血管病变，特点为肾小球内IgA为主，呈弥漫性沉积，继而发生凝血和纤维系统障碍，出现小血管内血栓形成及纤维蛋白沉淀，导致肾小球损害。早期急性病例的临床表现近似急性肾小球肾炎，可测定血C_3，以示区别。本组C_3正常者28例，可基本排除急性肾小球肾炎。

本病属中医学"血证"范畴。风邪疫毒之邪侵袭机体，伤及血络致气血不调。风热疫毒之邪外发肌肤筋络则见紫癜、浮肿、关节疼痛；内伤脏腑则腹痛、血压升高；损害下焦则尿血、便血。故治疗以活血祛风、化瘀通络为主，药用丹参四藤饮加减畅通血流，祛瘀生新。基本方中赤丹参活血化瘀，现代研究证实其有扩张微血管、改善微循环作用；金银花藤清热解毒凉血；络石藤、鸡血藤、海风藤祛风通络清热，加减配合养阴、清热、凉血、益气之品，全方共奏活血化瘀、凉血通络、清热和络之功。结果显示，丹参四藤饮合复方路丁、潘生丁疗效优于单纯性西药常规治疗。

典型医案

案一

童某，男，6岁。初诊时间：2016年2月8日。

主诉：双下肢紫癜半月。

诊查：患儿半月前感冒后下出现双下肢紫癜，至浙江某医院就诊，考虑为过敏性紫癜肾炎，予甲强龙治疗，双下肢紫癜仍反复发作，睡觉时关节疼痛，大便1日两次。血压正常。尿常规蛋白（－），隐血（＋＋），红细胞51.9/UL。平时易感冒，面色少华，倦怠，口干，汗出不明显，不欲饮食，扁桃体稍肿大，心、肺听诊无异常，腹部无压痛，舌红，苔薄，脉细。

中医诊断：血证（气阴两虚）。

西医诊断：过敏性紫癜肾炎。

治则治法：凉血化瘀，祛风止痛。

处方：黄芪12g，石韦6g，青风藤6g，炒白术9g，白茅根12g，蒲黄炭6g（包煎），防风3g，小蓟炭6g，络石藤9g，炒鸡内金5g，羌活3g，积雪草6g，甘草3g，海风藤6g，薏苡仁10g，蚕沙3g（包煎）。14剂，1日1剂，水煎服。继续激素治疗。

二诊：下肢紫癜较前稍有好转，没有新发皮疹，仍有双膝关节疼痛，两天前不慎受凉后流涕，咽痒，舌红，苔薄，脉细。此乃外感风寒，血脉瘀滞，治拟疏散风寒，凉血通利。

处方：荆芥3g，蝉蜕5g，赤芍7g，忍冬藤10g，海风藤10g，小蓟炭5g，甘草6g，炒鸡内金5g，白鲜皮6g，防风3g，蚕沙5g（包煎），牡丹皮5g，青风藤10g，络石藤10g，大蓟5g，白茅根15g，炒蒺藜6g。10剂，1日1剂，水煎服。

三诊：药后诸症明显好转，流涕、咽痒较前好转，皮疹较前减退，无关节痛，尿中仍有隐血，仍不欲饮食，舌淡，苔薄白，脉细。证属脾胃气虚湿盛。治拟健脾化湿，方以参苓白术散加减。

处方：炒党参7g，炒白术9g，陈皮9g，甘草6g，薏苡仁10g，蝉蜕3g，白茅根15g，炒稻芽9g，茯苓10g，炒扁豆3g，炒山药3g，炒山药10g，砂仁3g（后下），桔梗1.5g，蚕沙3g（包煎），仙鹤草10g，黄芪15g。10剂，1日1剂，水煎服。

按语： 过敏性紫癜中医学又称"葡萄疫""肌衄""紫斑"等，属"血证"范畴。瘀血既是过敏性紫癜的病理产物，又是过敏性紫癜反复发作的主要病因。瘀血留滞则血行不畅，血不归经，变为离经之血，从而加重出血。该病初期多属风热伤络，继则热毒迫血妄行，多为实热证。该患儿平素易感外邪，正气亏虚，为本虚。初次发作时为外感后双下肢紫癜，发病早期风热伤络，热毒内盛，迫血妄行，血液溢于脉外，后期因服用激素使本虚加重，导致阴虚火旺，出血加重。初诊患儿舌红，扁桃体稍肿大，关节痛明显，在本虚的基础上热毒溢于脉外，留而为瘀，瘀血又可致血行不畅，血不归经，变为离经之血，加重出血。治疗以清热凉血为法。方中黄芪、防风固护正气；白茅根、蒲黄炭、小蓟炭、积雪草凉血止血通利；青风藤、络石藤、海风藤活血祛风止痛；炒鸡内金、薏苡仁护胃化湿。二诊时患儿再次外感邪气，咽痒流涕，故加用荆芥、蝉蜕等品祛风散寒止痒。三诊时诸症消退，以食欲下降明显，舌苔白稍厚，为胃气亏虚，湿浊内阻，治以参苓白术散加减。此案患儿经西药治疗效果欠佳，幸联合中药辨证治疗，效果明显，正气日渐恢复。

案二

王某，女，26岁。初诊时间：2012年10月11日。

主诉：反复双下肢皮疹1个月，加重3天。

诊查：1个月前劳累后出现双下肢皮肤紫癜，曾至当地西医院就诊，予激素治疗后缓解。3天前劳累后再次出现双下肢紫癜、色鲜红、不高出皮肤、压之不褪色，脐周隐痛，无发热畏寒，小便色深黄色，大便尚调，舌红，苔薄，脉细数。尿常规蛋白（++），红细胞（+++），红细胞形态异常＞70%。血白细胞11.05×10^9/L，中性粒细胞比例78%；血沉、肝肾功能、抗链"O"及血补体C_3正常。

中医诊断：血证（血热妄行）。

西医诊断：过敏性紫癜肾炎。

治则治法：清营凉血通利，活血化瘀。

处方：水牛角10g（先煎），生地黄15g，络石藤15g，海风藤15g，鸡血藤15g，旱莲草15g，银花藤15g，白茅根15g，牡丹皮10g，白芍10g，小蓟10g，茜草10g，车前草30g，防风6g。10剂，水煎服，1天1剂，每日3次。联合激素治疗。

二诊：药后皮肤紫癜减少，尿蛋白消失，红细胞（++），诉仍脐周隐痛，无发热寒战，舌红，苔薄，脉细。证属湿热内生，治拟活血化瘀，化湿通利。

处方：生地黄15g，络石藤15g，海风藤15g，鸡血藤15g，旱莲草15g，银花藤15g，白茅根15g，牡丹皮10g，白芍10g，小蓟10g，茜草10g，车前草30g，防风6g，生薏苡仁30g，炒白术15g，炒黄芩10g。10剂，水煎，1天1剂，每日3次。

三诊：服上方后诸症基本消失，皮肤紫癜消退，脐周隐痛消失，尿蛋白消失，红细胞（+），舌红，苔薄，脉细。停用激素，继服上方1月余，症状消失，尿常规检查基本正常，续用复方芦丁片两片，1天3次，连服3个月。随访半年，未见复发。

按语：患者先天不足，后天失养，劳累后感受风热疫毒，内迫营血，血溢脉外，外发肌肤则见紫癜；深入内脏，脏腑气机失调，则见腹痛；血溢于下，精微不固，则见血尿、蛋白尿。治以清营凉血通利、活血化瘀为主，以畅通血流，祛瘀生新。予犀角地黄汤合丹参四藤饮加减。方中水牛角凉营解毒；生地黄滋阴凉血；白茅根、牡丹皮凉血通利；茜草、小蓟凉血止血；络石藤、鸡血藤、海风藤、防风祛风通络；银花藤以清热。药后热毒渐祛，然正气未复，湿热内生，胃气不和，故去水牛角凉营之品，予炒白术、炒黄芩清热化湿和胃，生薏苡仁健脾化湿和胃。

案三

徐某，女，12岁。初诊时间：2013年3月18日。

主诉：反复四肢皮疹伴尿检异常1个月。

诊查：患儿1个月前不慎受凉后出现四肢紫癜，至当地医院就诊，查尿常规提示蛋白尿、血尿，考虑过敏性紫癜肾炎，予药物治疗（具体不详），效果欠佳，仍反复发作，时有咽喉疼痛，大便1日1次。血压正常。尿常规示蛋白（+），隐血（++），红细胞104.8/UL，患儿平时易感冒，有扁桃体化脓病史，面色少华，倦怠，口干，无发热畏寒，食欲、睡眠可，扁桃体2°肿大，心、肺听诊无异常，腹部无压痛，舌红，苔薄，脉细。

中医诊断：血证（气阴两虚）。

西医诊断：过敏性紫癜肾炎。

治则治法：清热祛风，凉血止血。

处方：浮萍5g，蚕沙6g，蝉蜕5g，炒黄芩8g，薏苡根15g，忍冬藤12g，杏仁5g，匍伏堇8g，白茅根15g，甘草3g，牛蒡子5g，青风藤12g，赤芍8g，黄芪15g，炒白术6g，茜草5g，玄参6g。7剂，水煎，1天1剂，1日3次。

二诊：咽喉痛好转，咽痒不适，下肢紫癜较前稍有好转，没有新发皮疹，食欲较前下降，口干，无口苦，舌红，苔薄，脉细。

处方：浮萍5g，蝉蜕5g，炒黄芩8g，薏苡根15g，忍冬藤12g，杏仁5g，匍伏堇8g，白茅根15g，甘草3g，牛蒡子5g，青风藤12g，赤芍8g，茜草5g，玄参6g，紫苏叶5g，陈皮8g，木芙蓉叶8g，荠菜花10g。7剂，水煎，1天1剂，1日3次。

三诊：咽喉痛及咽痒好转，下肢紫癜基本消退，食欲仍欠佳，排尿时时有尿热感，复查尿常规：蛋白（+），隐血（+），红细胞54.2/UL。

处方：淡竹叶6g，黄芪20g，炒白术6g，赤芍6g，薏苡根15g，蚕沙10g，牡丹皮6g，鬼箭羽12g，石韦15g，连须5g，防风4g，炒苍术5g，炒黄芩10g，白茅根30g，甘草5g，青风藤20g，薏苡仁15g。7剂，水煎服，1天1剂，1日3次。医嘱予扁桃体切除。

按语： 患者平素正气亏虚，风热疫毒侵犯机体，则扁桃体肿大；邪热迫血妄行、外发肌肤则见紫癜；邪热深入内脏，损害下焦脏器，导致气血不调，气化不利，血液凝聚，血脉瘀滞，精微物质下泄故见血尿、蛋白尿。故治疗拟清热祛风、凉血止血为主。方中黄芪、炒白术固护正气；炒黄芩、浮萍、牛蒡子疏风清热；荠菜花、茜草、蝉蜕凉血止血；青风藤、忍冬藤活血祛风；白茅根、匍伏堇凉血清利小便。二诊时患者咽痒不适，食欲下降，去黄芪、炒白术，加陈皮、紫苏叶化湿行气和胃。患者扁桃体肿大，反复发作容易加重病邪，邪不祛则正不复，故医嘱扁桃体切除，后患者紫癜未再发作，尿常规检查未见蛋白尿及血尿。

案四

徐某，女，16岁。初诊时间：2017年12月26日。

主诉：双下肢皮疹8年，尿常规异常6年，咳嗽咽痛3天。

诊查：患者8年前无明显诱因下出现双下肢出现散在斑片状紫色皮疹，无腹痛腹泻，无关节疼痛，无腰痛，无尿常规异常。至市中心医院及中医院就诊，予抗过敏等对症支持治疗后皮疹消失。患者于2010年底双下肢再次出现散在斑片状皮疹，至我院口服中草药治疗后皮疹消退。于2011年1月出现发热、咽痛，双下肢斑片状皮疹较前增多，至市中心医院住院诊治，查尿常规示隐血（+++），诊为紫癜性肾炎，予头孢曲松针、泼尼松片3片、氯雷他定片等对症支持治疗后好转出院。于2012年1月至省儿童医院住院治疗，查尿常规示隐血（+++），肾穿刺病理诊断符合紫癜性肾炎，予泼尼松4片、骁悉胶囊、氯雷他定片等对症支持治疗后皮疹消退。2012年2月出现双下肢皮疹再发，伴有腹痛腹泻，再次入住市中心医院，诊断为紫癜性肾炎、消化道出血、浅表性胃炎，予抗感染、抗过敏、止血、改善循环等对症支持治疗后好转出院。患者3天前出现咳嗽，咳痰，痰白色，伴咽喉疼痛，今晨发热，测体温38.7℃，无关节痛，无下肢浮肿，今来门诊。刻下精神不振，胃纳欠佳，夜寐不安，小便如上述，大便尚调，体重无明显变化。舌红，苔薄，脉滑细。既往有青霉素过敏史。

中医诊断：发斑（外感风热）。

西医诊断：过敏性紫癜；紫癜性肾炎；急性上呼吸道感染。

治则治法：疏风清热，宣肺止咳。

处方：玄参10g，荆芥10g，防风10g，牛蒡子15g，蜜炙麻黄5g，桂枝6g，石膏30g，杏仁10g，连翘15g，知母15g，生白芍15g，甘草5g，陈皮15g。3剂，水煎，早晚分服。

二诊：12月27日体温38.20℃，12月29日体温37.50℃，仍咽痛，咳嗽，咳痰、色偏黄，精神不振，胃纳欠佳，夜寐不安，舌红，苔薄黄，脉滑细。

处方：黄芩10g，玄参10g，荆芥10g，防风10g，牛蒡子15g，蜜炙麻黄6g，桂枝6g，石膏30g，杏仁10g，连翘15g，知母15g，生白芍15g，甘草5g，陈皮12g，浙贝母8g。3剂，水煎，早晚分服。

三诊：今日体温36.90℃，咳嗽咳痰较前明显减少，稍有咽痛，口干，胃纳欠佳，夜寐可，舌红，苔薄，脉滑细。查尿常规示蛋白（-），白细胞（-），隐血（++），红细胞34/HP。

处方：黄芪30g，炒白术15g，陈皮6g，赤芍15g，生白芍15g，薏苡根15g，连翘15g，防风6g，杏仁10g，玄参8g，桔梗3g，芦根30g，白茅根30g。7剂，水煎，早晚分服。

复诊无咽痛、无咳嗽咳痰等不适，胃纳好转。

按语： 患者素以皮肤瘀斑为主要症状，属中医学"发斑"范畴。患者感受风热之邪，邪袭肺卫，肺气宣降失常，则咳嗽咳痰；风邪上扰咽喉则咽痛；风热由表入里，邪热炽盛，则见发热；迫血妄行，血溢脉外，则尿血、便血、皮肤瘀斑；舌红、苔薄、脉滑细为外感风热之征象。患者因为久病体虚，感受外邪，病性为虚实夹杂。一诊方用麻杏石甘汤加减，辛凉宣泄，清肺化痰。方中玄参、牛蒡子、连翘清热利咽止痛；知母、生白芍、甘草滋阴清热；荆芥、桂枝加强祛风除邪退热之功；因上述诸药均苦寒、辛散，有伤胃之嫌，故加陈皮健脾护胃兼化痰。二诊发热已退，但仍咽痛，咳嗽，咳痰、色偏黄，精神不振，胃纳欠佳，夜寐不安，舌红，苔薄黄，脉滑细。予原方巩固疗效，加浙贝母清热化痰止咳。三诊体温36.9℃，咳嗽咳痰较前明显减少，稍咽痛，口干，胃纳欠佳，夜寐可，舌红，苔薄，脉滑细。复查尿常规示蛋白（-），白细胞（-），隐血（++），红细胞34/HP。患者本为阴虚体质，高热后气阴更伤，故邪热祛除后用玉屏风益气防病；用赤芍、生白芍、芦根滋阴清热；连翘、防风、杏仁、玄参、桔梗祛风清热利咽；用薏苡根、白茅根清热利湿，止血尿。

泌尿系结石

泌尿系结石常以腰部绞痛、尿血、排尿困难为特征，属中医学"石淋""砂淋""血淋"范畴。《中藏经·论淋沥小便不利》中有"砂淋者，腹脐中隐痛，小便难，其痛不可忍，须臾从小便中下如砂石之类，有大者如皂子，或赤或白，色泽不定"的记载。目前，泌尿系结石多采用体外碎石治疗，中医在治疗本病方面具有一定优势，在急性疼痛期和后期采用中医治疗，安全有效。

1.膀胱湿热，日积生石

"石淋"病因病机多为湿热蕴结膀胱，膀胱气化不利，日久损伤肾阴或肾阳，肾虚则气化不利，水液代谢异常致杂质日积则生石。

2.消炎解痉，止痛利尿

傅晓骏根据临床多年经验，自拟复方排石汤治疗本病。本方有消炎解痉、止痛利尿之功。方中金钱草、海金砂、车前子抗炎利尿，导滞消石，排石；石韦、冬葵子、王不留行清热利尿，化石通淋；金钱草、鸡内金化坚，消石，导滞；配以青皮、陈皮顾护脾胃，共同达到止痛排石之效。

复方排石汤治疗泌尿系结石的疗效观察

泌尿系结石为临床常见病，傅晓骏教授采用复方排石汤为主治疗本病77例，取得较好疗效。

一、临床资料

1.一般资料

77例患者中，男56例，女21例；年龄18~72岁，以青壮年为主；病程最短4小时，最常7年，平均10.8个月；农民57例，占74.03%，其他20例，说明农村发病率高于其他地区。

2.临床表现与诊断

45例经B超检查、30例经X线腹部平片检查、2例静脉造影检查而确诊。

3.主要表现

明显腰痛10例（12.99%），腰痛伴腹痛22例（28.57%），单纯腹痛40例（51.95%），其中伴有肉眼血尿12例（15.71%），无痛血尿5例（6.49%）。

4.实验室检查

尿常规检查均有红细胞（++~++++）及少量白细胞（±~+），未见管型。肾功能检查72例正常（93.51%），血尿素氮>7.10mmol/L者5例，血肌酐>132.6μmol/L者3例。

5.结石类别

肾结石12例，占15.58%（其中单侧肾结石10例，双侧肾结石2例）；输尿管结石47例，占61.04%（上段输尿管结石21例，占44.68%；下段输尿管结石26例，占55.32%）；肾结石伴输尿管结石18例，占（31.17%）；结石伴同侧肾盂积水11例（14.29%）。结石大小多在0.3~0.8cm³，1cm³以上6例。

二、治疗方法

采用中药"复方排石汤"治疗。

处方：金钱草、海金砂、冬葵子、王不留行各30g，车前子、柴胡、川芎、牛膝、青皮、陈皮各15g，鸡内金、郁金各20g。血尿加茜草、牡丹皮、白茅根，疼痛加炙乳香、没药、延胡索。每日1剂，煎两次（共1000mL左右），分两次服，15天为1个疗程。同时加服莨菪浸膏片50mL，每日3次，并嘱患者每日饮水3000mL左右，每日维持尿量1500~2000mL，治疗期间正常工作及劳动，并进行适当的体育活动，少数患者视病情酌加抗菌药。

三、疗效判定标准

显效：自觉症状消失，X线腹部平片、B超等检查阴性，血尿阴性。好转：症状明显缓解，部分结石排出，或经检查结石变小或下降。无效：治疗前后症状及结石情况无改变。

四、治疗结果

本组77例，显效40例，占51.95%（其中输尿管结石31例，肾结石5例，肾结石伴输尿管结石4例），好转20例，占25.97%（其中输尿管结石10例，肾结石5例，肾结石伴输尿管结石5例），无效17例，占22.08%（其中输尿管结石6例，肾结石3例，肾结石伴输尿管结石9例），总有效率为77.92%。

三类患者中输尿管结石显效率为65.96%，有效率为87.24%；肾结石显效率为42.67%，有效率为83.33%；肾结石伴输尿管结石显效率为22.22%，有效率50%。其中输尿管结石、肾结石的显效率、有效率相似（$P>0.05$），而输尿管结石与肾结石伴输尿管结石在显效率上有显著差异（$P<0.01$），说明肾结石伴输尿管结石疗效相对较低。

五、讨论

泌尿系结石乃膀胱湿热所致。湿热蕴结膀胱，膀胱气化不利，日积月累，渐成结石，拟以清热化石，利水通淋，解痉排石。采用"复方排石汤"治疗，可消炎解痉，止痛利尿。方中金钱草、海金砂、车前子为治疗尿路结石的传统要药，具有抗炎、利尿、导滞、消石、排石等作用；石韦、冬葵子、王不留行具有清热利尿、化石通淋之效；青皮、陈皮、金钱草可以调节尿液酸碱度，有利于碱性结石或酸性结石的溶解；鸡内金则具有化坚、消石、导滞的作用。它们能充分发挥中药的冲、松、攻作用，并能使机体机能得以改善，又能增强机体的脾胃功能。中药汤剂治疗同时又伍用了莨菪浸膏片。现代药理学表明，莨菪类药物含有有效生物碱，能直接阻断M胆碱能受体，间接阻断α肾上腺能受体，通过对cAMP/cGMP比值的调节，对平滑肌能产生双相影响，明显缓解泌尿系结石患者的肾绞痛，解除输尿管平滑肌痉挛，使之调节形成有节律的收缩。加上溶石、化坚、利尿作用，共奏止痛排石之功。本组17例无效，原因可能与结石过大、结石形态不规则、结石部位较高、病程相对较长、结石与局部组织粘连、多发性（尤其合并肾与输尿管结石）、尿路畸形、尿路狭窄、尿路感染、肾功能低下等有关。

典型医案

案一

谢某，女，65岁。初诊时间：2015年8月10日。

诊查：患者4年前在当地医院就诊，查出肾结石，间断服中药治疗，平时饮食不节，两个月前查肾结石较前增大，时有腰酸不适，故来就诊。刻下症见腰酸胀不适，胃纳欠佳，时而头晕，小便清长，大便尚调，夜寐尚安。舌暗，苔薄、边有齿痕，脉细。

中医诊断：石淋（脾胃亏虚，湿热蕴结）。

西医诊断：泌尿系结石。

治法：健脾化湿，利水通淋。

处方："复方排石汤"加减。广金钱草30g，郁金15g，青皮10g，牛膝15g，花椒9g，车前草30g，土鳖虫12g，淫羊藿15g，当归12g，海金沙15g（包煎），陈皮15g，炒王不留行15g，石韦15g，苘麻子15g，炒白术15g，桑寄生30g，鸡内金9g，乳香9g。7剂，水煎，1日1剂，早晚两次温服。

二诊：药后腰酸痛好转，食欲不佳较前好转，但仍有疲乏不适。舌暗，苔薄、边有齿痕，脉细。继续"复方排石汤"加减。

处方：广金钱草30g，郁金15g，青皮10g，牛膝15g，花椒9g，车前草30g，土鳖虫12g，淫羊藿15g，当归12g，海金沙15g（包煎），陈皮15g，炒王不留行15g，石韦15g，苘麻子15g，炒白术15g，桑寄生30g，鸡内金9g，乳香9g。加黄芪20g。10剂，水煎，1日1剂，早晚两次温服。

三诊：药后诉腹胀，夜间睡眠不安，舌暗，苔薄，脉细。

处方：姜半夏9g，炒枳壳15g，姜竹茹10g，甘草6g，醋青皮12g，郁金15g，川芎15g，广金钱草30g，苘麻子15g，陈皮15g，茯苓30g，茯神30g，桑寄生30g，乳香10g，王不留行15g，土鳖虫12g。7剂，水煎，1日1剂，早晚两次温服。

药后腰痛、神疲乏力明显缓解，复查肾脏B超未见结石影。

按语：该病例属脾胃亏虚、日久湿热蕴结下焦之证。湿热蕴结煎熬尿液，结为砂石，阻滞尿路，不通则痛，故腰酸胀痛；脾胃亏虚，脾失健运、胃失和降，故可见胃纳欠佳、神疲乏力、时而头晕，舌暗，苔薄、边有齿痕，脉细等征象。治疗以自拟复方排石汤加减健脾化湿，利水通淋。方中金钱草、海金砂、车前子为治疗尿路结石的传统要药，具有抗炎、利尿、导滞、消石、排石等作用；石韦、冬葵子、王不留行具有清热利尿、化石通淋之效；青皮、陈皮、金钱草可以调节尿液酸碱度，有利于碱性结石或酸性结石的溶解；鸡内金则具有化坚、消石、导滞的作用。它们能充分发挥中药的冲、松、攻作用，并能使机体机能得以改善，又能增强机体的脾胃功能。同时伍用莨菪浸膏片，现代药理学表明莨菪类药物含有有效生物碱，它能直接阻断M胆碱能受体，又间接阻断α肾上腺能受体，通过对Camp/cGMP比值的调节对平滑肌能产生双相的影响，能明显缓解泌尿系结石的病人肾绞痛，解除输尿管平滑肌痉挛，使之调节形成有节律的收缩，加上溶石、化坚、利尿的作用，共同达到止痛排石的效果。

案二

舒某，男，52岁。初诊时间：2020年6月29日。

主诉：腹痛1个月，碎石20余天。

诊查：患者1个月前无明显诱因出现腰腹部疼痛，予金华市中心医院就诊，诊断为输尿管结石伴右肾积水，予碎石治疗。后查血肌酐升高，最高164μmol/L，予住院治疗后好转出院。尿常规示白细胞（++），隐血（+），白细胞31.2/UL，红细胞229.8/UL，白细胞6/HP，红细胞42/HP。患者痛苦貌，仍时有腰腹疼痛，乏力，小便色黄，大便调，饮食、睡眠可，舌暗，苔薄，脉滑。

中医诊断：石淋（湿热蕴结，肾气亏虚）。

西医诊断：泌尿系结石碎石术后。

治则治法：益肾化湿，利水通淋。

处方："复方排石汤"加减。石韦15g，石菖蒲10g，川芎15g，青皮10g，金钱草30g，金雀根15g，花椒目6g，炒白术15g，绵草薢15g，土茯苓30g，陈皮15g，荜茇6g，车前子30g，六一粉10g，黄柏10g，牛膝15g。7剂，1日1剂，分两次服。

二诊：药后患者腰酸痛好转，但尿色仍深，复查尿常规示隐血（++），红细胞199.5/UL，红细胞36/HP。舌暗，苔薄，脉细。治疗继拟复方排石汤加减。

处方：石韦15g，石菖蒲10g，川芎15g，青皮10g，金钱草30g，金雀根15g，花椒目6g，炒白术15g，绵草薢15g，土茯苓30g，陈皮15g，荜茇6g，车前子30g，黄柏10g，牛膝15g，红景天15g，丹参15g，蒲黄炭（包）15g。7剂，1日1剂，分两次服。

三诊：患者仍有腰酸痛，尿色较前好转，无尿痛，复查血肌酐较前下降，为141μmol/L，尿常规示隐血好转，隐血（+），红细胞98.2/UL，舌暗，苔薄，脉细。

处方：石韦15g，石菖蒲10g，川芎15g，青皮10g，金钱草30g，黄芪15g，炒白术15g，绵萆薢15g，土茯苓30g，泽泻20g 六月雪30g，牛膝15g，丹参15g，积雪草30，炒苍术10g，川牛膝15g，白茅根30g，淫羊藿15g。7剂，1日1剂，分两次服。

随访：药后腰痛明显缓解，血肌酐及尿常规检查均有所好转。

按语： 患者平素饮食不规律，湿热蕴结膀胱，膀胱气化不利，日积月累，渐成结石。腰为肾之府，碎石术后肾气亏虚，则腰酸乏力、血肌酐升高；舌暗、苔薄、脉细均为肾气亏虚、湿热内结之征。方中石韦、石菖蒲清热利尿，化湿通淋；海金沙、金钱草利水通淋排石；白术、六一散健脾化湿；青皮、陈皮、金钱草调节尿液酸碱度；黄柏清热利湿；牛膝、淫羊藿助肾气，以利膀胱气化；川芎、丹参活血化瘀。血尿甚，则加蒲黄炭、积雪草等。诸药合用，共奏益肾化湿、利水通淋之效。

案三

叶某，女，62岁。初诊时间：2019年10月16日。

主诉：腰痛3天。

诊查：3天前腰腹绞疼，痛连小腹，排尿时有余沥不尽而来就诊。查B超提示肾结石伴肾积水，肾结石3~5mm。刻下腰酸胀不适、痛连小腹，胃纳欠佳，小便余沥不尽，大便尚调，夜寐尚安。舌暗，苔薄，脉细。

中医诊断：石淋（湿热内结膀胱）。

西医诊断：肾结石伴肾积水。

治则治法：清热利湿，通淋止痛。

处方：柴胡15g，郁金15g，小青皮15g，花椒6g，炒王不留行15g，海金沙15g（包煎），泽泻20g，炒黄芩15g，陈皮15g，川牛膝15g，石见穿15g，金钱草30g，桔梗6g，穿山龙15g。7剂，1日1剂，1日两次。

二诊：疼痛减轻，仍累及腰部、放射至少腹部，排尿较前好转，夜寐安，大便调，舌暗，苔薄，脉细。

处方：柴胡15g，郁金15g，小青皮15g，花椒6g，炒王不留行15g，海金沙15g（包煎），泽泻20g，郁金10g，炒黄芩15g，陈皮15g，川牛膝15g，石见穿15g，金钱草30g，桔梗6g，穿山龙15g，瞿麦10g，煅龙骨30g（先煎），丹参30g，苦参10g。7剂，1日1剂，1日两次。

药后复查肾脏B超，结石较前减少，积水消失。

按语： 患者喜食肥甘厚味，以致湿热蕴积于下焦，与尿中沉浊物互结，日积月累，遂缓缓结聚于肾脏成砂石。方中金钱草、海金沙、炒王不留行利水通淋，化石排石；柴胡、郁金、花椒理气止痛；小青皮、陈皮、金钱草调节尿液酸碱度；黄芩清热利湿；丹参活血化瘀。"复方排石汤"有抗炎、利尿、导滞、消石、排石等作用，临床疗效确切，但须根据病证调整化裁，方有奇效。

案四

李某，男，38岁。初诊时间：2018年12月6日。

主诉：右侧腰痛1月余。

诊查：患者1个多月前无明显诱因出现右侧腰痛、隐痛、能忍、间歇性，无恶心呕吐，无尿频、尿急、尿痛，腰痛明显时有便意，无腹痛腹泻，无尿色发红，变换体位后腰痛能缓解，反复发作，既往无肾病，无腰肌损伤。个人嗜好吸烟、喝酒。曾在外院确诊为右侧肾结石。体温36.2℃，心率66次/分，律齐，肺（－），血压132/80mmHg。自主体位，营养良好，体态稍胖，精神尚可，腹软，肝脾未触及，右侧脊肋点有明显压痛，轻度叩击痛，无放射性痛，舌红，苔白腻，脉细数。B超示右侧肾结石0.5cm×0.5cm，尿液检测（－）。

中医诊断：石淋（下焦瘀滞）。

西医诊断：右侧肾结石。

治法治则：消石通淋，行气化瘀。

处方：自拟"排石汤"。金钱草30g，海金沙30g（包煎），石韦15g，滑石20g（包煎），车前子20g（包煎），泽泻15g，茯苓30g，木香6g，枳壳15g，川楝子10g，赤芍15g，鸡内金15g，柴胡15g，瞿麦10g，炒王不留行15g。7剂，水煎服，1日1剂，1日两次。

二诊：B超检查右肾亮点消失。上药去木香、柴胡，鸡内金、川楝子，加连翘15g，萹蓄10g，竹叶10g。7剂，服法同前。

随访痊愈。

按语： 肾结石属中医学"石淋"范畴，以腰痛、尿血及尿中带有沙石为主症。《诸病源候论》云："石淋者，淋而出石也。肾主水，水结则化为石，故肾客砂石。肾虚为热所乘，热则成淋。其病之状，小便则茎中痛，尿不能卒出，痛引少腹，膀胱里急，砂石从小便道出，甚则寒痛，令闷绝。""诸淋者，由而膀胱热故也。"《中藏经》云："虚伤真气，邪热渐强，结聚而成砂石，又如水煮盐，火大水少，盐渐成石。"《外台秘要》云："肾主水，水结则化为石，故肾客砂石，肾虚为热所乘，热则成淋。其病之状，小便则茎里痛，溺则不能卒出，痛引少腹，膀胱里急，砂石从小便道出，甚则寒痛，令闷绝。"肾结石的基本病机为湿热蕴结于膀胱，并贯始终，迁延反复，可以兼杂他邪及虚证。肾结石患者往往湿热夹杂，病情顽固，辨证论治过程中应明辨虚实，将清湿热贯穿于治病的整个过程。同时，又不可拘泥于此，需配合调理气机、活血之品。

该患者平素饮酒过度，嗜食肥甘，湿浊内蕴，久郁化热，耗伤津液，加之肾气虚弱，则膀胱气化不利，故见双侧腰部酸胀疼痛；湿热下注，故见便意坠胀感，舌质红、苔白腻、脉细数为湿热下注、久之瘀滞之征。本病病位在肾、膀胱和溺窍，病性属本虚标实，肾气亏虚为本，湿热蕴结为标。治以清热化湿，通淋涤石，行气化瘀。

案五

李某，男，52岁。初诊时间：2018年4月17日。

主诉：突发左侧腰痛，伴左上腹胀痛1周。

诊查：患者1周前劳累后突发左侧腰痛伴左上腹胀痛不适、呈持续性、疼痛难忍，无恶心呕吐，伴尿色偏深、尿频、尿急、尿痛。当即赴金华市某医院行彩超提示：左输尿管下段结石伴左肾积水；双肾钙化伴囊肿；双肾多发结石。随后转某医院查血白细胞 10.5×10^9/L，中性粒细胞比率75.71%；超敏C-反应蛋白14.01mg/L，谷丙转氨酶46U/L，谷草转氨酶32U/L，人血白蛋白45.6g/L；肌酐 166μmol/L，尿酸 653μmol/L；尿常规蛋白（-），隐血（+++），酮体（±），镜检红细胞（+++）。予654-2针10mg静脉，1日1次；头孢硫脒针2.0g静脉滴注，1日两次，治疗两天，左上腹胀痛有所减轻，但仍胀痛不适，活动后尤甚，排尿不畅，无肉眼血尿，无发热畏寒，无恶心呕吐，无双下肢浮肿，来我院急诊入院。既往体质健康，有双肾结石病史30余年，反复痛风病史10余年。腹部平片检查左侧肠管积气。彩超提示脂肪肝；双肾多发结石，双肾囊肿；左肾轻度积水。予头孢硫脒针抗感染、间苯三酚针解痉止痛、托拉塞米针（丽泉）利尿、谷胱甘肽针护肾、别嘌呤醇降尿酸等对症支持治疗。

中医诊断：腰痛（湿热下注）。

西医诊断：右输尿管下段结石；双肾结石；慢性肾功能不全CKD-2期；急

性痛风发作；痛风石。

治则治法：清热利湿，通淋排石。

处方：金钱草30g，小青皮15g，陈皮15g，车前子30g（包煎），穿山甲3g，黄柏10g，瞿麦15g，郁金15g，制延胡索10g，石韦30g，生鸡内金10g，炒王不留行子15g，海金沙30g（包煎），花椒6g。7剂，水煎服，1日两次。

二诊：左侧腰痛、左上腹胀痛明显减轻，无排尿不畅，无肉眼血尿，无发热畏寒，无恶心呕吐，昨晚出现左踝关节红肿热痛，夜寐欠安，胃纳可，大便偏干，舌红，苔薄，脉弦细。

处方：金钱草30g，小青皮15g，陈皮15g，车前子30g包煎，穿山甲3g，黄柏10g，瞿麦15g，郁金15g，制延胡索10g，石韦30g，生鸡内金10g，炒王不留行籽15g，海金沙30g（包煎），花椒6g，川芎15g，独活10g，牛膝15g。7剂，水煎服，1日两次。

三诊：无腰痛，无左上腹胀痛，无排尿不畅，无肉眼血尿，无发热畏寒，无恶心呕吐，仍左踝关节疼痛、红肿较前减退，夜寐欠安，胃纳可，大便可，舌红，苔薄，脉弦细。复查B超双肾钙化伴囊肿，双肾多发结石。

处方：羌活10g，独活10g，黄柏10g，防风10g，防己10g，牛膝15g，石见穿15g，威灵仙15g，桑寄生15g，生薏苡仁30g，生甘草5g，细辛5g，制川乌3g，乌梢蛇10g，川芎15g，赤芍30g，生白芍30g。7剂，水煎服，1日两次。

按语：本病属中医学"腰痛"范畴，患者喜食肥甘厚腻，素有湿热之邪，湿热下注煎熬尿液，结为砂石。砂石不能随尿排出，阻塞尿路，故尿频、尿急、尿痛；湿热下注膀胱，膀胱气化不利，故尿色加深；湿热犯肾，砂石阻塞尿路，不通则痛，故腰痛。湿热下注关节，故踝关节红肿热痛，舌红、苔黄腻、脉滑为一派湿热之象。四诊合参，本病病位在肾与膀胱，属实证。一诊予排石方加减，清热利湿，通淋排石。方中金钱草、车前子、黄柏、瞿麦、海金沙、炒王不留行、石韦清热利湿，通淋排石；穿山甲、郁金、小青皮、陈皮、花椒、制延胡索通络止痛；生鸡内金化石。二诊左侧腰痛、左上腹胀痛明显减轻，无排尿不畅，无肉眼血尿，无发热畏寒，无恶心呕吐，就诊前日晚间出现左踝关节红肿热痛，夜寐欠安，胃纳可，大便偏干，舌红，苔薄，脉弦细。考虑痛风急性发作加重，原方基础上加川芎活血理气止痛，独活祛风除湿通络，牛膝引经下行，缓解止痛。三诊无腰痛，无左上腹无胀痛，无排尿不畅，无肉眼血尿，无发热畏寒，无恶心呕吐，仍左踝关节红肿热痛，夜寐欠安，胃纳可，大便可，舌红，苔薄，脉弦细。复查B超双肾钙化伴囊肿，双肾多发结石。输尿管结石已排出，独留踝关节疼痛，故予独活寄生汤加减。方中独活、羌活、桑寄生祛风除湿，养血和营，活络通痹为主药。牛膝补益肝肾，强壮筋骨；川芎、当归、芍药补血活血；石见穿、威灵仙活血止痛为辅药。佐以细辛，搜风治风痹；制川乌、乌梢蛇祛寒通络止痛。使以防己、防风祛周身风湿之邪，加黄柏祛下焦湿热。诸药合用，标本兼顾，扶正祛邪。

肾衰竭

慢性肾功能衰竭临证经验

慢性肾功能衰竭（chronic renal failure，CFR，简称慢性肾衰）是指各种原发病或继发性慢性肾脏疾患者进行性肾功能损害所出现的一系列症状或代谢紊乱的临床综合征。近年来，全球范围的慢性肾脏病及由此导致慢性肾功能衰竭的发病率和患病率均明显升高，已经成为不可忽视的医疗问题，因此加强慢性肾衰的早期防治十分必要。当前最具现实意义的是二级预防，即对已有轻度或中度慢性肾衰的患者及时进行治疗，延缓其进展，防止尿毒症的发生。慢性肾衰可导致颜面及双下肢浮肿、尿中多沫、神疲乏力、腰酸腰痛等，属中医学"水肿""癃闭""关格""溺毒""尿浊""腰痛"等范畴。

一、病因病机

傅晓骏认为，慢性肾衰多因外感风邪水湿，或内伤情欲劳倦，或饮食失节，失治误治，导致积病日久，累及脾肾。脾肾两虚，气阳虚衰，水停血瘀，痰浊内生，日久积毒，而形成以脾肾正虚为本、浊瘀内阻为标的本虚标实证。中医学认为，"脾胃为后天之本，肾为先天之本"。后天充养先天，先天滋化后天，才能气血生化充足，脏腑四肢百骸得以所养。

慢性肾衰病程日久，久病耗损先后天之本。脾气亏虚，运化无力，气血生化无源，水谷精微难以化生，脏腑肌肉失其所养，故而出现神疲乏力、肢体酸胀、腰酸腰痛等。因"脾为生痰之源"，脾主运化水谷及水液，脾阳亏虚，无力运化，则水湿内停，凝聚成痰。痰浊随气机升降泛溢机体各处，停于肺可见胸闷喘促、咳嗽咳痰；停于胃则见恶心欲呕，甚则泛吐清涎；阻滞中焦气机可见脘腹胀满、不欲饮食；痰浊上蒙清窍，可见神昏不清。"肾主水，司封藏"，肾阳虚衰，蒸化无权，水溢肌肤，发为水肿。封藏失司，精气外泄，致尿中多沫。气虚不仅导致水停也可导致血停。《血证论》曰："气为血之帅。"气推动血液顺畅前行，气虚则血停，而发为瘀血。另一方面，久病入络，久病致瘀，故慢性肾衰患者多有嘴唇紫暗、舌有瘀斑、舌下脉络迂曲等瘀血内停之表现。有形实邪停于体内日久，相互煎熬，发为"浊毒"。

傅晓骏指出，体内代谢毒素不能正常排泄而蓄积于体内者为"浊毒"，可见口有尿味、皮肤瘙痒等。因此，脾肾正虚，清阳不升，浊阴不降，痰浊、水饮、瘀血互结于体内乃本病本虚标实之病机。

二、临床表现与诊断

1.临床表现

溺毒证作为一个综合的证候群，临床表现复杂，可见倦怠乏力、腰膝酸软、形寒怯冷、少尿或无尿、浮肿、厌食或呕吐，甚则惊厥、抽搐、癫狂等。关格、癃闭、水肿等不过是溺毒证某一个阶段或某一个变症而已，用溺毒证概括西医学的慢性肾衰的临床表现更为恰当。

2.西医诊断

本病参考《实用内科学》第12版慢性肾功能衰竭进行诊断。

3.临床分期

目前国内按国际通用的美国K/DOQI的慢性肾脏病（CKD）分期方法，根据肾小球滤过率（GFR）将慢性肾衰分为5个阶段：GFR的公式最好使用有4个变量的肾脏疾病饮食修正（MDRD）公式。

$$GFR(mL/min/1.73m^2)=186 \times \{[血清肌酐(\mu mol/L)/88.4]-1.154\} \times 年龄-$$
$$0.203 \times 0.742（如为女性）\times 1.21$$

CKD-I期 GFR > 90mL/min/1.73m² 肾功能损伤，GFR正常或升高。

CKD-II期 GFR 60~90mL/min/1.73m² 肾功能损伤，GFR轻度下降。

CKD-III期 GFR 30~59mL/min/1.73m² 肾功能损伤，GFR中度下降。

CKD-IV期 GFR 15~29mL/min/1.73m² 肾功能损伤，GFR重度下降。

CKD-V期 GFR < 15mL/min/1.73m² 肾功能衰竭。

三、治疗

经过多年的临床观察傅晓骏发现，慢性肾脏病患者以阳虚血瘀型所占比重较大。肾病日久则肾虚，阳气疲惫，不能行血，气滞血瘀，络脉阻塞，最后肾络瘀阻，肾病益甚。针对本病病机，傅晓骏创立了益气温阳、活血化瘀的"肾毒宁方"。方中制黄精性平，益肾补精；沉香味辛，性温，有降气止呕、温肾纳气作用；淫羊藿温肾助阳，填补精气；丹参微寒，益气补血，活血抗凝；黄芪性温，有益气、温阳、补虚、消肿功效；大黄性寒，清热泄浊，活血通便；桃仁性平，活血祛瘀。诸药合用，共奏扶正祛邪、活血化瘀之效。临床和实验均证实，"肾毒宁方"对慢性肾脏病患者的腰酸、乏力、浮肿、肢冷、恶心、呕吐、食欲减退等症状均有明显改善作用，能改善肾功能，减少诸多因素对肾组织的损害，从而减轻肾脏纤维化，延缓慢性肾脏病的发展进程。

与此同时，傅晓骏还提出了综合的一体化治疗方案，即在控制慢性肾衰发展及诱发因素的基础上辨证论治。加用静脉滴注活血化瘀中药，如黄芪、丹参、红花等，以及针灸、中药保留灌肠、中药足浴、肾俞离子导入等，内外兼治。她常用生大黄、丹参、红花、生牡蛎、制附片、蒲公英、槐花等煎汤保留灌肠，通腑泄浊，使血中毒素从肠道排出，邪祛正安，从而延缓肾功能的进一步恶化。她以桂枝、川芎、生黄芪、丹参、桑寄生、白花蛇舌草、艾叶等煎汤足浴，通经活络，扶正排毒。她还鼓励患者采用气功、针灸、脐疗、药膳等，内治法与外治法相结合、药物治疗与非药物疗法相结合，促进疾病早日痊愈。

（一）可逆因素的治疗

1.积极治疗原发病。

2.饮食疗法

（1）蛋白质及必需氨基酸的供给。饮食中蛋白质的量取决于肾功能损害程度与透析方法。未透析者，采用低蛋白饮食，一般每日蛋白量为0.5~0.6g/kg。血透析患者每日蛋白量为1~1.2g/kg。腹膜透析患者每日蛋白量为1.2~1.5g/kg或更低，均以优质蛋白为佳。在减少蛋白摄入的同时，补充必需氨基酸，如开同。另加服麦淀粉饮食。

（2）适量的糖类、脂肪，以保证足够的热量，一般成人每日125.52~146.44kJ/kg。

（3）低磷饮食，每日限制在600~800mg。

（4）补充适当的维生素（如维生素B、维生素E、活性维生素D_3）和微量元素（如铁、锌等）。

（5）钠盐摄入根据病情与血钠而定。高血压、肺水肿、心力衰竭、全身浮肿者，钠的摄入限制在每日3g左右。水分根据尿量与超滤量而定。

3.诱发因素治疗，包括各系统的感染、高血压、心力衰竭、酸中毒、贫血、高尿酸血症等因素的纠正。

（二）中医辨证论治

慢性肾衰是各种慢性肾脏疾病长期发展所致，病机多属本虚标实，虚实夹杂。治疗应标本兼顾，扶正祛邪，标本同治。

1.CKD-I期

GFR >90 mL/min/1.73m^2，肾功能正常，GFR正常或升高。此期症状不明显者，可采取中医辨证治疗，并注意饮食治疗。

2.CKD-II~IV期

根据2002年《中药新药临床研究指导原则》，以本虚为纲，标实为目，将慢性肾衰分为正虚五型，包括脾肾气虚、脾肾阳虚、气阴两虚、肝肾阴虚、阴阳两虚；标实五型，包括湿浊、湿热、水气、瘀血、风动。CRF属正虚为本、邪实为标性疾病，疾病早中期，即CKD-II~IV，虚证以脾肾两虚常见，标实以瘀、湿、浊、毒为主，血瘀贯彻于疾病始终。若不能获得及时治疗，最终会导致脾肾衰败。

（1）中医辨证治疗

①脾肾气虚

主症：下肢浮肿，面色少华，脘闷纳呆，腰酸乏力，或便溏，夜尿清长。舌淡，苔薄，脉细。

治则：健脾补肾。

方药：尿毒症协定方加减。太子参15g，山茱萸15g，防风5g，怀牛膝12g，土茯苓30g，桃仁10g，淫羊藿20g，制三棱15g，加生黄芪30，猪苓15g等。

特色制剂：肾毒宁冲剂，1次1包，1日3次。

②脾肾阳虚

主症：倦怠乏力，面色晦滞，畏寒肢冷，食欲不振，腰酸，可有便溏。舌质淡体胖，有齿印，苔薄白或薄腻，脉沉细无力。

治则：温补肾脾。

方药：肾毒宁方加减。生黄芪30g，丹参15g，制黄精20g，沉香粉3g（吞），大黄15g（后下），桃仁10g，淫羊藿15g，制附片6g（先煎），土茯苓

30g，炒白术10g，肉苁蓉15g等。

特色制剂：肾毒宁冲剂，1次1包，1日3次。

③气阴两虚

主症：面色萎黄，气短乏力，手足心热，神疲懒言，夜尿清长。唇淡舌体胖，舌淡红，苔薄白或微黄腻，脉沉细数。

治则：益气养阴。

方药：尿毒症协定方加减。组成：太子参15g，山茱萸15g，防风5g，怀牛膝12g，土茯苓30g，桃仁10g，制三棱15g，炒山药30g，炒生地黄15g，生白芍15g等。

特色制剂：肾毒宁冲剂，1次1包，1日3次。

④肝肾阴虚

主症：腰膝酸软，头晕目眩，耳鸣耳聋，牙齿动摇，足跟作痛，手足心热，盗汗遗精，口干咽燥，或虚火牙痛，大便干结。舌红，少苔，脉细数。

治则：补肝益肾。

方药：尿毒症协定方加减。太子参15g，山茱萸15g，防风5g，怀牛膝12g，土茯苓30g，桃仁10g，淫羊藿20g，制三棱15g，生地黄15g，山茱萸15g，旱莲草15g，女贞子15g，制黄精15g等。

特色制剂：肾毒宁冲剂，1次1包，1日3次。

⑤阴阳两虚

主症：极度乏力，畏寒肢冷，手足心热，口干欲饮，腰腿酸软，大便稀溏，小便黄赤。舌淡白胖有齿痕，脉沉细。

治则：阴阳双补。

方药：肾毒宁方合六味地黄汤加减。生黄芪30g，丹参15g，制黄精20g，沉香粉3g（吞），大黄15g（后下），桃仁10g，淫羊藿15g，肉苁蓉15g，炒熟地黄20g，山茱萸15g，牡丹皮10g，茯苓15g，泽泻10g，山药30g，陈皮10g。

（2）标实兼证

①湿浊：纳呆腹胀，呕恶便溏，舌苔白腻，加味异功散、实脾饮加减。

②湿热：恶心呕吐，口苦纳呆，舌苔黄腻，茵陈五苓散加减。

③水气：尿少，肢体或全身浮肿，舌苔白滑，猪苓汤或五皮饮加减治疗。

④瘀血：腰痛，舌质紫暗或有瘀斑，桃红四物汤加减。

（3）其他中成药治疗

①红花注射液：20mL+5%~10%GS250mL静滴，1日1次，14天为1个疗程，或丹参注射液：20~40mL+5%~10%GS250mL静滴，1日1次，14天为1个疗程；或其他中成药针剂。适用于兼瘀血者。

②黄芪注射液：20~30mL+5%~10%GS250mL静滴，1日1次，14天为1个疗程。适用于脾肾两虚者。

③百令胶囊：1次3~5粒，1日3次。适用于正气虚者。

④保肾康片：1次3粒，1日3次。适用于兼瘀血者。

⑤中药保留灌肠：尿毒症灌肠方（生黄芪60g，生牡蛎60g，槐花30g，丹参30g，制附片20g，生大黄30g，红花15g，蒲公英30g，泽泻20g）煎150mL，保留灌肠，1日1~2次。适用于肾虚血瘀者。

⑥中药清热化湿、祛风通络足浴：苦参30g，生薏苡仁30g，芒硝15g（冲），萆薢30g，泽泻20g，生黄柏30g，生附片20g，牡丹皮15g，艾叶10g，白芥子10g，苏叶15g。适用于慢性肾衰伴痛风性关节痛。

⑦肾俞离子导入：五倍子10g，刘寄奴10g，艾叶10g，白芥子30g，五味子10g，高良姜15g，附片10g，生黄芪20g，破故纸10g，当归10g，白芷10g，芙蓉叶10g，苏叶10g，生山栀12g，生黄柏15g，石菖蒲10g。浓煎50mL。适用于急慢性腰痛、腰酸、腰部不适。

3.CKD–V期

GFR < 15mL/min/1.73m^2（血清肌酐 > 707μmol/L）。此期中医辨证施治的目的是减少并发症，提高治疗效果，改善生存质量。

（1）气血两虚证

症状：面色㿠白或萎黄、头晕乏力、神疲懒言、纳呆眠差。舌淡，苔薄白或微黄腻，脉细或濡细。辨证重点在脾、胃、肾。

治则：益气养血，健脾补肾

方药：八珍汤加减。炒生地黄15g，炒党参12g，茯苓15g，当归10g，砂仁6g（后下），陈皮8g，炒白芍12g，川芎15g，紫苏梗8g，生黄芪15g。

（2）肝肾阴（精）虚证

症状：腰膝酸软，耳鸣耳聋，头晕目眩，足跟作痛或骨痛、皮肤瘙痒，或大便干结。舌红少苔或舌淡红苔少，脉细数或沉细。辨证重点在肝、肾。

治则：养阴生精，补益肝肾。

方药：杞菊地黄汤加减。熟地黄15g，山茱萸15g，生白芍15g，牡丹皮8g，茯苓15g，枸杞子10g，桑椹12g，制狗脊12g，怀牛膝12g，土茯苓30g，白鲜皮15g，青龙衣6g，骨碎补15g。

（3）心肾两虚证

症状：心慌心悸，头晕头痛，胸闷气短。舌淡红，苔薄，脉细弱或结代。

辨证重点在心、肾。

治则：养心益肾。

方药：归脾汤加减。太子参15g，丹参30g，炙黄芪15g，茯苓30g，制远志8g，酸枣仁15g，甘松12g，淫羊藿10g，沉香曲15g。

四、护理

1.日常注意情志、饮食、用药、生活起居调摄，终末期患者血液透析、动静脉内瘘或腹膜透析的护理。

2.功能锻炼和保健

（1）适当运动：老年人可选择步行、慢跑、爬坡、上下楼梯、打太极拳、钓鱼、气功等放松性运动。鼓励患者晨起后选择空气清新的地方坚持锻炼1小时，要注意每日定时、定量，有规律的运动，坚持不懈。运动时注意防止跌倒，运动量不可过大。运动后可适当按摩，放松肌肉。

（2）搅海、漱津：先用舌头在口内、牙齿上下左右各转12次，然后舌抵上颚，使唾液增多。适用于口苦、口干、口腻、咽痛、消化不良、食欲不振等。

（3）揉丹田：用手指顺时针方向按摩腹部，左右交替各24次。用于脘腹胀痛、胃纳不佳、大便干燥等。

（4）舒筋松骨：坐于床上，平伸两腿，足尖朝上，低头、伏身向前，两手掌轻拍足心12次，然后用手轻拍大腿数次。用于腰腿痛等

五、疗效评价

1.显效

①症状减轻或消失。②内生肌酐的清除率增加＞30％。③血肌酐降低＞

30%。以上①项必备，②③具备1项即可判定。

2.有效

①症状减轻或消失。②内生肌酐清除率≥20%。③血肌酐降低≥20%。④治疗前后以血肌酐的对数或倒数用直线回归方程分析，其斜率有明显意义者。以上①项必备，其他具备1项即可判定。

3.无效

不符合显效和有效判断条件者。

六、随访计划

出院后注意休息，防止呼吸道、皮肤、泌尿道感染，每两周专科随诊1次，病情变化随时就诊，定期复查血、尿常规、血生化、电解质、肝功能、血气分析、贫血指标、甲状旁腺激素、心电图、双肾B超等指标。

傅晓骏认为，中医药治疗慢性肾衰早中期有明显优势，医务工作者应加强慢性肾脏病的知识宣传，使患者做到早排查，早发现，早干预，以中医"治未病"思想为指导，将引起慢性肾脏病的因素遏制在萌芽中，防止疾病进展。CKD-Ⅱ~Ⅳ期应采取一体化治疗方案，针对并发症及早进行西医干预。同时采用中医药综合治疗，除口服中药外还应采用中成药、中药保留灌肠、针灸、穴位贴敷、药浴等，充分发挥中医药的优势。此外，对慢性肾衰晚期患者还要让其正确面对，提前做好动静脉内瘘，为透析做好准备。对血液透析患者中医药如何介入尚在一步探索，目的是提高患者的免疫功能，改善微炎症状态，提高生活质量和生存率。

肾毒宁治疗慢性肾衰竭的临床研究

慢性肾衰竭（CRF）是各种原发性或继发性肾脏疾病所致肾功能损害出现一系列症状或代谢紊乱的临床综合征，是各种肾脏疾病发展的最终结局，也始终是肾脏科临床的一大难题。我们经过长期的临床实践，用扶正中药为基础治疗慢性肾衰竭，筛选出"肾毒宁方"，从扶正温阳、活血通络的角度探讨其临床运用的疗效机理。

一、资料与方法

（一）临床资料

1.病例选择

根据肾脏病诊断与治疗及疗效标准专题讨论纪要慢性肾衰竭诊断标准及分期，选择1998~2003年在金华市中医医院确诊为慢性肾衰竭、血清肌酐（Scr）为177~1056μmol/L的62例患者为研究对象，根据《中药新药临床研究指导原则》辨证分型为脾肾阳虚血瘀型，原发病为慢性肾炎。

2.一般资料

根据就诊顺序，随机分为治疗组和对照组。治疗组32例，男24例，女18例；年龄26岁~78岁；病程5~18个月。对照组30例，男19例，女11例；年龄29~76岁；病程4~17个月。两组一般资料比较无统计学差异（P>0.05），具有可比性。

（二）治疗方法

两组治疗前去除各种诱发和加重肾衰竭的因素，如感染、高血压等；给予优质低蛋白、低盐、低磷饮食（30~40g/d），治疗期间发现其他并发症用西药对症处理，如纠正酸中毒、平衡水电解质紊乱、强心利尿等。

治疗组：基础治疗+肾毒宁合剂（本院制剂，主要成分为黄芪、黄精、大黄、沉香粉、桃仁、淫羊藿、丹参），每日两次，每次100mL，两个月1个疗程。

对照组：基础治疗+爱西特片1.2g，1天3次，疗程两个月。

（三）观察指标

1.临床症状与体征

畏寒浮肿、腰膝酸痛、神疲乏力、舌质淡紫而胖、脉沉细涩等。

2.实验室指标

血尿素氮（BUN）、血肌酐（Cr）、内生肌酐除率（Ccr）、血色素（HB）、血钙（Ca^{2+}）、磷（P^{3-}）、TT_3、TT_4、FT_3、FT_4、TSH等及与1/Scr治疗时间的关系。

（四）统计学方法

计数资料采用 χ^2 检验，计量资料采用t检验，P<0.05示有统计学意义。

二、结果

1.疗效标准

近期疗效标准参照1997年全国中医肾病学术会议疗效标准。显效：Scr下降≥30%，自觉症状改善，主要症状消失。有效：Scr下降15%~30%，临床症状明显改善。改善：Scr下降未达到15%，临床症状改善。无效：Scr及临床症状无改善或加重。

2.两组临床疗效比较

见表11。

表 11　两组临床疗效分析　（例）

组别	例数	显效	有效	改善	无效	总有效率（%）
治疗组	32	13	10	5	4	87.5*
对照组	30	7	7	5	11	63.34

注：与对照组比较，* P<0.05。

3.两组治疗前后肾功能指标变化比较

见表12。

表12　两组治疗前后肾功能指标的变化（$\bar{x} \pm s$）

组别	例数		Scr（μmol/L）	BUN（mmol/L）	Ccr（mL/min）
治疗组	32	治疗前	498.37 ± 231.47	23.89 ± 10.97	32.93 ± 10.51
		治疗后	327.78 ± 216.39**	14.98 ± 8.28**	37.70 ± 12.22*
对照组	30	治疗前	478.62 ± 232.50	23.56 ± 6.33	29.34 ± 16.78
		治疗后	398.90 ± 273.76	20.47 ± 8.89**	28.97 ± 15.63

注：与治疗前比较，* P<0.05，** P<0.01

4.两组治疗前后甲状腺激素指标比较

见表13。

表 13　两组治疗前后甲状腺激素指标的变化（$\bar{x} \pm s$）

组别	例数		TT$_3$（ng/mL）	TT$_4$（ng/mL）	FT$_3$（pmol/L）	FT$_4$（pmol/L）
治疗组	32	治疗前	0.55 ± 0.12	35.89 ± 19.29	2.62 ± 2.0	9.26 ± 7.13
		治疗后	0.67 ± 0.22**	43.87 ± 19.82*	2.97 ± 1.26	10.19 ± 6.76
对照组	30	治疗前	0.56 ± 0.11	37.13 ± 18.98	2.87 ± 1.97	18.95 ± 7.56
		治疗后	0.59 ± 0.10	36.87 ± 18.69	2.88 ± 1.89	19.11 ± 7.60

注：与治疗前比较，*$P<0.05$，**$P<0.01$。

5.两组长期疗效观察

两组选取肾衰竭Ⅱ期患者25例、治疗组15例、对照组10例进行了两年随访，治疗组有两例进入终末期肾病，对照组有5例进入终末期肾病（$P<0.05$）。

6.副作用

无明显毒副作用，部分患者吞服沉香粉时因口感不好出现消化道症状（恶心、纳呆），在剂型上需改进。

三、体会

慢性肾衰竭如无可逆因素，将很快进入CRF晚期。透析及肾移植虽是CRF有效的替代手段，但因费用昂贵、透析的非生理性、移植配型方法的不完善及肾源不足等，使替代治疗不易在全社会推广应用。因此，如何对CRF进行早中期的全面干预，有效延缓CRF进展是国内学者关注的问题。

慢性肾衰竭属中医学"癃闭""关格""虚劳"范畴。从病因病机分析，本症的产生与水液代谢密切相关，而水液代谢莫过于脾、肺、肾三脏，尤其是脾肾两脏。CRF患者往往积病日久，脾累及肾，脾肾两虚，由虚致损，气阳虚衰则气化运行均失衡。其结果一方面导致湿浊内停，另一方面因气衰血行不利而致瘀血内蕴。如此由虚致实，互为因果，形成了脾肾正虚为本、湿瘀内阻之实为标的本虚标实之势。

"肾毒宁合剂"具有扶正温阳、化瘀泄浊之功。方中黄芪性温有益气、升阳、补虚、消肿之功；淫羊藿性温，可温肾助阳，填补精气；沉香性温味辛，可降气止呕，温肾纳气；丹参微寒，可益气补血活血；大黄性寒，可清热泄浊，活血通便；桃仁性平，可活血祛瘀；黄精性平，可益肾补精。现代研究证实，黄芪有扩血管、降低血压、抗血小板凝集、增强肾血流量、改善内脏微循环、消除过氧化脂质的作用。淫羊藿中的总黄酮为促进免疫功能的有效成分，具有增强细胞免疫和体液免疫的作用。淫羊藿煎剂可改善阳虚症状，减少动物死亡率，延长耐寒时间，使DNA合成率接近正常动物水平。丹参能改善组织内微循环，增强网状内皮分泌系统吞噬作用，促进免疫复合物在体内降解和清除，减轻免疫损伤，抑制脂质过氧化物，减少氧自由基对细胞的损伤，增强胶原酶活性。大黄能减轻残余肾单位氧耗及高代谢，抑制系膜细胞和肾小管上皮细胞增生，改善CRF时的脂质代谢紊乱，减轻肾小球硬化和肾间质病变，延缓CRF进展。桃仁能提高肾脏血流量，改善微循环，提高组织胶原酶活性，促进肾内的胶原分解、代谢，改善肾纤维化。黄精的体外实验证明，可直接抑制系膜细胞与成纤维细胞的繁殖，抑制ECM合成，延缓CRF。

肾脏对甲状腺激素有多方面的影响，CRF患者T_3、T_4水平较正常明显减低，这可能是机体的一种代偿性调节机制，其引起原因可能有：①甲状腺激素的排泄，特别是从尿中的排泄大于其生长。②由于存在多种电解质紊乱，甲状腺对TSH的反应受到抑制，导致甲状腺激素生成不足。③甲状腺激素分布异常，较多地分布于组织间隙。④与血中甲状腺激素结合蛋白有关。有研究证明，肾阳虚患者的下丘脑–垂体、肾上腺、甲状腺、性腺紊乱，且处于较低下水平，即肾功能损害程度与甲状腺激素水平呈负相关，脾肾阳虚严重，T_3、T_4则处于低值。

本研究结果表明，肾毒宁对早中期CRF效果更佳，比单纯使用西药更能改善肾功能，促进毒素排出，且延缓肾衰竭的作用更显著。

治疗早中期慢性肾功能衰竭的用药规律

慢性肾功能衰竭（CRF）是在各种慢性肾脏病或累及肾脏的全身性疾病的基础上，肾单位严重受损而缓慢出现肾功能减退而至肾功能衰竭的一组临床综合征。近年来，全球范围的慢性肾脏病以及由此导致CRF的发病率和患病率均明显升高，已经成为不可忽视的医疗问题和社会问题。终末期肾脏病患者主要依赖肾脏替代治疗，高额的费用给个人、家庭和社会带来沉重的负担。目前，西医治疗主要通过控制饮食、控制血压、调节血脂、抗凝、改善贫血、纠正酸中毒、调节钙磷代谢等，以延缓本病进展，然疗效有限。近年，数据挖掘软件使研究者能够客观地以不同角度从数据资料中提取所需的规律性信息，为总结老中医经验提供了便利。我们利用"中医传承辅助平台（V2.5）"软件建立数据库，运用软件中的多种数据挖掘方法对傅晓骏治疗早中期CRF的辨证用药经验进行分析。

一、资料与方法

1.处方来源与筛选

从本院医院信息管理系统中导出2013年1月1日~2016年5月31日傅晓骏治疗早中期CRF的病案信息，共得处方594首。

2.早中期CRF诊断标准

肾小球滤过率（GFR）在30~89mL/（min/1.73m^2）或GFR＜60mL/（min/1.73 m^2）。GFR的估测根据我国eGFR协作组于2006年发表的适合我国人群的GFR估计公式计算。公式：eGFR[mL/（min/1.73m^2）]=175×（Scr, mg/dL）−1.234×（年龄，岁）−0.179×（0.79，女性）。

3.纳入标准

符合早中期CRF诊断标准，临床资料完整可靠，愿意并按时按疗程服用中药汤剂治疗的患者均纳入收集范围，对于年龄、性别、职业、居住地等不做特殊要求。

4.排除标准

采用了肾脏替代治疗的患者；患严重感染、心力衰竭、恶性高血压、心肌梗死、脑血管意外、糖尿病酮症酸中毒、恶性肿瘤等危急重症患者；临床资料严重缺失者。

二、研究方法

1.分析软件

中医传承辅助平台（V2.5）软件由中国中医科学院中药研究所提供。

2.处方的录入与核对

将筛选后的处方录入中医传承辅助平台（V2.5）软件。录入完成后，由双人负责数据的审核，以确保数据的准确性。

3.数据分析

（1）频次统计：通过中医传承辅助平台软件"数据分析"模块中的"方剂分析"功能，将处方中每味药物出现的频次从高到低进行排序，并将"频次统计"结果导出至Excel文件。

（2）组方规律分析：进入组方规律分析模块，分析所得组合的规则，并实现网络可视化展示。

（3）新方分析：根据《中医传承辅助平台的开发与应用》，设置相关度和惩罚度，采用复杂系统熵聚类和互信息法进行分析，挖掘用药规律。

三、研究结果

1.用药频次

统计594张处方的药物使用频次。药物使用频次达50次以上的有53味中药，归脾经的药物占21%，归肝经的药物占17%，归肾经的药物占13%。从药物的四气情况看，傅晓骏在治疗早中期CRF时所用药物以温、平、寒为主，占92%。从药物的五味情况看，所用药物以甘、苦、辛为主，占93%。从药物的归经情况看，以脾、肝、肾经为主，占51%，其次为肺、胃、心经，占34%（见表14）。

表14 药物使用频次达50次以上的药物

序号	中药	频率	序号	中药	频率
1	黄芪	412	28	猪苓	78
2	白术	322	29	茯苓皮	78
3	淫羊藿	322	30	防风	78
4	丹参	314	31	牛膝	78
5	大黄	282	32	鬼箭羽	76
6	陈皮	276	33	杜仲	76
7	土茯苓	264	34	桑寄生	64
8	黄精	248	35	山茱萸	62
9	桃仁	222	36	金樱子	62
10	积雪草	202	37	党参	60
11	茯苓	200	38	牡丹皮	60

序号	中药	频率	序号	中药	频率
12	川芎	164	39	石菖蒲	60
13	沉香	154	40	桑白皮	58
14	太子参	144	41	泽泻	58
15	甘草	144	42	莪术	58
16	附子	134	43	姜半夏	58
17	仙茅	130	44	细辛	56
18	赤芍	130	45	独活	56
19	生地黄	108	46	大腹皮	54
20	红花	98	47	白芍	54
21	薏苡仁	92	48	覆盆子	54
22	当归	92	49	三棱	52
23	黄芩	92	50	匍伏堇	50
24	干姜	84	51	石见穿	50
25	防己	82	52	水蛭	50
26	菟丝子	80	53	狗脊	50
27	山药	80			

2.基于关联规则分析的组方规律分析

方剂"组方规律"分析，设定"支持度个数"（两味或两味以上药物同时出现的次数）为69，"置信度"（当A药物出现时，B药物出现的概率）为0.9，出现频次达180次以上的药物组合见表15，核心药物关联规则网络图见图1。可以得出，黄芪常与白术、丹参、大黄、淫羊藿、黄精、土茯苓、陈皮、桃仁等药物组成药对使用，大黄与淫羊藿、黄精、丹参，淫羊藿与丹参、黄精，丹参与白术、土茯苓亦组成药对使用。核心药物包括黄芪、白术、淫羊藿、丹参、大黄、陈皮、土茯苓、黄精、桃仁、积雪草、茯苓、川芎、沉香、太子参、仙茅等。

表15 药物组合模式统计

序号	药物模式	出现频次
1	黄芪、白术	290
2	丹参、黄芪	286
3	黄芪、大黄	256
4	黄芪、淫羊藿	254
5	黄芪、黄精	236
6	土茯苓、黄芪	228
7	大黄、淫羊藿	218
8	黄精、大黄	208
9	黄芪、黄精、大黄	202
10	丹参、淫羊藿	200
11	黄芪、大黄、淫羊藿	200
12	陈皮、黄芪	198
13	丹参、黄芪、淫羊藿	194
14	丹参、大黄	190
15	桃仁、黄芪	190
16	黄芪、积雪草	190
17	黄精、淫羊藿	190
18	丹参、白术	188
19	丹参、黄芪、白术	186
20	土茯苓、丹参	184
21	黄芪、黄精、淫羊藿	182
22	丹参、黄芪、大黄	180

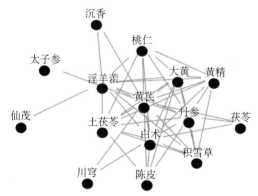

图1 核心药物关联规则网络图

3.新方分析

依据方剂的数量，结合经验判断和不同参数提取数据的预读，设置相关度为5，惩罚度为2，进行聚类分析，得到方剂中两两药物间的关联度。其中，将关联系数在0.08以上的药对进行列表，见表16。基于无监督的熵层次聚类新处方的分析，演化成新组合，见表17、图2。基于熵层次聚类的治疗早中期CRF处方中共得出3个新组合，分别是六月雪、莪术、石见穿、核桃仁；黄精、大黄、淫羊藿、桑寄生、牛膝、杜仲、细辛；猪苓、桑白皮、茯苓皮、大腹皮、茯苓、泽泻、山药、牡丹皮。

表16 基于改进的互信息法的药物间关联度分析

药物1	药物2	关联系数	药物1	药物2	关联系数
牛膝	赤芍	0.143 808 9	姜半夏	黄芪	0.100 488
当归	牛膝	0.133 658 4	姜半夏	石菖蒲	0.098 001 9
杜仲	黄芪	0.132 225 6	仙茅	杜仲	0.094 080 5
细辛	黄芪	0.128 678 7	杜仲	赤芍	0.094 080 5
独活	黄芪	0.128 678 7	杜仲	陈皮	0.091 166 7
当归	黄芪	0.126154 4	桑寄生	黄芪	0.090 997 9
防己	当归	0.125 936 7	仙茅	牛膝	0.090 181 1
桑寄生	赤芍	0.124 507 8	厚朴	薏苡仁	0.086 561 1
姜半夏	薏苡仁	0.117 649 7	防己	赤芍	0.083 034 8
仙茅	茯苓	0.108 397 4			

表17 基于复杂系统熵聚类的药物核心组合分析

序号	0	1
1	六月雪–莪术–石见穿	莪术–石见穿–核桃仁
2	黄精–大黄–淫羊藿	桑寄生–牛膝–杜仲–细辛
3	猪苓–桑白皮–茯苓皮–大腹皮	茯苓–泽泻–山药–牡丹皮

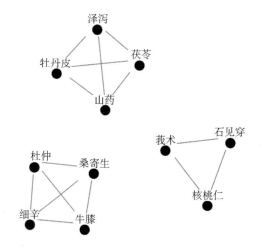

图2 新方核心药物组合网络展示

四、讨论

根据CRF的发病特点与临床表现，傅晓骏将其归于中医学"水肿""溺毒""尿浊"等范畴。目前单纯西医治疗效果有限，终末期肾脏病患者需进行替代治疗，而中药在延缓病情进展方面确有一定效果。

中医学认为，久病及肾，虽然CRF病因繁多复杂，但是据张仲景的"五劳七伤"理论，各种慢性疾病如慢性肾炎、糖尿病、高血压病后期均可影响肾脏系统，出现先后天不能互充，形成以脾肾亏虚为主的发病基础。因此，傅晓骏从中焦出发，通过健脾补肾，益气温阳调整患者的本虚。CRF除了以脾肾亏虚为本外，浊邪、瘀血壅滞肾络在疾病的发展过程中亦占有重要地位。患者因各种慢性疾病的消耗，气虚不能生血运血，导致体内瘀血生成。从西医学角度阐述，肾纤维化是疾病进展的重要机制，而中医学角度的瘀血形成与肾纤维化关系密切。因此傅晓骏治疗时会针对浊瘀阻滞而加入活血化瘀的药物。

本研究结果显示，黄芪、白术、淫羊藿、丹参、大黄、陈皮、土茯苓、黄精、桃仁、积雪草是傅晓骏治疗早中期CRF时使用率最高的10味药物，使用频次均在200次以上。这些药物基本以益气温阳、活血化瘀功效为主，所用药物的四气以温、平、寒为主，五味以甘、苦、辛为主，归经以脾、肾、肝为主，说明傅晓骏在治疗早中期CRF时，从脾肾着手，温补脾肾在治疗中占有重要地位。除此之外，大黄与淫羊藿、黄精、丹参，淫羊藿与丹参、黄精，丹参与白术、土茯苓亦常常组成药对使用。黄芪、白术、淫羊藿、丹参、大黄、陈皮、土茯苓、黄精、桃仁、积雪草、茯苓、川芎、沉香、太子参、仙茅是傅晓骏治疗早中期CRF拟方的核心药物，这些药物基本以益气温阳、活血化瘀、利水渗湿、清热解毒功效为主。由此得出，傅晓骏治疗早中期CRF时，遵循益气温阳、活血化瘀的遣药组方思路。

自古以来，黄芪是临证常用的扶正固本药物，有补气温阳、利水消肿作用。西医学研究发现，黄芪治疗肾脏病与其抗氧化、清除自由基，改善水钠、蛋白质、脂代谢等作用有关。白术具有健脾燥湿功效，与黄芪一样均是补气药，二者合用，可增强健脾补肾、益气温阳、补益正气之功。淫羊藿温肾壮阳，可增加组织的抗过氧化能力，维护组织的正常功能。丹参能够活血祛瘀，凉血消痈，养血安神，可通过改善肾脏的血流动力学，提高GFR，延缓肾功能恶化。大黄具有较强的泻下攻积、清热解毒功效，除用于中药灌肠外，内服方中加上大黄不仅能促进毒素排出，还可抑制系膜细胞、成纤维细胞增殖，改善肾血管高凝情况，起到增效减毒作用。陈皮斡旋中焦，调理气机，可使脾胃运化功能得复。清热解毒的土茯苓与大黄同样具有增效减毒作用，作用较大黄平和。黄精滋肾补脾，所含的黄精多糖是黄精的主要活性成分，能够改善大鼠的肾功能损害情况。桃仁为常用的活血化瘀药，CRF久病必瘀，桃仁可以化瘀泄浊，改善肾脏受损状态。积雪草可通过减少细胞外基质堆积、下调结缔组织生长因子表达等多种途径抗肾纤维化。沉香温肾纳气，降逆调中，可有效降低血管紧张素，进而改善肾功能。茯苓可以健脾利水，益脾气以助制水，味淡以渗湿而下。川芎乃血中气药，既可活血化瘀，亦可补气养血，化瘀而不伤正。太子参具有提高肾组织抗氧化活性作用，是一种有效的自由基清除剂，可以缓解肾脏纤维化。仙茅具有温肾壮阳作用，来于治疗命门火衰者，与淫羊藿同用，能够增强温肾填精作用。

熵层次聚类分析得出3个新组合：实邪较甚时，以六月雪、莪术、石见穿、核桃仁为主药祛瘀化浊；腰膝酸软、肢节屈伸不利明显者，以黄精、大黄、淫羊藿、桑寄生、牛膝、杜仲、细辛为主药补肾强筋骨、祛风通络；水肿明显者，以猪苓、桑白皮、茯苓皮、大腹皮、茯苓、泽泻、山药、牡丹皮为主药健脾渗湿、利水消肿。

体质辨识在慢性肾脏病中的应用

中医体质学中，体质的概念是指人体生命过程中，在先天禀赋和后天获得的基础上形成的形态结构、生理功能和心理状态等方面综合的、相对稳定的固有特质，是人类在生长发育过程中所形成的与自然、社会环境相适应的人体个性特征。它具有遗传性、个体差异性、群类趋同性、相对稳定性和动态可变性等特点，一方面体现了体质形成的基础是先天禀赋和后天获得两个基本要素；另一方面反映了机体内外环境相统一的整体观念。了解体质可以分析与疾病发生的相关性，指导养生保健。

慢性肾脏病的病机不外乎久病肾虚，湿瘀内生，总不离本虚标实，虚实夹杂，且其易感性、发展与传变、转归均受人的体质影响。临证施治当遵守扶正祛邪、标本兼治原则，做到扶正不恋邪，祛邪不伤正。同时注意辨识患者的体质类型，重视膳食、运动及精神调养，保持患者整体健康。中医调养具有因时因地因人制宜、提倡饮食调理个体化、膳食保健基于体质等特点，目的是实现"未病先防，既病早治，已病防变，瘥后防复"，使人"不得病，少得病，迟得病，带病延年，提高生活质量"。

一、气虚质

气虚质是以气息低弱，机体、脏腑功能状态低下为主要特征的一种体质状态。

（一）气虚体质的特征

1.形体特征

肌肉不健壮。

2.常见表现

容易疲乏，精神不振；易出汗，易感冒；口淡。发病倾向：平常体质虚弱，容易感冒，抗病能力弱，患病后易迁延不愈；易患内脏下垂、虚劳病。

3.对外界环境适应能力

不耐受寒邪、风邪、暑邪。

（二）调养要点

1.环境起居

夏当避暑，以防耗气；冬当避寒，以防感冒；避免过度劳累。

2.调养方式

（1）饮食调理：常用的补气食物有小米、粳米、糯米、莜麦、扁豆、菜花、胡萝卜、香菇、豆腐、马铃薯、红薯、牛肉、兔肉、鸡肉、鸡蛋等。这些食物都有很好的健脾益气作用。少食具有耗气作用的食物，如槟榔、空心菜、生萝卜等。

（2）药物调理：常用的补气药物有人参、黄芪、西洋参、太子参、党参、茯苓、白术、山药、灵芝、大枣等，平时可适当服用一些有补气功效的中成药。如补中益气丸。

（3）运动及自我调理：根据自身情况，选用一些传统的健身方法，如太极拳、太极剑等。不宜做大负荷运动和出大汗的运动，忌用猛力和长久憋气。平时可按摩足三里穴。

（三）药膳举例

1.小米山药粥

原料：小米100g，山药50g。

做法：将小米洗净，山药洗净刮皮切成丁，加水同煮粥。

功效：补益心肾、健脾和胃。

适应人群：气虚质、脾肾两虚，出现食少乏力、面色萎黄、时有汗出、产后乳少等。

2.黄芪炖鸡块

原料：黄芪15g，鸡1只，葱、姜、蒜、盐适量。

做法：黄芪洗净后，用纱布包好待用；净膛鸡切块，开水焯去血沫，捞出放入汽锅，将黄芪、葱姜蒜盐放入，大火烧开后改文火焖3个小时，直到肉烂为止，即可食用。

功效：健脾益气，养血安神。

适应人群：气虚质、心脾两虚，出现少气懒言、气短无力、食少腹泻、久病体虚等。

二、阳虚质

阳虚质是由于阳气不足，以虚寒现象为主要特征的一种体质状态。

（一）阳虚体质的特征

1.形体特征

多形体白胖，肌肉不壮。

2.常见表现

怕冷，冬天时手足冷更为厉害；容易疲倦、出汗；容易拉肚子。

3.心理特征

性格多沉静、内向。

4.发病倾向

发病多为因寒所造成的病证。如易腹泻以凌晨水泻为主、下肢浮肿、阳痿等。

5.对外界环境适应能力

不耐受寒邪，耐夏不耐冬、易感湿邪。

（二）调养要点

1.环境起居

冬避寒就温，春夏培补阳气，多日光浴；夏眠不直吹电风扇，开空调室内外温差不宜过大；注重足下、腰膝、背部等部位的保暖。

2.调养方式

（1）饮食调理：常食补阳之品，如羊肉、牛肉、猪肚、刀豆、核桃、栗子、茴香等。这些食物偏温热，可补五脏，尤其有补肾强壮作用，可强壮体质。在饮食上要注意即使盛夏也不要过食寒凉之品。

（2）药物调理：中药可选鹿茸、海狗肾、冬虫夏草、肉苁蓉、补骨脂、杜仲、菟丝子、沙苑子、怀牛膝、芡实、覆盆子、仙茅、淫羊藿、丁香等。肾阳虚者，中成药可选用金匮肾气丸、全鹿丸等；脾阳虚弱，可选用理中丸或附子理中丸；脾肾两虚者可选用济生肾气丸等。

（3）运动及自我调理：阳虚之体，适应寒暑变化的能力较差，在严冬应避寒就温,采取相应的一些保健措施。在春夏季节,可借自然界阳气培补阳气,亦可坚持做空气浴或日光浴等。宜住坐北朝南房子,不要贪凉而室外露宿或在温差变化大的房子中睡眠,以免受风寒而患病。在运动方面,因体力较弱,可做一些舒缓柔和的运动,如散步、慢跑、太极拳、五禽戏、八段锦等。或常灸足三里,多与别人交谈,平时多听一些激扬、高亢、豪迈的音乐。

(三)药膳举例

1.当归生姜羊肉汤

原料:当归20g,生姜30g,羊肉500g,黄酒食盐各适量。

做法:当归、生姜洗净,清水浸软,切片备用。羊肉放入开水锅中略烫,除去血水后捞出,切片备用。当归、生姜、羊肉放入砂锅中,加清水、黄酒、食盐,旺火烧沸后去浮沫,改用小火炖至羊肉熟烂即成。食用时捡去当归和生姜。

功效:温中补血,祛寒止痛。

适应人群:阳虚质、产后血虚,出现腹中冷痛、虚劳不足等。

2.太子参鞭打猴头菇

原料:太子参30g,牛鞭250g,猴头菇200g,青红椒各20g,盐、味精、水淀粉、料酒、葱、姜各适量,高汤。

做法:太子参洗净,开水泡发,牛鞭发好后切成寸段,打上梳子花刀,将猴头蘑放入碗内加盐、料酒、味精放入蒸笼内蒸20分钟,然后扣在盘内,青红椒切成棱形片,锅上油,约六成熟时,加入太子参、牛鞭、青红椒、盐、味精翻炒几下,上明油出勺,倒在猴头蘑周围即成。做菜肴佐餐。

功效:补肾壮阳。

适应人群:阳虚质、肾阳虚,出现早衰、阳痿等。

三、阴虚质

阴虚质是由于体内津液精血等阴液亏少,以阴虚内热为主要特征的一种体质状态。

(一)阴虚体质的特征

1.形体特征

面颊潮红、体形瘦长。

2.常见表现

手足心热，平时容易口燥、咽干、咽痛，大便秘结，眼睛干涩，皮肤干燥。

3.对外界环境适应能力

平素不耐热邪，耐冬不耐夏，不耐受燥邪。

（二）调养要点

1.环境起居

秋冬要养阴；居室应安静；不熬夜，不剧烈运动，不在高温下工作。

2.调养方式

（1）饮食调养：多吃甘凉滋润的食物，比如瘦猪肉、鸭肉、龟、鳖、绿豆、冬瓜、芝麻、百合等。少食羊肉、狗肉、韭菜、辣椒、葱、蒜、葵花子等性温燥烈的食物。

（2）药物调养：多吃甘凉滋润的中药，如 生地黄、枸杞、沙参、百合、女贞子等。常见的中成药是六味地黄丸。

（3）运动及自我调理：阴虚者，畏热喜凉，冬寒易过，夏热难受。尤其要注意"秋冬养阴"的原则调养，居住环境宜安静，选择坐南朝北的房子。其运动锻炼应重点调养肝肾之功，如可经常打太极拳、八段锦、保健功。中午保持一定的午休时间。避免熬夜、剧烈运动和在高温酷暑下工作。宜节制房事。

（三）药膳举例

1.玉竹锅塌豆腐

原料：豆腐250g，玉竹30g，葱、姜、蒜、味精、食盐、蛋清、淀粉、油适量。

做法：豆腐切成1.5cm方块，上浆挂糊备用；玉竹洗净，浸泡3~4小时，水开后煮15分钟，取汁备用；锅烧热后把豆腐炸成焦黄色捞出，沥去油，锅内留少许底油，加入调味品和豆腐同炒，然后放入药汁，勾芡即可。佐餐食用。

功效：滋阴润燥，生津止渴。

适应人群：阴虚质、阴液亏虚，出现口干口渴、面色潮红等。

2.百合鸡子黄汤

原料：百合7枚，鸡子黄1枚，白糖适量。

做法：百合脱瓣，清水浸泡一宿，待白沫出，去其水。放入锅中，加清水，旺火烧沸后再改用小火煮约半个小时，然后加入鸡子黄搅匀，再沸，调以白糖（或冰糖）进食。

功效：滋阴润肺，清心安神。

适应人群：阴虚质出现神情不宁、沉默少言、欲睡不能睡、欲行不能行、欲食不能食、似寒无寒、似热无热、口苦、尿黄等。

四、痰湿质

痰湿质是因水液内停而痰湿凝聚，以黏滞重浊为主要特征的一种体质状态。

（一）痰湿体质的特征

1.形体特征

体形肥胖、腹部肥满松软。

2.常见表现

面部皮肤油脂较多，汗多且黏，痰多；易困倦，口黏腻或甜，身重不爽，喜食肥甘之品。

3.心理特征

性格偏温和，稳重，恭谦，豁达，多善于忍耐。发病倾向：易患糖尿病、中风等疾病。

4.对外界环境适应能力

对梅雨季节及潮湿环境适应能力差。

（二）调养要点

1.环境起居远离潮湿；多参加户外活动；穿透气散湿的棉衣；常晒太阳。

2.调养方式

（1）饮食调养：饮食清淡为原则，少食肥肉及甜、黏、油腻的食物。可多食葱、蒜、海藻、海带、冬瓜、萝卜、金橘、芥末等食物。

（2）药物调养：可选用健脾利湿的药物，如山药、薏苡仁、大枣、马齿苋、芡实等。

（3）运动及自我调理：平时多进行户外活动。衣着应透气散湿，经常晒太阳或进行日光浴，长期坚持运动锻炼。

（三）药膳举例

1.珍珠薏苡仁丸子

原料：瘦猪肉200g，薏苡仁150g，盐、味精、蛋清、淀粉、白糖、油适量。

做法：将猪肉剁成馅，做成直径2cm大小的丸子备用，将薏苡仁洗净，备用的丸子裹上生薏苡仁，放在笼屉或蒸锅内蒸10~15分钟，然后取出丸子，放调味品勾芡即可。

功效：健脾化湿，降脂轻身。

适应人群：痰湿质、脾虚湿盛，出现食少腹泻、四肢无力、头重如裹等。

2.茯苓香菇玉笋

原料：玉笋250g，香菇100g，茯苓粉10g，盐、味精、高汤、水淀粉、香油适量。

做法：香菇、玉笋切成丝，茯苓粉与水淀粉调和，油约六七成热时放入玉笋、香菇、高汤、味精、水淀粉，翻炒撒盐出锅。

功效：补中健脾，除湿利尿。

适应人群：痰湿质、脾虚湿盛，出现小便不利、嗜睡易困、眼泡浮肿、关节不利等。

五、湿热质

湿热质是以湿热内蕴为主要特征的一种体质状态。

（一）湿热质的特征

1.形体特征
形体偏胖居多。

2.常见表现
易生痤疮粉刺，易口干口苦；小便黄，大便黏；男性易阴囊潮湿，女性易带下增多。

3.心理特征
性情多急躁易怒。发病倾向：易患疮疖、肝炎等。

4.对外界环境适应能力

对湿环境或气温高，尤其夏末秋初，湿热交蒸气候较难适应。

（二）调养要点

1.环境起居

环境宜干燥通风；不宜熬夜过劳；夏天应避湿热、暑湿侵袭。

2.调养方式

（1）饮食调养：饮食清淡，多吃甘寒、甘平的食物，如绿豆、空心菜、苋菜、芹菜、黄瓜、冬瓜、藕、西瓜等。少食辛温助热的食物，应戒除烟酒。

（2）药物调养：可选用清利湿热的药物，如金银花、荷叶、菊花、莲子心、藿香等。

（3）运动及自我调理：不宜熬夜和过于劳累。盛夏暑湿较重的季节，应减少户外活动。适合做大强度、大运动量的锻炼，如中长跑、游泳、爬山、各种球类、武术等。

（三）药膳举例

1.绿豆粥

原料：绿豆50g，薏苡仁30g，杏仁10g，粳米100g。

做法：绿豆、薏苡仁、杏仁、粳米洗净后一同放入锅中，煮成粥即可食用。

功效：清热利湿，宣通三焦。

适应人群：湿热质、暑热暑湿引起的身热面赤、胸闷脘痞、下痢稀水、小便短赤、舌质红赤等。

2.车前马齿蛋花汤

原料：车前草15g，马齿苋50g，鸡蛋1个。

做法：车前草和马齿苋榨汁备用，锅中烧适量热水，烧开后打入鸡蛋，然后放入菜汁、盐、白糖搅拌均匀，出锅食用。

功效：清热祛湿，祛湿解毒。

适应人群：湿热质，夏季暑湿、痢疾、水湿腹泻者。

六、瘀血质

瘀血质是指体内有血液运行不畅的潜在倾向或瘀血内阻的病理基础，并表现出一系列外在征象的体质状态。成因：先天禀赋，或后天损伤，忧郁气滞，久病入络。女性多见。

（一）瘀血质的特征

1.形体特征

瘦人居多。

2.常见表现

平素面色晦暗，皮肤偏暗或色素沉着，容易出现瘀斑，易患疼痛，口唇暗淡或紫，舌质暗有点、片状瘀斑，舌下静脉曲张。眼眶暗黑，鼻部暗滞，发易脱落，皮肤发干，或有出血倾向、吐血，女性多见痛经、闭经、或经血中多有血块，或经色紫黑有块。

3.心理特征

性情急躁，心情易烦，健忘。

4.发病倾向

易患出血、中风、心脏病等，还可见乳腺增生、子宫肌瘤等。

5.对外界环境适应能力

不耐受风邪、寒邪。

（二）调养要点与方式

1.饮食调理

可常食佛手、黑木耳、桃仁、油菜、黑豆、藕、桃子、栗子、藏红花等具有活血祛瘀作用的食物，酒可少量常饮，醋可多吃。

2.药物调养

可选用活血化瘀的中药，如红花、桃仁、丹参等。

3.精神调养

血瘀体质在精神调养上，要培养乐观的情绪。精神愉快则气血和畅，营卫流通，有利血瘀体质的改善。反之，苦闷、忧郁则可加重血瘀倾向。

4.运动及自我调理

多做有益于心脏血脉的活动，如太极拳、八段锦、长寿功、保健按摩术等，以全身各部都能活动、助气血运行为原则。

（三）药膳举例

山楂红糖汤

原料：山楂10枚，红糖适量。

做法：山楂冲洗干净，去核打碎，放入锅中，加清水煮约20分钟，调以红糖进食。

功效：活血散瘀，通经止痛。

适应人群：瘀血质，产妇恶露不尽、腹肿疼痛、产后儿枕痛者。

七、气郁质

气郁质因长期情志不畅、气机郁滞而形成的以性格内向不稳定、忧郁脆弱、敏感多疑为主要表现的体质状态。成因：先天遗传，或因精神刺激，暴受惊恐，所欲不遂，忧郁思虑等。

（一）气郁质的特征

1.形体特征

形体瘦者为多。

2.常见表现

性格内向不稳定，忧郁脆弱，敏感多疑，对精神刺激适应能力较差，平常忧郁面貌，神情多烦闷不乐。胸胁胀满，或走窜疼痛，多伴善太息，或嗳气呃逆，或咽间有异物感，或乳房胀痛，睡眠较差，食欲减退，惊悸怔忡，健忘，痰多，大便多干，小便正常。

3.心理特征

性格内向不稳定，忧郁脆弱，敏感多疑。

4.发病倾向

易患郁症、失眠、慢性胃痛、梅核气、乳腺增生、惊恐等。

（二）调养要点与方式

1.饮食调理

可选用小麦、蒿子秆、葱、蒜、海带、海藻、萝卜、金橘、山楂等具有行气、解郁、消食、醒神作用的食物。睡前避免饮茶、咖啡等提神醒脑的饮料。

2.药物调养

可选用疏肝理气的中药，如柴胡、枳壳、佛手等。中成药如加味逍遥丸。

3.运动及自我调理

尽量增加户外活动，可坚持较大量的运动锻炼，如跑步、登山、游泳、武术等。另外，要多参加集体性的运动，解除自我封闭状态。多结交朋友，及时向朋友倾诉不良情绪。

（三）药膳举例

1.白萝卜汁

原料：白萝卜2000g，冰糖适量。

做法：白萝卜洗净切碎，用洁净纱布绞取汁液，加冰糖溶化即可。每日3次，每次冷饮40g。

功效：宽中消食，清热凉血。

适宜人群：气郁质，见郁证、失眠、慢性胃痛、梅核气等。

2.干贝萝卜汤

原料：白萝卜1根（约400g），干贝2~4个，高汤5碗、陈酒、盐、白糖各适量、山慈菇粉少许。

做法：前一天晚上将干贝泡入水中，第二天早上洗净后用手撕开。白萝卜洗净、去皮，切成块或做成萝卜球。锅里放入高汤，白萝卜、干贝，用旺火煮开后改用文火煮20分钟，然后用陈酒、糖调味后再煮20分钟，待白萝卜变软后撒入山慈菇粉、搅均匀后即成。

功效：滋阴益气，和胃调中。

适宜人群：气郁质，见乳腺增生、惊恐等。

八、特禀质

特禀质是指因先天禀赋不足和禀赋遗传等因素造成的一种特殊体质，包括先天性、遗传性的生理缺陷与疾病，过敏反应等。成因：先天因素、遗传因素，或外界因素、药物因素等。

（一）特禀质的特征

1.形体特征

无特殊，或有畸形，或有先天生理缺陷。

2.心理特征

因禀质特异情况而不同。

3.常见表现

遗传性疾病有垂直遗传、先天性、家族性特征；胎传性疾病为母体影响胎儿个体生长发育及相关疾病特征。

4.发病倾向

过敏体质者易药物过敏，易患花粉症；遗传疾病如血友病、先天愚型及中医所称的"五迟""五软""解颅"等；胎传疾病如胎寒、胎热、胎惊、胎肥、胎痈、胎弱等。

5.对外界环境能力

适应能力差，过敏体质者对过敏季节适应能力差，易引发宿疾。

（二）调养要点与方式

饮食宜清淡、均衡，粗细搭配适当，荤素配伍合理；不宜食用腥膻发物及含致敏物质的食物；亦不宜食用酒、辣椒、浓茶、咖啡等辛辣之品。被褥床单要经常洗晒，可防止对尘螨过敏；不宜养宠物，以免对动物皮毛过敏。

（三）药膳举例

1.拔丝莲子

原料：莲子、白糖、油、清水、白糖、炒芝麻。

做法：莲子用温水泡1小时后蒸熟，保持莲子表面的水分，再撒上淀粉裹匀，取一盘子，抹上少许香油；锅点火倒入油，倒入莲子炸，迅速出锅；锅中放少许清水、白糖熬，反复翻炒，出大泡并变小泡均匀时倒入莲子急速翻炒，出锅前撒上芝麻即可。

功效：补心安神，益肾固精。

2.莲子粥

原料：大米100g，莲子50g，冰糖适量。

做法：洗净大米和莲子，同时下锅煮成粥，粥成后加冰糖食之。

功效：润肺安神，补益脾胃。

注意事项：多食易致腹胀，故消化不良、中满腹胀、大便燥结者不宜食。

九、平和质

平和质是指阴阳平和，脏腑气血功能正常，先天禀赋良好，后天调养得当之人，对四时寒暑及地理环境适应能力强，患病少。成因：先天的遗传条件良好，后天的饮食起居、生活习惯适宜，即后天调养得当。

（一）平和体质的特征

1.形体特征

体形匀称、健壮。

2.心理特征

性格随和开朗。

3.常见表现

面色、肤色润泽，头发稠密有光泽，目光有神，鼻色明润，嗅觉通利，味觉正常，唇色红润，精力充沛，不易疲劳，耐受寒热，睡眠安和，胃口良好，两便正常，舌色淡红，苔薄白，脉和有神。

4.发病倾向

平时较少生病。

5.对外界环境适应能力

对自然环境和社会环境适应能力较强。

（二）调养要点及方式

合理膳食，睡眠充足，适量运动，戒烟限酒，心态平衡，圣人不治已病治未病，不治已乱治未乱。

典型医案

案一

王某，男，32岁。初诊时间：2014年7月13日。

主诉：发现尿检异常4月，乏力、腰酸1个月。

诊查：患者患慢性乙型病毒性肝炎18余年，曾服用拉米夫定抗病毒，因病毒复制，改阿德福韦酯联合恩替卡韦治疗，2014年3月份体检发现尿蛋白阳性，血肌酐：119μmol/L，尿素氮7.26mmol/L，于金华市某三甲医院肝病科就诊，未做特殊检查及治疗，嘱定期复查肾功能。2014年6月11日查血肌酐145μmol/L，尿素氮7.68mmol/L，诉有乏力感，腰酸明显，畏寒，泡沫尿，晨起口苦，至金华市中心医院肝病科就诊，考虑"药物性肾损伤"，停阿德福韦酯，改恩替卡韦1.0g，1日1次，抗病毒治疗，但血肌酐仍较高，为进一步诊治来我院门诊。现患者神清，精神软，感乏力，晨起口苦，腰酸明显，畏寒，泡沫尿，无肉眼血尿，无恶寒发热，无恶心呕吐，无胸闷、心悸，无头晕、头痛，无腹痛、腹泻，纳、眠可，大便调，舌淡暗，苔白，脉沉细。

中医诊断：溺毒（脾肾阳虚，兼夹浊瘀型）。

西医诊断：慢性肾功能衰竭CKD-3期；慢性乙型病毒性肝炎。

治则治法：益肾健脾，化瘀祛浊。

处方：肾毒宁方加减。黄芪30g，防风6g，莪术6g，炒白术15g，丹参30g，土茯苓30g，淫羊藿15g，砂仁6g（后下），积雪草15g，薏苡根30g，紫苏叶9g，炒党参12g。7剂，水煎，每日1剂，早晚各服1次。

二诊：活动后易疲乏，晨起口苦、腰酸、怕冷等症减轻，尿中泡沫较前减少，纳、眠可，大便调，舌淡暗，苔白腻，脉沉细。复查尿常规示尿蛋白（-）；尿总蛋白定量204mg/24h。7月19日尿常规示尿蛋白（+），尿总蛋白定量306.00mg/24h，内生肌酐清除率54mL/min。生化检查肌酐145μmol/L。尿酸152μmol/L。上方加减。

处方：黄芪40g，川芎15g，莪术9g，炒白术30g，丹参30g，土茯苓30g，淫羊藿20g，甘草6g，鬼箭羽20g，石菖蒲10g，白花蛇舌草15g，红花6g，积雪草15g，紫苏叶9g，太子参12g，薏苡根30g。7剂，水煎，每日1剂，早晚各服1次。

三诊：活动后易疲乏，腰酸、怕冷明显缓解，口苦、泡沫尿症状消失，纳、眠可，大便调，舌淡暗，苔薄白腻，脉沉细。复查尿常规示尿蛋白（-）；尿总蛋白定量192.00mg/24h；内生肌酐清除率55mL/min。肾功能血肌酐125μmol/L，尿素氮6.68mmol/L。继续益肾健脾、化瘀祛浊巩固治疗。嘱患者避风寒，慎起居，调情志，打太极拳适当运动。

处方：黄芪40g，川芎15g，莪术9g，炒白术30g，丹参30g，土茯苓30g，淫羊藿20g，甘草6g，鬼箭羽20g，石菖蒲10g，白花蛇舌草15g，红花6g，积雪草15g，紫苏叶9g，太子参12g。7剂，水煎服，每日1剂，早晚各1次。

上法继续治疗半年，病情稳定。

按语： 患者患有慢性乙型病毒性肝炎日久，营养状况不佳，长期耗伤正气致脾肾两虚。脾主运化，脾气亏虚，运化失职，一则水湿内生，日久成毒，浊毒阻滞气机，气机不畅，血行迟滞而变生瘀血，二则脾失健运，水谷精微不化，气血生化乏源，四肢肌肉失养，故见体倦乏力；脾肾阳气不足，故可见怕冷；肾虚则腰府失养，故腰酸；水谷不化精微下泄，而见尿中泡沫；舌淡暗、舌苔白腻、脉沉细为脾肾阳虚、浊瘀内停之征。一诊治以益肾健脾，化瘀祛浊，方用肾毒宁方加减。方中黄芪性温，有益气、温阳、补虚、消肿的功效；白术健脾益气，燥湿利水；党参补中益气，健脾益肺；淫羊藿温肾助阳，填补精气；苏叶辛温，芳香气烈，既能发汗解表，又善通降顺气宽中，化浊醒脾而止呕，擅辛通肺胃之气郁；砂仁温脾化湿；莪术辛苦温、丹参微寒，寒温并调，行气破血，益气补血，活血化瘀；积雪草活血化瘀，通经活络，又同时兼具祛风、清热利湿、解毒消肿之功；薏苡根祛风胜湿；土茯苓解毒除湿。诸药合用，共奏扶正祛邪、化浊祛瘀之功。二诊见活动后易疲乏，晨起口苦，腰酸减轻，尿中泡沫较前减少，纳、眠可，大便调，舌淡暗，苔白腻，脉沉细。复查尿蛋白较前减少。《医学入门》云："脾病则水流为湿，火炎为热。久则湿热郁滞经络，尽皆浊腐之气，津液与血亦化为水。"故在前方基础上黄芪、白术加量；另在补气健脾益肾的同时注意清热利湿，药用鬼箭羽、积雪草、薏苡根、白花蛇舌草；并加用石菖蒲开胃化湿；病久入络，故加用川芎、鬼箭羽加强活血化瘀、通经活络功效。三诊活动后易疲乏、腰酸明显好转，口苦、泡沫尿症状消失，纳、眠可，大便调，舌淡暗，苔薄白腻，脉沉细。复查尿蛋白减少明显，肾功能降至正常范围。效不更方，继予原方益肾健脾、化瘀祛浊巩固治疗。嘱患者避风寒，慎起居，调情志，防止疾病反复。

案二

李某，男，68岁。初诊时间：2019年7月19日。

主诉：发现血肌酐升高两年余。

诊查：患者当地体检发现血肌酐偏高，达145μmol/L，未系统诊治，既往有高血压病史10年余，经常服用伲福达、百令胶囊等，但血压仍偏高，目前乏力，下肢酸软，双下肢水肿，时有口苦口干，恶心欲吐，食欲欠佳，大便3日1次，舌淡胖、边有齿痕，脉沉细。

中医诊断：溺毒（气血两虚型）。

西医诊断：慢性肾衰竭CKD-2期。

治则治法：调气活血，化瘀祛浊。

处方：生黄芪30g，赤芍15g，防风10g，丹参30g，益母草20g，泽兰30g，当归12g，炒白术20g，猪苓15g，茯苓30g，泽泻15g，白茅根15g，怀牛膝15g，桑寄生30g，杜仲30g，车前子15g，大黄9g。5剂，水煎，每日1剂，早晚分服。

按语：患者久病，脾肾衰败，瘀血湿毒壅塞。而脾为升降之枢，肾为升降之本，瘀血湿毒又阻滞经络血脉，以致升降失司，清浊逆乱，故而乏力、下肢酸软、双下肢水肿、时而口苦口干、恶心欲吐、食欲欠佳、大便3日1次，舌淡胖、边有齿痕、脉沉细均为气血两虚、清浊逆乱之征象。治拟调气活血，化瘀祛浊。方中生黄芪益气补虚；炒白术、猪茯苓、泽泻健脾升清利水，补肾利湿；丹参、益母草、泽兰、当归、赤芍活血化瘀；桑寄生、杜仲、怀牛膝补肾；防风胜湿，剔除肾络风邪；大黄降浊。诸药合用，共奏调畅气血、升清降浊之功。

案三

宋某，男，54岁。初诊时间：2014年6月5日。

主诉：反复尿中泡沫增多1年。

诊查：患者1年前因劳累后出现泡沫尿，至西医院查尿蛋白（+），血肌酐升高（具体不详），予爱西特口服一段时间后，血肌酐恢复正常，但每因劳累后出现泡沫尿。1周前，患者感全身乏力不适，腰酸明显，尿中泡沫增多，午后双下肢浮肿，休息后可缓解，今来我科门诊，查血肌酐176μmol/L，尿蛋白（++），有高血压史3年。舌暗淡，苔薄糙，脉滑。

中医诊断：尿浊（脾肾不足，浊瘀阻络）。

西医诊断：慢性肾衰竭。

治则治法治：健脾补肾，化瘀解毒。

处方：黄芪、丹参、土茯苓、六月雪、薏苡根各30g，淫羊藿20g，制大黄、桃仁各10g，黄精、太子参、牛膝各15g，沉香粉3g（冲服），水蛭粉3g（冲服）。

二诊：服上方后尿中泡沫减少，腰酸乏力较前改善，双下肢仍有浮肿，腹胀，胃纳不佳，夜寐欠安，复查尿蛋白（±）。上方加砂仁6g（后下），紫苏叶9g，茯神30g，继服半月。

三诊：诸症好转，复查尿蛋白阴性，血肌酐127μmol/L。

效不更方，继续原法巩固，迄今病情稳定。

按语： 尿蛋白是人体精微下注、精气外泄的病理产物。该患者反复蛋白尿1年余，体内精微物质丢失过多，脏腑及肌肉、关节失去充养，出现神疲乏力、腰酸、下肢浮肿等症，当为脾肾两虚，湿浊内阻。治宜健脾补肾，化浊解毒。方中治疗采用经验方"肾毒宁方"。方中黄芪、淫羊藿、黄精健脾补肾，培补正气；丹参、桃仁、制大黄、水蛭粉活血化瘀，化浊解毒；沉香为最珍贵的香药之首，是中药中的"上品"，降气止呕，温肾纳气。傅晓骏认为，沉香粉不仅可以温阳补肾，还可以斡旋中焦，恢复机体气机通畅，对因中焦虚弱、气机不畅引起的腹胀、纳呆尤为合适。实验证实，单味沉香粉可在一定程度上通过降低血管紧张素Ⅰ和血管紧张素Ⅱ，改善肾脏的血流动力学变化，从而延缓慢性肾衰竭的进程。实验还证实，肾毒宁方可通过抗氧化应激保护肾脏。临床上若患者以蛋白尿为主要表现时，傅晓骏常加积雪草、茯苓、鬼箭羽、徐长卿、匐伏堇等药；腰痛明显者，加狗脊、牛膝、槲寄生、水牛角等；水肿明显者，加茯苓皮、猪苓、桑白皮、盐炒车前子、葫芦壳等。

案四

李某，女，50岁。初诊时间：2015年8月13日。

主诉： 反复双下肢浮肿两年，加重1个月。

诊查： 患者两年前因过度劳累后出现双下肢凹陷性水肿，伴有腰酸不适，神疲乏力，至当地医院查肾功能提示血肌酐163μmol/L，予利尿对症治疗后好转。后症状多次发作，均采用对症治疗。1个月前因过度劳累再次出现双下肢凹陷性浮肿，休息后浮肿可缓解，伴腰酸乏力、双眼视物模糊，无尿频、尿急、尿痛，无明显尿色加深，无头痛头晕，无胸闷心慌，近期胃纳不佳，大便偏干，面色晦暗，舌暗红，苔薄糙，脉细。

中医诊断： 水肿病（脾肾两虚，浊瘀阻滞）。

西医诊断： 慢性肾功能衰竭。

治则治法： 健脾益肾，祛瘀化浊。

处方：黄芪30g，淫羊藿20g，积雪草15g，白术15g，黄精15g，桃仁10g，土茯苓30g，大黄9g（后下），丹参30g，沉香3g（研粉），赤芍15g，川芎15g。7剂，水煎服，每日1剂。

按语： 患者劳累后双下肢反复凹陷性浮肿，此乃肾气不足，气化功能下降，化水不利。腰为肾之府，故腰酸不适。肾为一身元阴元阳之根本，肾虚故神疲乏力、胃纳不佳、头痛头晕。久病必入络，故面色晦暗、舌暗红、苔薄糙。治疗上，傅晓骏采用益气健脾温阳、化瘀祛浊之法，以蛋白尿方为主方加减，收到满意效果。

案五

杜某，男，58岁。初诊时间：2018年12月12日。

主诉：颜面浮肿4天。

诊查：患者4天前出现颜面浮肿，夜尿频多，无双下肢浮肿，无咳嗽咳痰，无发热寒战，既往否认有类似疾病史，至当地医院就诊，查白蛋白29.1g/L，肌酐183μmol/L，尿蛋白（+++），24小时尿总蛋白定量4011mg/24h，彩超示胆囊多发息肉可能，双肾囊肿。既往有腹部多发散在皮下包块，患者神清，精神不佳，胃纳欠佳，小便如上述，大便难解，怕冷，腰酸，舌淡胖，苔白，脉细滑。

中医诊断：溺毒（脾肾阳虚）。

西医诊断：慢性肾衰竭；CKD-4期；肾病综合征。

治则治法：补脾益肾，温阳利水消肿。

处方：五苓散加减。桂枝10g，茯苓15g，猪苓15g，麸炒白术15g，泽泻10g，太子参12g，淫羊藿20g，葫芦壳30g，大腹皮10g，茯苓皮15g，肉苁蓉30g，陈皮10g，川芎10g，黄芪30g，山茱萸10g，积雪草15g。7剂，水煎，每日1剂，1日两次。

二诊：神清，精神不佳，颜面部浮肿消退明显，胃纳可，夜尿较前减少，大便日行1次，怕冷，腰酸，舌淡胖，苔白，脉细滑。复查尿常规示尿蛋白（++），血肌酐171μmol/L。前法获效，治拟守法，原方出入。

处方：桂枝10g，茯苓15g，猪苓15g，麸炒白术15g，泽泻10g，太子参12g，淫羊藿20g，葫芦壳30g，大腹皮10g，茯苓皮15g，肉苁蓉30g，陈皮10g，川芎10g，黄芪30g，山茱萸10g，积雪草15g，薏苡根30g。7剂，水煎，每日1剂，1日两次。

　　按语：本病属中医学"溺毒"范畴，患者先天禀赋不足，后天将养失节，久病脾肾耗伤，脾肾不足。脾主运化，脾气内虚，运化失职，水谷不化精微反为水湿，而外溢肌肤。肾为水脏，内寓元阳。元阳即真阳，亦称少火。少火生气，脾土有赖于肾阳之温煦。肾阳不足，脾阳亦虚，转运随之失职。脾不制水，肾难主水，气不化水，水湿停滞，溢于外则浮肿。脾肾阳虚，四肢肌肉失于温煦，故畏寒。脾虚运化不及，故纳差。舌淡胖、苔白、脉细滑为脾肾阳虚之征。本病病位在脾肾，病性为本虚标实，总属脾肾阳虚。治以补脾益肾、温阳利水消肿为主，方用五苓散加减。方中泽泻直达肾与膀胱，利水渗湿之力较强，重用为君。茯苓、猪苓甘淡渗利，增强利水渗湿之力，为臣。佐以白术，合茯苓健脾布津，且寓实脾制水之意；桂枝内可通阳化气以恢复三焦、膀胱气化功能，外能解肌发汗"亦宜入治上焦药"（《宝庆本草折衷》），不仅兼可解除表邪，而且有助于驱散水气。加用淫羊藿、肉苁蓉、山茱萸温阳利水，润肠通便；黄芪、太子参益气利水；葫芦壳、茯苓皮化湿利水；大腹皮行气宽中，行水消肿；积雪草、川芎活血通络，解毒消肿。全方表里同治，三焦兼调，针对气化不利、津停不布之证机，利水渗湿，化气布津。二诊患者神志清，颜面部浮肿消退明显，胃纳可。尿蛋白（++）。前法获效，原方出入，加薏苡根利湿降蛋白尿治疗。

　　案六

　　施某，女，78岁。初诊时间：2019年1月14日。

　　主诉：发现血肌酐升高6年余，腰痛20余天。

　　诊查：患者6年前因腹痛在某医院就诊，查血肌酐200μmol/L，尿素氮7.17mmol/L。双肾彩超：双肾弥漫性病变；右肾多发囊肿；输尿管、膀胱未见明显异常。后转赴我院，诊为慢性肾功能衰竭CKD-3期；高血压病；予服爱西特、百令胶囊及降压护肾、排毒等对症治疗，血肌酐控制稳定。20多天出现腰痛，夜间明显，伴乏力、纳差、怕冷、晨起口苦，无肢体活动不利，无胸闷、气闭，无浮肿，无尿频、尿急、尿痛，今来门诊复诊。舌淡暗，苔白腻，脉沉细。查尿常规蛋白质（++）；隐血（+）.红细胞（UF）56.8/UL。肝功能常规谷丙转氨酶14U/L，谷草转氨酶34U/L。总蛋白71.2g/L，白蛋白44.0g/L，球蛋白27.2g/L。尿素氮 31.6mmol/L，肌酐255μmol/L，尿酸379.8μmol/L，钙2.14mmol/L，镁1.15mmol/L，钾离子5.24mmol/L，24小时尿总蛋白定量2406mg/24h，内生肌酐清除率16mL/min。

中医诊断：溺毒（脾肾阳虚，兼夹浊瘀）。

西医诊断：慢性肾功能衰竭CKD4期；高血压病3级。

治则治法：益肾健脾，化瘀祛浊。

处方：肾毒宁方化裁。炒党参15g，姜半夏10g，酒黄芩15g，豆蔻9g，土茯苓30g，薏苡根30g，紫苏叶9g，六月雪30g，丹参30g，川芎15g，石菖蒲10g，牡蛎30g，姜竹茹10g。7剂，水煎，每日1剂，早晚分服。

二诊：乏力，晨起口苦、纳差、腰酸痛、怕冷等症减轻，眠可，大便调，舌淡暗，苔白腻，脉沉细。原方加减。

处方：炒党参15g，姜半夏10g，酒黄芩15g，豆蔻9g，土茯苓30g，薏苡根30g，紫苏叶9g，六月雪30g，丹参30g，川芎15g，石菖蒲10g，牡蛎30g，姜竹茹10g，红花9g，淫羊藿20g，莪术9g，黄芪40g。7剂，水煎，每日1剂，早晚分服。

三诊：乏力、腰酸劳累后有，余症减轻，眠可，大便调，舌淡暗，苔薄白腻，脉沉细。效不更方，继予原方益肾健脾、化瘀祛浊巩固治疗。嘱避风寒，慎起居，调情志，打太极拳适当运动。

处方：炒党参15g，姜半夏10g，酒黄芩12g，豆蔻6g，土茯苓30g，薏苡根30g，紫苏叶9g，六月雪30g，丹参30g，川芎15g，石菖蒲10g，牡蛎30g（先煎），红花9g，淫羊藿20g，莪术9g，黄芪40g。7剂，水煎，每日1剂，早晚分服。

服药月余，复查肾功能尿素氮20.6mmol/L，肌酐211μmol/L，尿酸356μmol/L，钙2.1mmol/L，镁1.2mmol/L，钾离子4.9mmol/L，内生肌酐清除率20mL/min。

按语：患者先天禀赋不足，后天将养失节，加之久病，耗伤正气致脾肾两虚。脾主运化，脾气亏虚，运化失职，一则水湿内生，日久而成毒，浊毒阻滞气机，气机不畅，血行迟滞而变生瘀血，二则脾失健运，水谷精微不化，气血生化之源，四肢肌肉失养，故见体倦乏力、纳差；肾阳不足，脾阳亦虚，脾肾阳虚，四肢肌肉失于温煦，故畏寒；腰为肾之府，肾虚则腰府失养，故腰酸痛乏力；舌淡暗、苔白腻、脉沉细为脾肾阳虚之征。病位在脾肾，病性为本虚标实，总属脾肾阳虚、浊毒内停证。临床以阳虚血瘀型所占比重较大，湿浊、瘀血更是贯穿本病的始终。一诊治以益肾健脾，化瘀祛浊，方用肾毒宁方加减。方中党参补中益气，健脾益肺；苏叶既能发汗解表，又善降气宽中，化浊醒脾止呕，辛通肺胃气郁；川芎辛苦温，丹参微寒，寒温并调，行气破血，益气补血，活血化瘀；积雪草活血化瘀，通经活络，又兼祛风、清热利湿、解毒消肿之功；薏苡根祛风胜湿；石菖蒲开胃化湿；土茯苓解毒除湿；竹茹、姜半夏、炒黄芩降逆和胃。诸药合用，共奏扶正祛邪、化浊祛瘀之功效。二诊见乏力，晨起口苦、纳差、腰酸痛、怕冷等症减轻，故前方基础上加黄芪、淫羊藿健脾益气，温肾助阳，填补精气；病久入络，故加莪术、红花加强活血化瘀、通经活络之功。三诊乏力、腰酸劳累后有，余症减轻，眠可，大便调。效不更方，继予原方益肾健脾，化瘀祛浊，巩固治疗。嘱患者避风寒，慎起居，调情志，防止疾病反复。

案七　水肿（白塞病）

厉某，女，59岁。初诊时间：2015年3月31日。

主诉：反复口腔溃疡伴下肢结节性红斑7年，全身浮肿3天。

诊查：患者7年前开始反复出现口腔溃疡伴双下肢散在结节性红斑，无腹痛、腹泻，无发热、畏寒，赴上海某医院，诊断为白塞病，予沙利度胺、白芍总苷、美卓乐等治疗，疗效欠佳，口腔溃疡及双下肢结节仍反复发作，后患者自行增加沙利度胺剂量，予100mg每日4次长期口服，时感乏力自汗、口干不欲饮、恶心、纳呆等，未予减量，并长期自行大量口服美卓乐，1天10片（40mg）。3天前患者自行服用大剂量沙利度胺约15g左右（自诉服用十七八盒），尔后出现恶寒明显（着两件羽绒服并覆两床厚被），头晕、乏力，倦怠、嗜睡，大量汗出、1日三换而不干，心悸、胸闷，口干不欲饮，恶心难过，不思饮食，周身浮肿，大便秘结。血压正常。患者面色晦暗，表情淡漠，沉默寡言，倦怠、嗜睡，颜面及双下肢浮肿明显，心、肺听诊无殊，腹部无压痛，舌淡，苔白腻，脉沉弦细无力，因患者拒绝输液及口服西药治疗，故寻求中医治疗。

中医诊断：水肿（心肾阳虚型）。

西医诊断：白塞病。

治则治法：温补肾阳，调和营卫。

处方：桂枝10g，芍药15g，炙甘草3g，生姜6g（切），大枣9g（擘），炮附子20g（先煎），巴戟天15g，炒白术15g，陈皮15g。7剂，每日1剂，水煎服，药后食热稀粥1碗，同时盖以棉被令一时许。

二诊：恶寒、汗出较前稍有好转，汗出而黏，仍感乏力，心悸，中脘胀冷作痛，不欲饮食，大便秘结，排便无力，颜面、双下肢浮肿，情绪抑郁，默默不欲言，舌淡，苔白腻，脉弦细，乃脾肾阳虚，运化无力。治拟温补脾肾，健脾助运。方用桂枝去桂加茯苓白术汤合干姜附子汤加减。

处方：炮附子15g（先煎），干姜6g，猪苓30g，茯苓30g，炒白术30g，生白芍20g，肉苁蓉20g，煅龙骨30g（先煎），陈皮15g，厚朴花6g。7剂，每日1剂，水煎，早晚分服。

三诊：服上方后，诸症明显好转，颜面、双下肢仍轻度浮肿，中脘及胁肋部作胀作痛，大便少解、排便不畅，情绪抑郁，默默不欲言，舌淡，苔白腻，脉弦细。证属脾肾阳虚，肝脾不和。治拟温补脾肾，疏肝和胃。

处方：炮附子15g（先煎），生白术30g，枳壳15g，佛手15g，干姜6g，猪苓30g，茯苓30g，炒白术30g，生白芍20g，肉苁蓉20g，煅龙骨30g（先煎），陈皮15g，厚朴花6g。7剂，每日1剂，水煎，早晚分服。

四诊：仍颜面、双下肢浮肿，畏寒，中脘胀痛不适，排便不畅。证属阳虚水泛，肝脾不和，治拟温阳利水，疏肝和胃，加强健脾疏肝，行气和胃。

处方：炮附子15g（先煎），干姜10g，生白芍30g，肉苁蓉30g，泽兰30g，葫芦壳30g，八月札15g，娑罗子15g，砂仁9g（后下），生白术30g，枳壳15g，佛手15g，猪苓30g，茯苓30g，炒白术30g，煅龙骨30g（先煎），陈皮15g，厚朴花6g。7剂，每日1剂，水煎，早晚分服。

五诊：患者前日不慎感冒，伴发热、恶寒，体温38.5℃，汗出而黏，伴干咳，微喘，心悸，舌淡，苔薄白，脉浮而弦细。此乃少阴太阳合病也，桂枝麻黄各半汤主之。

处方：桂枝15g，生白芍30g，生甘草3g，生姜6g，红枣9g，柴胡10g，炮附子15g（先煎），麻黄10g，杏仁10g，煅龙骨50g（先煎），粳米适量。3剂，每日1剂，水煎服。先煎麻黄，去上沫，然后放入其他药，煮取一杯，同时盖以棉被一时许。

六诊：患者仍少许发热，体温37.5℃，畏寒、乏力，汗出而黏，心悸，腹胀，舌暗淡，苔薄，脉微浮而弦细。

处方：桂枝15g，炒枳壳30g，生白芍30g，生甘草5g，生姜6g，红枣9g，柴胡15g，炮附子15g（先煎），麻黄10g，杏仁10g，煅龙骨60g（先煎），粳米适量。5剂，每日1剂，水煎服。先煎麻黄，去上沫，然后放入其他药，煮取一杯，同时盖以棉被一时许。

七诊：发热、恶寒已愈，仍畏寒，自汗，心悸、不寐，脘腹作胀，偶尔干咳，舌暗淡红，苔薄，脉弦细。方以调和营卫，收敛固涩，桂枝加龙骨牡蛎汤方主之。

处方：桂枝15g，生白芍30g，附子15g（先煎），生甘草5g，杏仁10g，煅龙骨60g（先煎），煅牡蛎30g（先煎），枳壳30g，生姜6g，红枣9g，粳米适量。7剂，每日1剂，水煎，早晚分服。

八诊：药后自汗、心悸、不寐等症均有好转，稍感畏寒，颜面、双下肢仍浮肿，不欲饮食，口干，腹胀，面色晦暗发黄，舌暗淡红，苔薄白腻，脉弦细，是为寒湿伤脾，脾失健运，水饮内停，治拟温中散寒除湿，茵陈术附汤合四逆散加减。

处方：茵陈10g，炒白术30g，炮附子15g（先煎），干姜6g，柴胡15g，生白芍30g，炒黄芩12g，制半夏10g，红枣9g，太子参15g，生麦芽15g，炒枳壳30g。7剂，每日1剂，水煎，早晚分服。

九诊：畏寒好转，双下肢水肿消退，颜面轻微浮肿，汗出减少，大便少解，舌暗淡，苔薄白糙，脉弦细。少阴之证好转，治拟健脾益气，固卫和营。玉屏风散加减。

处方：太子参15g，黄芪30g，防风10g，炒白术30g，茯苓30g，生白芍30g，肉苁蓉20g，砂仁6g（后下），厚朴花9g，炒薏苡仁30g，高良姜6g，炒黄芩10g。7剂，每日1剂，水煎，早晚分服。

按语：白塞病属中医学"狐惑病"范畴，多从湿热论治。然此案患者因长期过服苦寒之药，而致变证丛生，酿为重症。

患者因口服大量沙利度胺出现恶寒明显、头晕、乏力、倦怠、嗜睡、大量汗出、心悸、胸闷、口干不欲饮、恶心难过、不欲饮食、表情淡漠、沉默寡言等症。其中以恶寒、乏力、倦怠、嗜睡、大量汗出为主要症状。结合舌苔、脉象诊为典型之伤寒少阴证。《伤寒论》第281条云："少阴之为病，脉微细，但欲寐也。"少阴之证又可分为少阴寒化证和少阴热化证，此患者所患之证为少阴寒化证。根据白塞病之病机特点，以及沙利度胺的药性，其药性寒，患者长年服用致心肾阳气不足，加之以往服食大量药物，致心肾阳虚，阴寒内盛，而为此病。初诊以恶寒、漏汗不止为突出表现。《伤寒论》谓病常自汗出者，其原因主要在营卫不和。营自行于脉内，卫自行于脉外，卫失营则不固，营失卫则不守，故令常自汗出也，宜用桂枝汤复发其汗，使荣卫和则愈。患者兼少阴寒化之证，肾阳衰惫，故用桂枝加附子汤加味治疗。清代名医陆渊雷云："津伤而阳不亡者，其津自能再生。阳亡而津不伤者，其津亦无后继。是以良工治病，不患津之伤而患阳之亡。阳明病之津液干枯，津伤而阳不亡也，撤其热则津自复；少阴病之津液干枯，阳亡而津不继也，回其阳则津自生。"方中桂枝温通阳气，解肌固卫；芍药滋阴和营，敛阴止汗，两药合用，调和营卫，解表和里；生姜助桂枝固卫；大枣助白芍以和营；甘草合桂枝、生姜辛甘发散化阳，合芍药、大枣酸甘化合为阴，生姜、大枣、甘草合热稀粥，共奏调理中焦、补养脾胃、化生气血之效。炮附子性辛温，为温中祛寒逐湿之要药，无论表里，若陷于阴证者，多宜本药配方治之，但须注意久煎去其偏性。巴戟天助炮附子温补肾阳，以去阴寒。炒白术、陈皮配合姜、枣，共奏健脾助运之效。二诊漏汗渐止，症状似《伤寒论》第28条云："服桂枝汤，或下之，仍头项强痛、翕翕发热、无汗、心下满微痛、小便不利者，桂枝去桂加茯苓白术汤主之。"然患者兼小便自利、大便偏干，为长期服用激素，致水饮内停，阻遏阳气所为。水停心下，则里有所阻，表亦不透，故不利其水则表必不解。若强发其汗，激动里饮，则变证百出。故于解表方中兼用利尿逐水药，以使里表双解。方用桂枝汤去桂并加猪苓、茯苓、炒白术健脾利水；附子、干姜合用，温阳化饮；陈皮、厚朴行气宽中，健脾化湿。大便秘结、排便无力实乃阳气虚衰、下元不温、五液不化、肠道失润而致，故用肉苁蓉温肾益精，润燥滑肠；患者仍汗出，故加煅龙骨收敛固涩止汗，重镇安神。药后阳气渐运，诸症渐缓，故三、四诊以原方加减续进。五诊又遇外感，病情反复，遵"脉微而恶寒者，此阴阳俱虚，不可更发汗、更下、更吐也；面色反有热色者，未欲解也，以其不能得小汗出，身必痒，予桂枝麻黄各半汤"，少阴太阳共治。方中桂枝汤调和营卫阴阳，麻黄汤解表散寒，佐以柴胡增加解表退热之功，加用适量粳米，以助脾之运化。虑其汗出津伤日久，取《金匮要略·血痹虚劳病》第8条"夫失精家，少腹弦急，阴头寒，目眩发落，脉极虚芤迟，为清谷、亡血、失精。脉得诸芤动微紧，男子失精，女子梦交，桂枝加龙骨牡蛎汤主之"之意，加煅龙骨、煅牡蛎，安神之中增敛汗之效。药后外症渐除，表现以浮肿、不欲饮食、口干、腹胀、面色晦暗发黄为主症，此为患者长期阴寒内盛，损伤脾阳，寒湿蕴结在里，影响肝胆疏泄所致。《伤寒论》第259条云："伤寒，发汗已，身目为黄，所以然者，以寒湿在里，不解故也，以为不可下也，于寒湿中求之。"予温中散寒除湿，寒湿得祛，肝胆无所影响，则自愈。八诊方用茵陈术附汤加干姜增强温阳化湿之效；柴胡、生白芍两者相合，一散一收，相互促进，共取疏肝解郁、和解表里之效；佐以太子参补脾益气，固护正气。药后诸症渐缓，但因病久营卫俱虚。《辨脉法》云："中焦不治，胃气上冲，脾气不转，胃中为浊，营卫不通，血凝不流。"故九诊方用玉屏风散佐以太子参健脾益气，固护卫气；茯苓、白芍、炒薏苡仁敛阴和营，健脾化湿，以达正复邪祛、营卫健旺之目的。诸药合用，正气渐复，患者日渐痊愈。此案几经转折，幸得审证确凿，而使沉疴渐起，正气日复而收全功。

案八　水肿（妊娠高血压危象）

谢某，女，26岁。初诊时间：2007年6月21日。

主诉：全身浮肿40余天。

诊查：患者40天前因妊娠6个月，全身高度浮肿、高血压、胸闷气闭去某医院妇产科就诊，诊为妊娠高血压危象，降压后引产。就诊时全身水肿，颜面浮肿，头皮按之凹陷，腹部膨隆，腹胀难受，小便量少，大便溏而难解，神疲倦怠，面色㿠白，胃纳呆滞，腰酸畏寒，胸闷咳嗽，动则喘促，舌淡胖，边齿痕，脉沉细。

中医诊断：水肿（气阳两虚）。

西医诊断：妊娠高血压危象。

治则治法：健脾补肾，温肺利水。

处方：真武汤合五苓散、己椒苈黄丸加减。黄芪60g，白术30g，茯苓30g，党参15g，制附片12g，淫羊藿20g，猪苓15g，葶苈子15g，花椒9g，炙桂枝12g，防己9g，陈皮12g。

先予一贴观察是否有效。当日服后尿量增多，腹胀减轻，气急略平。效不更方，续服原方3剂，药后尿量大增，浮肿减轻，气急平。上方加生姜皮9g，炒苍术12g，大腹皮9g，续服7剂。

药后浮肿大退，腹胀胸闷咳嗽喘促消失，胃纳增加；并见神疲倦怠，腰酸面䏷，大便溏薄，后改拟健脾补肾、温化利湿之剂加减，连服两个月得健。

按语： 该患者妊娠加流产损伤气血阴阳，病变脏腑涉及肺、脾、肾三脏。肺、脾、肾三阴虚损，根基不固，正气不存。加之引产后恶露未净，多夹杂瘀、浊、水液等有形之邪及无形之气滞，便构成水肿病机之表象、枝叶。本虚标实、阴病水聚贯穿整个水肿过程，作为其中的纽带，"结"而为病。治疗上从三方面论治，在根上，以"恢复肺、脾、肾三脏功能"为原则，法以健脾补肾益肺，温阳益气。在枝上，以"发汗利小便，祛邪"为要，因水为阴邪，非温药不化，故治用温性药推动水湿之邪从小便而出。最重要的是，运用通滞之药，活血行水，通利三焦，以去其"结"，方能事半功倍，水去正安。方中附子、淫羊藿温阳益肾；党参、白术补脾肺之气；参以猪苓、茯苓、防己、葶苈子散水利水，刚柔通涩相济，共奏温阳利水之功，使阳复阴化水行；辅以桂枝、花椒、陈皮、大腹皮之品，温阳化气通脉，调畅气机，疏理三焦，使肺气畅达，肃降有权，三焦通利，运化蒸腾功能得以正常发挥。

案九　水肿（特发性水肿）

张某，女，47岁。初诊时间：2008年6月。

诊查： 患者两年前开始双下肢反复浮肿，伴尿频量少，腰膝酸软、晨起减轻、午后加重，经中西药治疗时轻时重，实验室检查均正常。就诊后询问病史，月经紊乱、不定期，经量少色暗、夹血块，经前乳胀、少腹疼痛，心烦汗出，胁胀眠差，舌红，苔腻，脉滑数。

中医诊断： 水肿（血瘀水停）。

治则治法： 理气活血，利水消肿。

处方： 五苓散、五皮饮合桂枝茯苓丸加减。黄芪30g，炒白术15g，茯苓30g，陈皮12g，生姜皮9g，茯苓皮30g，泽泻12g，猪苓15g，炙桂枝9g，赤芍12g，泽兰30g，益母草30g，柴胡10g。7剂，每日1剂，水煎，早晚分服。

二诊： 下肢水肿明显减轻，尿量增多，心烦汗出，胁胀眠差，腰膝酸软，舌红，脉弦数。继以丹栀逍遥散合蒲灰散加减治疗半月后，病情稳定。

按语： 此患者水肿为水瘀互结型，其可见于任何水肿，以女性为多。因女子以血为本，以冲任督带为根。其经、带、胎、产均以血为用，并常处于"有余于气，不足于血"的状况，故病变以血证为主。当出现气血失调、血瘀脉络、血病及水或因水湿不利影响至血分时，即可见经水不利和水肿。故《金匮要略》

云"血不利则为水"。傅晓骏治疗水气病的诸多方药即体现了活血促进利水、利水益于活血的思想，常选归芍药散、蒲灰散、桂枝茯苓丸等。

案十 水肿（狼疮性肾炎）

孙某，女，63岁。初诊时间：2019年3月16日。

主诉：反复口干眼干1年，双下肢浮肿1个月。

诊查：患者既往16年前反复牙龈出血、口干眼干就诊金华某医院针对"免疫性血小板减少性紫癜、结缔组织病"，治疗效果不佳。2013年诊为系统性红斑狼疮、狼疮性肾炎、间质性肺病，反复糖皮质激素联合免疫抑制剂治疗，目前仍泼尼松30mg，每日1次，口服；纷乐0.2g，每日两次，口服。检查：抗核抗体全套提示抗SSA弱阳性，抗SSB（+），抗nRNP（+），抗J0-1抗体（+），抗核小体（+），抗组蛋白（+），抗核抗体1：3200，补体C_3 0.81g/L，抗双链DNA 12.18IU/UL，血小板93×10^9/L。1个月前出现双下肢浮肿，尿浊多沫，夜寐差，大便正常，多关节反复疼痛，舌红，苔白，脉左滑、右大。

中医诊断：水肿（脾虚兼瘀）。

西医诊断：系统性红斑狼疮；狼疮性肾炎；间质性肺病。

治则治法：温阳化气，利湿行水。

处方：五苓散加减。猪苓30g，茯苓30g，炒白术15g，陈皮15g，桂枝9g，白花蛇舌草15g 泽兰20g，砂仁6g（后下），薏苡仁30g，炒车前子30g（包煎），薏苡根30g，茯神30g。7剂，每日1剂，分两次服。

二诊：仍下肢浮肿，稍感口干欲饮水，尿中多沫，夜寐不安，舌红，苔白，脉滑。治以养阴利湿，行水活血，继续猪苓汤加减。

处方：猪苓30g，茯苓30g，炒白术15g，桂枝6g，白花蛇舌草15g，泽兰20g，薏苡仁30g，炒车前子30g（包煎），白芍15g，五味子9g，阿胶6g（烊化），滑石10g（包煎）。7剂，每日1剂，分两次服。

三诊：诸症皆减。守方加减月余，水肿消退明显。

按语：傅青主曾在《傅青主男科》中提到右寸主气，现代脉诊教学往往认为右寸口脉大提示风热袭肺等实证，古人的脉诊中也可为气虚，尤其是肺脾气虚。结合四诊，考虑患者脾虚水肿，治拟健脾化湿利水，方取五苓散为主方加减。猪茯苓淡渗利水，用量大约为30g；白术除健脾运化水湿，还有补脾阴之功；白花蛇舌草利尿消肿；因久病及瘀，久病入络，故选泽兰而未予泽泻增加化瘀利水通络之效；桂枝具有阴得阳助则生化无穷之功。7日后患者口干欲饮，乃伤阴，仍水肿，故改养阴利水之猪苓汤加减，减少桂枝用量，去陈皮，予白芍、五味子增加养阴之效。

案十一 淋证（泌尿道感染）

戴某，女，46岁。初诊时间：2013年12月2日。

主诉：反复浮肿3年，尿频1个月。

诊查：患者3年前无明显诱因出现颜面、双下肢浮肿，伴乏力，无腰痛，无发热、寒战。查尿常规红细胞（++），考虑慢性肾炎，予对症治疗后缓解，后一直在我院门诊口服中药治疗。1个月前出现尿频不适，时作时止，遇劳即发，伴白带异味、色白，腰痛，无发热、寒战，未重视诊治，今日腰痛较前明显加重，遂来院门诊。现患者神清，精神软，尿频不适、时作时止，遇劳即发，伴腰痛，双下肢浮肿，白带异味、色白，腰痛，无发热、寒战，舌淡红，苔薄白，脉细。既往有青霉素过敏史，有高血压病10余年，平时间断服氯沙坦钾片，8年前因子宫肌瘤行手术治疗。尿常规蛋白质（－），白细胞（++），隐血（+）。妇科阴道分泌物检查滴虫（+）；支原体培养及药敏解脲脲原体≥1万；白带培养无念珠菌生长、无明显致病菌生长、无淋球菌生长；沙眼衣原体抗原（－）。

中医诊断：淋证（劳淋）。

西医诊断：泌尿道感染；慢性肾小球肾炎；高血压病2级（极高危组）；滴虫性阴道炎。

治则治法：健脾化湿，益肾通淋。

处方：完带汤加减。炒苍术10g，炒白术15g，陈皮15g，防风6g，黄芪30g，炒山药30g，淫羊藿15g，荆芥6g，炒薏苡仁30g，柴胡8g，萆薢15g，车前草30g，生甘草3g。7剂，每日1剂，水煎，早晚分服。

二诊：仍尿频、腰痛，双下肢轻度浮肿，白带异味较前减轻、色白、量少，胃纳欠佳，睡眠可，大便日解1次、质软成形，舌淡，苔薄黄，脉细。复查尿常规蛋白质（－），白细胞（±），隐血（+）。前法获效，治拟守法，原方出入，予健脾益肾、清热利湿通淋治疗。

处方：炒苍术10g，炒白术15g，砂仁6g（后下），炒山药30g，石菖蒲10g，柴胡8g，炒黄芩15g，车前草30g，石韦30g，金钱草30g，萆薢15g，防风6g，焦栀子6g，六一散10g（包煎），生白芍15g，炒稻芽15g。7剂，每日1剂，水煎，早晚分服。

三诊：无尿频不适，无白带异味，双下肢浮肿消退，唯腰酸痛，纳眠可，二便调，舌淡，苔薄黄，脉细。复查尿常规隐血（＋），蛋白质（－），白细胞（－）。继予健脾化湿、清热利湿通淋治疗。

处方：炒苍术10g，炒白术15g，砂仁6g（后下），炒山药30g，石菖蒲10g，柴胡8g，炒黄芩12g，车前草30g，石韦30g，防风6g，焦栀子6g，六一散10g（包煎），炒稻芽15g。7剂，每日1剂，水煎，早晚分服。

四诊：纳眠可，无腰痛、浮肿、尿频、白带异味等不适，唯久站后腰酸不适。复查尿常规示蛋白质（－），白细胞（－），隐血弱（＋）。嘱多饮水，忌食辛辣刺激之品，注意休息，避免憋尿，防止复发。

治守上法，诸症好转。

按语：尿路感染中医学多属"淋证"范畴。久淋不已，遇劳即发，而为劳淋。《诸病源候论·淋病诸候》云："劳淋者，谓劳伤肾气，而生热成淋也。肾气通于阴，其状尿留茎内，数起不出，引小腹痛，小便不利，劳倦即发也。"后世虽对劳淋有进一步细分，但总以脾、肾两脏亏虚为其根本。

患者素有高血压病、慢性肾炎基础疾病多年，久病耗伤正气，并多年前行子宫肌瘤切除术，手术更伤正气，故素体虚弱，先天禀赋不足，后天病久致脾肾亏虚，先后天不能相互补充，脾主运化，肾为水脏，脾肾亏虚，水谷运化失调，湿浊内生，下注膀胱，见解尿不适；脾虚肝郁、带脉失约、湿浊下注，故白带异味、量多，伴双下肢浮肿；腰为肾之府，湿困下焦，故腰痛。无明显小便灼热刺痛，无肉眼血尿，无尿中夹砂石，无少腹疼痛，可排除热淋、血淋、石淋、气淋、膏淋，舌淡红、苔薄、脉细均属劳淋之象。一诊方用完带汤加减治疗。完带汤补脾疏肝，化湿止带，加淫羊藿温肾化阳，黄芪、生薏苡仁健脾益气，萆薢、车前草利湿通淋。全方共奏健脾化湿、益肾通淋之功效。二诊仍尿频、腰痛，双下肢轻度浮肿，白带异味较前减轻、色白、量少，胃纳欠佳，睡眠可，大便日解1次、质软成形，舌淡红，苔薄黄，脉细。湿浊有化热之趋势，故去淫羊藿、黄芪，加砂仁、石菖蒲健脾化湿，加炒黄芩、石韦、金钱草、焦栀子、六一散清热利湿通淋，加生白芍合六一散中甘草取其酸甘化阴，缓急止痛之功，缓解腰痛症状，加炒稻芽健脾消食。三诊诸症已去大半，留有腰酸痛，苔薄黄，湿热之邪残存，上方去金钱草、萆薢、生白芍，减苦寒、酸收之剂，继予健脾化湿、清热通淋治疗以巩固疗效。四诊诸症已去，嘱其饮食、起居有节，防止疾病复发。

治疗慢性尿路感染，消除膀胱刺激症状并不难，难的是彻底治愈，不再复发。人体正气盛衰决定了疾病的发展转归，因此，缓解期绝对不可忽视治本。此类劳淋患者用完带汤加减治疗颇为适宜。完带汤寓补于清中，寄消于升中，培土抑木，健脾补肾，利湿化浊通淋；脾旺肾固，肝气调达，清阳得升，湿浊得化，则疾病自愈。此外，可在益气养阴、疏肝健脾补肾基础上，加用清热利湿解毒药物，既顾及人体正气，增强机体的免疫能力，又能清除余邪，防止淋证反复发作，有利于疾病向愈。

案十二　嘈杂（萎缩性胃炎）

王某，女，49岁。初诊时间：1976年7月11日。

主诉：胃中不适半年。

诊查：七七之年，月事已停，近半年来中脘嘈杂，胃纳减退，头昏、少寐，心情不畅，便结不爽，舌红、少津、脉细。胃镜检查示萎缩性胃炎。

中医诊断：嘈杂（胃阴不足型）。

西医诊断：萎缩性胃炎。

治则治法：养阴和胃。

处方：太子参10g，炒枣仁10g，绿萼梅10g，夜交藤15g，淮山药12g，生谷芽12g，炙甘草3g，麦冬10g，生白芍10g，川石斛10g，木莲果10g。5剂，水煎服，每日1剂，早晚分服。

二诊：嘈杂减退、头昏、少寐好转。

处方：太子参10g，炒枣仁10g，绿萼梅10g，淮山药12g，生谷芽12g，生扁豆12g，炙甘草3g，麦冬10g，生白芍10g，川石斛10g，木莲果10g。10剂，水煎服，每日1剂，早晚分服。

后随访，诸症皆平。

按语：《松崖医径·嘈杂嗳气》云："嘈杂者，似饥不饥，似痛不痛。主心血虚少，痰火所扰，而有懊恢不自宁之状者是也。"患者七七之年，月事已停，近半年来中脘嘈杂，胃纳减退，头昏、少寐，心情不畅，便结不爽，舌红、少津，脉细。综合上述症状可诊断为胃阴不足型嘈杂。患者正值更年期，心情不畅，忧虑过度，以致肝失疏泄，日久肝郁化热化燥，耗伤脾胃阴津，胃阴亏虚，胃失濡养，和降失司，故中脘嘈杂，胃纳减退，舌红、少津、脉细亦符合胃阴不足证。治以养阴和胃。肝脾失调，故用太子参、麦冬、石斛、淮山药、生谷芽益脾生津，治本脏之虚；佐以梅花、生白芍柔肝解郁；炒枣仁、夜交藤以养心阴。因心为脾之母，母强则子安，此即《图书编·治脾要法》所云"凡脾之得病，必察肝心之虚实而调治之"。

案十三 嘈杂（消化不良）

查某，女，58岁。初诊时间：1985年9月10日。

主诉：胃中嘈杂1周。

诊查：患者平素性格内向，半年前为一小事与人口角，此后一直耿耿于怀。近日自觉胸腹灼热，如火上升，夜间尤甚，嘈杂似饥，饮食减退，大便干结，小便灼热，舌红，苔薄，脉细数。

中医诊断：嘈杂（脾阴不足型）。

西医诊断：消化不良。

治则治法：养脾，益胃，清火。

处方：太子参12g，麦冬10g，蒲公英15g，制黄精10g，淮山药12g，知母6g，黄柏6g，枳壳10g，川石斛10g，生扁豆10g，佛手片10g，六一散10g（包煎）。7剂，水煎，每日1剂，早晚分服。

二诊：自诉药后病情十去七八，大便已通，嘈杂减轻，夜眠欠安，舌红，苔薄，脉细。

处方：太子参12g，麦冬10g，蒲公英15g，制黄精10g，淮山药12g，知母6g，枳壳10g，川石斛10g，生扁豆10g，佛手片10g，夜交藤15g，茯苓10g，六一散10g（包煎）。5剂，水煎，每日1剂，早晚分服。

按语：关于脾阴虚，历代医家有所争论。有人认为，"脾为至阴之脏，故而脾无阴虚之证"。然华岫云在《临证指南医案·嘈杂门》按语中云："脾属阴主乎血，胃属阳主乎气，胃易燥，全赖脾阴以和之。脾易湿，必赖胃阳以运之。故一阴一阳互相表里，合冲和之德，而为后天生化之源也。若脾阴一虚，则胃家饮食游溢之精气全输于脾，不能稍留津液以自润，则胃过于燥而有火矣。"具体解释了因脾阴虚而引起嘈杂的病因病理。缪仲淳谓："胃气弱则不能纳，脾阴亏则不能消，世人徒知香燥温补为治脾虚之法，而不知甘凉滋润益阴之有益于脾也。"喻嘉言亦云，"脾胃者土也，土虽喜燥，然太燥则草木枯槁；水虽喜润，然太润则草木湿烂；是以补脾滋润之剂，务在燥湿得宜"，指出脾阴虚宜用甘凉滋润之药治之。故可知脾与其他脏腑一样，皆有阴虚之症。本例患者即是很好的说明。患者平素性格内向，遇事多虑，因小事与人口角，此后一直耿耿于怀，思虑过度则伤脾，日久消耗阴精，以致脾阴亏虚。"胃气弱则不能纳，脾阴亏则不能消"，故自觉胸腹灼热，如火上升，夜间尤甚，嘈杂似饥，饮食减退，大便干结，小便灼热，舌红，苔薄，脉细数。综合上述症状可诊断为脾阴不足型嘈杂。用养脾益胃药治之，服药9剂而愈。

案十四　胃脘痛（十二指肠球部溃疡）

胡某，男，65岁。初诊时间：2019年8月7日。

主诉：胃脘部胀闷1月余。

诊查：患者1月前无明显诱因出现胃脘部胀闷，食后尤甚，时有疼痛，痛势不剧，伴呃逆，泛酸明显，晨起口苦，胃纳欠佳，夜眠可，二便调，舌暗，苔薄糙，脉弦细。既往史：既往有胃出血病史4次，5年前胃镜检查结果提示十二指肠球部溃疡，平时未规律服药。

中医诊断：胃脘痛（胃阴不足，湿热中阻）。

西医诊断：十二指肠球部溃疡。

治则治法：清利湿热，养阴和胃。

处方：养阴益胃汤合半夏泻心汤加减。炒党参15g，姜半夏9g，佛手10g，厚朴花9g，炒枳壳15g，陈皮15g，预知子15g，炒黄连5g，酒黄芩15g，干姜6g，醋五味子3g，娑罗子15g，海螵蛸15g，煅瓦楞子15g，砂仁6g（后下），蒲公英30g，甘松15g，甘草3g，姜竹茹9g。7剂，每日1剂，水煎，早晚分服。

二诊：药后胃脘部胀满缓解，近来未见疼痛，纳食改善，仍有呃逆，泛酸稍缓解，舌暗苔薄，脉弦细。处方：炒党参15g，姜半夏9g，佛手10g，厚朴花9g，炒枳壳15g，陈皮15g，预知子15g，炒黄连5g，酒黄芩15g，干姜6g，醋五味子3g，娑罗子15g，海螵蛸15g，煅瓦楞子15g，砂仁6g（后下），蒲公英30g，甘松15g，甘草3g，姜竹茹9g。7剂，每日1剂，水煎，早晚分服。14剂后症状明显好转。

以上方加减继续服药两月余，随访未复发。

按语：慢性胃炎病程较长，多反复发作，缠绵难愈，短时间内很难治愈，而且整个病程中主症可能会有变化，应随病机的转变适时调整方药。

　　患者既往有慢性胃溃疡病史，过服温胃理气之药，胃津暗耗，加之平素不注意饮食调节及情志疏导，致胃胀胃痛反复发作。阴损阳微，胃气渐衰，致中焦纳运受阻，出现食后胀满尤甚。湿热中阻，运化失常，积聚泛酸，并发口苦。病程日久，胃中津液亏耗，久病入络，可见舌暗苔薄糙，脉弦细。该案患者以阴虚为本，又夹杂湿热，属虚实夹杂症候，故以养阴益胃汤的基础方上加用黄芩、黄连清利湿热，半夏、竹茹燥湿化痰，陈皮、娑罗子宽中理气，海螵蛸、瓦楞子制酸止痛。由此可见，临床上所遇到的证候往往不是单一的，常常是寒热、虚实错杂，需要做到正确辨证。《医学正传·胃脘痛》言："胃脘当心而痛……未有不由积痰食积郁于中，七情九气触于内所致焉。"可见情绪对脾胃病的影响是巨大的，现代研究也证实了这一点。现代人们的生活工作压力大，很多人都处于紧张、抑郁、焦虑的状态中，生气的时候就易出现胃脘部疼痛等不适，行胃肠镜检查往往会有胃炎、溃疡等疾病，因此在临床上除了用药治疗，还要注意疏导病人的情绪，嘱咐患者保持身心愉悦。医生在治疗过程中不能满足于症状改善的近期效果，也要结合胃肠镜的病理结果，从根本上着眼于脾胃功能的恢复，预防复发。

案十五　中毒（颠茄中毒后遗症）

叶某，男，35岁。初诊时间：1982年3月16日。

主诉：颠茄中毒后两个月。

诊查：患者两个月前误服颠茄酊过量中毒昏迷，送某医院抢救脱险后，至今仍头昏，心悸，失眠、烦躁，咽干、口渴，大便燥结，舌红，苔糙，脉细数。

中医诊断：中毒（胃阴亏虚）。

西医诊断：颠茄中毒后遗症。

治则治法：养阴增液，安心宁神。

处方：生地黄12g，女贞子10g，玉竹10g，淮山药12g，知母10g，天冬10g，麦冬10g，生白芍10g，川石斛10g，茯苓10g，丹参10g，天花粉12g，生甘草3g。5剂，每日1剂，水煎，早晚分服。

二诊：药后心悸减轻，失眠好转，唯咽干、口渴未除。

处方：生地黄12g，太子参10g，生扁豆12g，女贞子10g，玉竹10g，淮山药12g，知母10g，天麦冬各10g，生白芍10g，川石斛10g，茯苓10g，天花粉12g，生甘草3g。5剂，每日1剂，水煎，早晚分服。

按语： 此患者是误服颠茄所致。颠茄为辛热小毒之品，药性猛烈。平素入药乃制成合剂，该患者误服超量，高浓度的颠茄酊，以致大量耗灼脾胃阴液，症见面红烦躁、哭笑不止、谵语幻觉、口干肤燥、瞳孔散大、脉数等，严重者可致昏睡，肢强挛搐，甚至昏迷、死亡。此案患者虽经抢救脱险，但脾胃受损，不能输布津液以养五脏，上不能济养心阴，心失所养则失眠、心悸、烦躁，下不能润养肠道则见便结难解。根据"治病求本"之原则，故以大剂量养阴益胃生津之品滋养脾胃之阴，脾胃阴津来复则心有所养，肠有所润，诸症可除。

案十六　风湿痹病（痛风）

秦某，男，58岁。初诊时间：2018年8月3日。

主诉： 反复关节疼痛6年，加重两年。

诊查： 患者6年前因应酬频繁饮酒，喜食膏粱厚味，因劳累后感受风寒，时感手指、足趾肿痛，当时能忍，因工作较忙未曾介意，后自行缓解。以后每于劳累或受寒、饮酒之后即疼痛加剧，以左手食指中节及右足拇趾关节肿痛为甚，夜间痛剧。到当地医院就诊，以风湿性关节炎处理，曾服吡罗昔康、布洛芬等药，疼痛有所缓解，但反复发作。两年前左手食指中节肿胀处破溃，流出白色脂膏，查血尿酸高达918μmol/L，确诊为痛风，服秋水仙碱、别嘌呤醇等药，症情有所好转，但因胃痛不适而停服。因反复发作乃断续服用，病情缠绵，逐步加重，影响生活，故来就诊。检查：形体肥胖，左手食指中节肿痛破溃，有白色粉末物附着，左足大趾内侧亦肿痛、夜间加重，血尿酸714μmol/L，口苦，舌暗紫，苔黄腻，脉弦数。

中医诊断： 痹证（夹瘀）。

西医诊断： 痛风。

治则治法： 泄化浊瘀，蠲痹通络。

处方： 土茯苓30g，山慈菇9g，络石藤15g，薏苡仁30g，威灵仙15g，红花，虎杖15g，萆薢15g，秦艽10g，泽兰30g，泽泻15g，桃仁15g，地龙10g，赤芍15g，土鳖虫10g，羌活10g，独活10g。7剂，每日1剂，水煎，早晚分服。

二诊： 药后浊瘀泄化，疼痛显减，破溃处之分泌物有所减少，足趾之肿痛亦缓，苔薄，质紫暗好转，脉细弦。药效也，效不更方，继进之。上方加僵蚕12g，蜂房9g。7剂，每日1剂，水煎，早晚分服。

三诊： 破溃处分泌物已少，肿胀渐消，有敛愈之征；苔薄，暗紫转红，脉弦。血尿酸接近正常。前法续进，并复入补肾之品以善其后。上方去赤芍，加熟地黄15g，补骨脂15g，骨碎补15g。7剂，每日1剂，水煎，早晚分服。

随访：手指、足趾之肿痛未再作。继续原方5贴巩固治疗。

按语：《素问·痹论》谓"风寒湿三气杂至，合而为痹"，即指内外相合而形成痹证。林珮琴谓："诸痹……良由营卫先虚，正气为邪所阻，不能宣行，因而留滞，气血凝涩，久而成痹。"《素问·至真要大论》说：诸湿肿满，皆属于脾。患者年老，脏腑功能退化，或先天禀赋不足。加之平素过食醇酒厚味，膏粱辛辣之物，伤及脾胃，致脾失健运，脾胃升降失司，体内津液运化异常，积于体内，导致湿浊痰饮郁积。因湿邪重浊，趋下，所以发病多以下肢为主。痛风的发病究其本源应是脏腑先天不足，后天饮食失调，脾胃升降失司，水饮内停，或化痰浊，或化毒瘀，此时为痛风潜伏期，临床多无症状；日久湿浊，毒瘀累积，或化热，表现为突发红肿热痛。在痹证病程中，由于经脉气血为外邪壅滞，周流不畅，日久则可形成血瘀。瘀血与病邪相合，或与湿热相合，或与寒湿相合，或与痰浊相合等，阻于经络，深入肌肉关节，而致根深难以祛除，尤其见于病程较长、反复发作、经久不愈之痹证。

案十七　痹证（痛风性肾病）

史某，男，59岁。初诊时间：2018年5月15日。

主诉：右拇趾关节疼痛3天。

诊查：10年前患者无明显诱因出现右拇趾关节疼痛，当地诊所予止痛对症处理好转，患者未系统诊治。平素饮食不节，嗜烟酒，上述症状反复发作，严重时予地塞米松针静脉推注后好转。两年前出现足趾关节肿大变形，口服西药疗效不明显，后出现蛋白尿。2018年体检查肾功能：肌酐190μmol/L，口服中草药治疗，肌酐控制在170μmol/L左右。3天前右拇趾关节疼痛加重，查肾功能示肌酐413μmol/L，尿酸695mol/L，尿素氮14.5mmol/L。彩超示双肾结石，右肾积水。右拇趾关节疼痛，腰酸痛，无恶心、呕吐，夜寐不安，夜尿频多、每晚4次，大便日行1次、成形，舌淡红，苔薄白，脉沉弦。

中医诊断：痹证（风痰入络，痰瘀内阻）。

西医诊断：痛风性肾病；慢性肾衰竭CKD4期。

治法治则：祛风化痰，除湿通络。

处方：盐黄柏15g，薏苡仁30g，南星12g，络石藤15g，桂枝12g，汉防己

15g，威灵仙20g，桃仁15g，红花9g，白芥子10g，黄芩15g，羌活10g，青风藤30g，川芎15g，土茯苓30g，川牛膝15g，白术15g，秦艽15g，芡实30g。14剂，水煎，每日1剂，早晚分服。

二诊：药后足趾关节偶尔疼痛，腰酸痛好转，劳累后双下肢肿胀，偶尔神疲乏力，饮食可，夜尿好转、每晚两次，大便正常，舌红，苔薄白，脉沉细。查尿常规：蛋白（+），隐血（+），肾功能示肌酐269μmol/L，尿酸590μmol/L，尿素氮10.4mmol/L。属脾肾亏虚，痛风缓解期，以健脾补肾为主，证属脾肾亏虚，湿浊瘀血型，治宜健脾益肾，化浊通络。

处方：党参20g，黄芪30g，生地黄15g，山茱萸30g，熟地黄15g，山药30g，茯苓30g，牡丹皮12g，泽泻15g，薏苡根30g，土茯苓30g，川牛膝15g，胡芦巴15g，巴戟天15g，补骨脂15g，丹参30g，赤芍15g，川芎15g，当归15g。水煎，每日1剂，早晚分服。

三诊：服上方28剂，偶尔关节疼痛，无腰酸腰痛，夜尿每晚1次，舌淡紫，苔薄白，脉弦细。查尿常规示蛋白（-），隐血（-），肾功示肌酐172μmol/L，尿酸510μmol/L，尿素氮8.43mmol/L，继服上方。

随访半年，痛风未再发作，肾功能稳定。

按语：痛风性肾病又称尿酸性肾病，是体内嘌呤代谢紊乱致尿酸高、尿酸盐结晶沉积于肾脏而造成的肾脏损害，可出现肾间质炎症和尿酸结石。临床表现多样，如蛋白尿、血尿、水肿、肾功能不全等。医文献中对痛风性肾病无明确的病名记载，根据临床表现，可归为"腰痛""痹证""石淋""水肿"等范畴。《丹溪心法·痛风》中记载："痛风者，四肢百节走痛是也，他方谓之白虎历节风证，大率有痰湿、风热、风湿、血虚。"《格致余论·痛风》提出："彼痛风者，大率因血受热，已自沸腾，其后或涉冷水，或立湿地，或偏取凉，或卧湿地，寒凉外搏，热血得寒，污浊凝涩，所以作痛，夜则痛甚，行于阴也"，指出痛风之病因是"瘀浊凝涩"。

《景岳全书·风痹》曰"风痹一证，即今人所谓痛风也，盖痹者闭也，以血气为邪所闭，不得通行而病也"，指出痛风的发生与瘀血闭阻经络、不通则痛有关。一般可认为，痛风性肾病是素体阴虚阳亢，易受外邪，入里化热，或阳气偏盛，内有蕴热，流注经络关节，致气血痹阻，而关节红肿热痛、屈伸不利。

本案患者中老年男性，慢性病程。先天以脾肾亏虚为主，风湿外邪入侵，脾虚不能运化水湿，久则炼液成痰。湿热痰瘀交结，气血运行不畅，致关节疼痛肿胀。遵循"急则治其标，缓则治其本"的原则，痛风发作期予祛风化痰止痛，解毒除湿通络。方中黄柏、黄芩苦寒，清热燥湿；白术、薏苡仁燥湿健脾，防己祛风兼利水，合而治湿热；南星祛风燥痰，白芥子利气化痰，二者合而治痰；羌活祛风止痛，威灵仙去臂颈之风，秦艽祛风湿，三者合而治风。桃仁、红花活血化瘀，川芎祛风止痛，活血行气，加强活血；络石藤、青风藤合用通络。酌加川牛膝、芡实健脾补肾。二诊待痛风缓解、相关生化指标好转后，以治本为主，益气健脾补肾，六味地黄汤加减补肾阴；黄芪、党参益气扶正，健运脾气，使水湿得化。治疗始终运用土茯苓，其甘淡，解毒祛湿，利关节，《本草正义》云："土茯苓利湿祛热，能入络，搜剔湿热之蕴毒。"

案十八　皮痹（硬皮病）

林某，女，39岁。初诊时间：2019年12月12日。

主诉：背部皮肤僵硬5个月。

诊查：面部表情僵硬，面色晦暗，手指及面部皮肤紧绷，双手肢端皮肤菲薄、无弹性，偶尔胸痛、胸闷，胸前皮肤麻木，后背部皮肤自觉增厚僵硬。纳食时有梗阻感、需进水，二便尚调，舌胖紫，脉细弦。实验室检查：类风湿因子（＋），血沉（ESR）56mm/h，抗可溶性抗原（ENA）系列（＋）。胸部ＣＴ示：右肺上叶舌段纤维化病灶，左侧局部胸膜增厚。

中医诊断：皮痹。

西医诊断：硬皮病。

治法治则：补益气血，蠲痹通络。

处方：僵蚕15g，当归10g，威灵仙15g，鸡血藤30g，土鳖虫10g，地龙10g，黄芪30g，乌梢蛇10g，蜂房9g，甘草6g，党参30g，赤芍15g，白芍15g，川芎15g，牡蛎30g，蜈蚣两条，7剂，每日1剂，水煎，早晚分服。

按语：硬皮病是一种以皮肤及各系统胶原纤维硬化为特征，累及多脏器的难治性结缔组织病。其发病机制不明确，多认为与遗传、代谢、感染、免疫异常等相关。中医学没有硬皮病的病名，根据其临床表现，可将其归为"痹证"范畴，不同的发展阶段有"皮、肌、筋、骨、脉五体痹"。《素问·痹论》曰："五脏皆有合，病久而不去者，内舍于其合也。故骨痹不已，复感于邪，内舍于肾……肌痹不已，复感于邪，内舍于脾；皮痹不已，复感于邪，内舍于肺。"

《圣济总录》记载："感于三气则为皮痹。"《景岳全书》谓："盖痹者，闭也，以气血为邪所闭，不得通行而为病也。"硬皮病是由多种因素作用的结果，主要病因病机为先天禀赋不足，阳气亏虚，致风寒湿邪袭表，痹阻经络，气血运行不畅，肌肤失养所致；外邪不解，病程逐渐延长，病情进一步发展，邪气由表入里，由浅渐深，最终致脏腑功能紊乱，痰浊与瘀血互结，阻滞经络。痰浊瘀血既为病理产物又为致病因子，使病情缠绵难愈。疾病初期以邪实壅络为主，中后期往往以正亏络虚多见，或寒热虚实夹杂。贯穿治疗始终的两大原则即扶正和祛邪。扶正以益气养血、温补脾肾为主，祛邪以祛风散寒除湿、活血化痰通络为主，简单概括为"补""通"二字。

患者因年老体弱，致气血俱亏，皮肤缺少濡养，出现皮肤麻痹；气虚无以推动血行，瘀血阻络心脉，故而胸闷不舒；皮肤失养，久之增厚僵硬。运用朱良春老先生痹通汤加减治疗，可补益气血，蠲痹通络。硬皮病临床表现多样，主要表现为皮肤坚硬、萎缩，属自身免疫性疾病。随症加味的黄芪、党参可进一步增强机体免疫力；牡蛎、蜈蚣则重于软坚散结，祛风通络止痛，有利于改善硬皮病的临床症状。川芎、赤芍、白芍有活血化瘀、养阴补血功效。

案十九　燥证（干燥综合征）

施某，女，76岁。初诊时间：2018年6月4日。

主诉：口干6年。

患者6年前无明显诱因下出现口干不适，伴猖獗性龋齿，固态食物吞咽不能，有眼泪，伴乏力头晕，腰酸，无发热寒战，曾在我院住院诊治，诊断为干燥综合征。刻下：患者口干、固态食物吞咽不能，有眼泪，伴乏力头晕，腰酸，胃纳欠佳，二便如常，体重未见明显异常。舌红，苔薄白，脉细。既往半年前因白内障行眼科手术治疗。本院辅助检查（2018年5月22日）抗核抗体全套示抗核抗体1∶3200，抗SSB（+），抗SSA（+）。

中医诊断：燥证（气阴两虚）。

西医诊断：干燥综合征。

治则治法：滋阴补血，益气健脾。

处方：青蒿鳖甲汤加减。生地黄15g，生白芍30g，薏苡仁30g，甘草9g，梅花6g，青蒿30g，石斛12g，白花蛇舌草15g，鳖甲12g，知母肉15g，预知子15g，丹参15g。7剂，每日1剂，水煎，分两次服。

二诊：口干、固态食物吞咽不能稍有好转，有眼泪，乏力、头晕仍有，腰酸，胃纳可，二便如常，体重未见明显异常。舌红，苔薄白，脉细。前方加减。

处方：生地黄30g，生白芍30g，薏苡仁30g，甘草9g，梅花6g，青蒿30g，石斛12g，白花蛇舌草15g，鳖甲12g，知母肉15g，预知子15g，丹参15g，黄芪20g，生白术15g。7剂，每日1剂，水煎，分两次服。

随访：治守上法，诸症好转。

按语：四诊合参，本病属中医学"燥证"范畴，患者气阴两虚，津液亏虚，故口干；舌红、苔薄、脉细均为阴虚燥热之象。本病病位在肺、脾、肾，属虚证。治拟益气养阴润燥，方用青蒿鳖甲汤加减。方中鳖甲直入阴分，咸寒滋阴，以退虚热；青蒿芳香清热透毒，引邪外出。二药合用，透热而不伤阴，养阴而不恋邪，共为君药。生地黄甘凉滋阴，知母苦寒滋润，助鳖甲以退虚热。牡丹皮凉血透热，助青蒿透泄阴分之伏热。现代研究证实，本方具有解热、镇静、抗菌、消炎和滋养强壮作用。二诊口干、固态食物吞咽不能稍有好转，有眼泪，乏力头晕仍有，腰酸，胃纳可，二便如常。在前方的基础上加大生地黄剂量，同时加用黄芪、白术增强健脾益气之力，以求治本。

血液净化

目前，尚无全国范围的终末期肾病的发病率流行病学资料，根据一项对南京地区20万人口的流行病学调查显示，18岁以上的人群中，慢性肾脏病患病率为13.9%，GFR异常率为8.7%。

目前，除肾移植外，血液净化治疗是ESRD最有效、最可靠的方法，可使患者的生存质量和预后得到很大改观。血液透析作为血液净化治疗的主要方式，也是治疗慢性肾功能衰竭最主要的治疗方法之一。全球慢性肾功能衰竭维持性血液透析者为42.6万人，2000年增至106.5万人，2010年将达到200万人，维持性血液透析成为数以百万计ESRD患者赖以生存的主要医疗措施。尽管如此，血液透析本身也无法彻底改变已接受血液净化治疗ESRD患者的预后及并发症问题。因此，如何通过其他措施改善维持性血液透析患者的预后和并发症，提高其生活质量和社会回归率，是摆在医护人员面前的重大课题之一。

慢性肾功能衰竭（CRF）属中医学"溺毒""关格""水肿""虚劳"范畴。目前认为，本病的主要病机是肾病日久肾虚，阳气疲惫，不能行血，气滞血瘀，络脉阻塞，最后肾络瘀阻，肾病益甚。根据本病病机特点，傅晓骏创制了温阳活血通络的肾毒宁冲剂。其对早中期效果明显，有助于改善肾功能，促进毒素排出，延缓肾衰竭进展。

血液净化联合药物治疗及己中毒1例

患者女，37岁。因"头昏、恶心、呕吐两天、神志不清、四肢抽搐40分钟"于2009年4月14日入院治疗。

患者两天前曾服过中草药，经金华市药检所和金华职业技术学院医学院中药组专家确认草药中含及己，其他中草药成分均无毒性，连服两天，约含及己20g，煎服。既往体健，否认肝炎、糖尿病史。经急诊室高糖静推后神志转清，遂入住病房。

体格检查：体温35.5℃，心率92次/分，律齐，呼吸20次/分，血压110/62mmHg。神志清，皮肤巩膜黄染，双肺呼吸音正常，腹软，肝区无叩痛，肝脾肋下未及，双下肢无浮肿。

实验室检查：血常规示白细胞12.24×10^9/L，血红蛋白143g/L，血小板241×10^9/L。昏迷时血糖0.55mmol/L，血钾3.42mmol/L，血钙1.88mmol/L，血肌酐81μmol/L，血尿素氮4.4mmol/L，乳酸脱氢酶2782.5U/L，血淀粉酶（AMY）1247U/L。血气分析提示乳酸性酸中毒。尿蛋白（++），尿隐血（++）。凝血常规PT 52.3s，APTT 45s，国际标准化比值（INR）4.56。总胆红素54.2μmol/L，间接胆红素32.3μmol/L，直接胆红素21.9μmol/L，谷丙转氨酶4181U/L，谷草转氨酶149U/L，碱性磷酸（ALP）81U/L，谷氨酰转肽酶（GGT）36U/L。空腹血糖2.7mmol/L，同期空腹胰岛素1.21μIU/mL。乙肝指标HbsAg阳性，HbsAb、HbeAg阴性，HbeAb阳性，HbcAb阳性，乙肝DNA定量1.88×10^6U/mL。B超：胆囊多发性息肉，子宫多发肌瘤。超声心动图、头颅CT、胸片、上腹部CT平扫均未见明显异常，心电图正常。

诊断：及已中毒；急性肝功能衰竭；急性肾损害；低血糖昏迷；乳酸酸中毒；乙肝。

积极给予18-a甘草酸二铵、谷胱甘肽、腺苷蛋氨酸护肝降酶，糖皮质激素冲击治疗，输注乌司他丁、纳洛酮、奥曲肽、冰冻血浆、预防感染等治疗，并紧急给予右颈内静脉临时血透导管置入，予血液灌流（HP）联合血液滤过（HF）治疗。

患者经过6天的血液灌流、血液滤过及药物治疗，病情好转，重要的生化指标（ALT最高值11450U/L，AST最高值11570U/L，PLT最低值36×10^9/L，PT最高值72.2s，APTT最高值63.5s，INR最高值6.76，血AMY最高值1247U/L）亦见好转。

出院时复查凝血常规正常。总胆红素54.3μmol/L，间接胆红素33.1μmol/L，直接胆红素21.2μmol/L，谷丙转氨酶50U/L，谷草转氨酶75U/L，碱性磷酸酶177U/L，谷氨酰转肽酶198U/L，血、尿常规正常，血淀粉酶正常，血糖正常，予以出院随访。

按语： 及已别名四叶对、四叶细辛等，为金粟兰属植物，临床用于治疗跌打损伤、月经不调、痈肿疮毒、头癣、毒蛇咬伤等。及已内服剂量应控制在

0.3~0.9g，与体重无关，主要损害的靶器官有肝、肾、心脏和血管。作用机制是对线粒体、内质网等膜性结构及体内凝血机制的破坏。本例患者及已中毒后肝酶明显升高，凝血时间明显延长，血小板显著减低，且有反复低血糖，蛋白尿、血尿、胰酶升高，对肝、肾、胰腺、凝血系统等多个系统造成广泛损害，尤其是肝脏和凝血系统。患者虽为乙肝病毒携带者，但是鉴于明确的药物中毒史和多系统的损害，及已中毒引起各系统的损害可以明确，与乙肝活动相关性依据不足。临床上少有报道及已中毒的病例，检索结果显示仅报道两例，均抢救无效死亡。急性及已中毒应早期给予HP联合HF治疗，不仅可快速将毒物从血液中清除，且可清除部分炎性介质，纠正电解质和酸碱失衡，改善脏器功能。另外应用血液净化技术的同时，应结合药物综合治疗，如凝血因子的补充，激素的冲击治疗和护肝降酶药物的应用。本例患者治疗过程中胆红素下降较缓慢，与胆红素大量在胆道淤积有关，建议早期应用利胆药物，以免延长病程。

维持性血液透析患者并发急性胰腺炎3例治验

慢性肾功能衰竭（CRF）患者易并发胰腺炎的研究报道较多，但终末期衰竭行维持性血液透析患者并发急性胰腺炎的报道较少。据统计，CRF长期透析患者急性胰腺炎（AP）发病率约为2.3%，其中血液透析（HD）患者并发AP的发病率较之更低，为0.63~1.41%。

2008年1月~2010年1月在我院血透中心进行血透治疗的114例患者中有3例并发急性胰腺炎。经积极治疗，患者症状体征消失，预后良好，无1例死亡。

一、资料与方法

1. 一般资料

3例患者中男1例，女2例；年龄54~69岁，均确诊为慢性肾功能衰竭，CKD-5期；维持性血透（血透时间均超过1年）；心功能不全Ⅳ级；肾性贫血；肾性高血压。尿毒症原发病1例为慢性肾炎，1例为高血压病，1例原因不明。每周血透2~3次，每次3~5小时，必要时予血滤。1例为胆源性，发病前有暴饮暴食病史，另两例无明显诱因。

2.临床表现

发病时间为确诊慢性肾功能衰竭（尿毒症期）后并行维持性血液透析1年以上，均为HD治疗间歇期发病，均表现为腹痛、恶心、呕吐，无发热，均有上腹压痛，无反跳痛，无肌卫。3例患者血清淀粉酶（正常为10~90U/L）均增高5倍以上，为508~4108U/L。甲状旁腺激素（PTH）均升高。1例凝血示高凝。两例B超显示胰腺未见明显异常，1例CT示胰腺正常，1例CT示胰腺体尾部增粗。

3.治疗与转归

3例患者均给予内科保守治疗，包括禁食、持续胃肠减压、抑制胰腺分泌、抗感染、解痉、抑酸、营养支持、配合HD治疗并加用血液滤过（HF）。3~10天症状体征消失，血清淀粉酶降至正常值上限的两倍以下，3例患者发生AP后，在积极采用保守治疗的基础上继续进行透析，病情很快得以改善，恢复良好，无1例死亡。

二、讨论

（一）发病原因

尿毒症是CRF的严重阶段，尤其是尿毒症晚期，常常累及全身各系统病变，特别是消化系统最常见、最早受累。虽1例存在胆囊多发结石，但不能认定为单一的病因因素，应综合考虑慢性血透患者并发胰腺炎的原因，可能与以下多种原因相互作用有关。

1.CRF和HD时，多种胃肠肽激素之间发生了不呈比例的变化，导致机体的生理平衡被打破，自我调节功能削弱，从而引起胃肠运动功能异常和黏膜炎症。另外，胃肠道黏膜屏障功能障碍，尿毒症毒素在消化道内被细菌分解，刺激消化道黏膜引起化学性炎症。

2.几乎所有患者都会出现酸中毒，多数尿毒症患者能够耐受慢性酸中毒。而当出现应激时，代偿机制就会不堪重负，从而出现明显的酸中毒，直接或间接刺激胰腺，且胰酶在偏酸的内环境下易激活从而引起胰腺的自身消化。同时急性胰腺炎患者常有恶心、呕吐等，导致水、电解质酸碱平衡紊乱，引起组织缺血缺氧（包括胰腺），缺血又可使胰腺腺泡对酶的降解性损伤更为易感。

3.慢性肾功能衰竭可引起小血管病变，导致胰腺微循环障碍，同时尿毒症继发的甲状旁腺机能亢进和钙磷代谢紊乱可导致胰管钙化，对胰腺产生直接或间接毒性作用。

4.尿毒症患者存在微炎症状态。应激反应可使细胞因子释放增多、补体激活等导致严重的炎症反应。此外还可能与贫血、营养不良及全身消耗状态、药物、高凝、首次使用综合征、感染、神经和体液等有关。

（二）临床过程

3例患者均未出现发热。考虑因尿毒症毒素的作用，尿毒症患者的体温调节中枢受到抑制，导致体温在感染时较正常变化不大，不易被发觉。因此，患者体温正常时也可能已受感染。3例患者均出现恶心、呕吐、腹痛等消化道症状，这可能与肠道排泄尿素增多有关，同时，降压药、调脂药、铁剂、钙剂等的使用可加重患者消化道症状。另外患者因肾小球滤过率显著降低，常导致血清总淀粉酶活力（TA）升高，甚至达正常上限值的2~3倍。因此给尿毒症并发AP的诊断带来一定困难。对患者出现上述症状且症状不明显时应引起重视，进行全面检查，以免发生误诊漏诊。

（三）治疗措施

尿毒症并发AP后常存在着高分解代谢，应予一定的营养补充，而长期血透患者由于水分控制不严格，存在无尿或少尿且心功能差，大量补液极易诱发心衰，从而限制了液体的进入。为此，临床上可加强透析治疗，实施全胃肠外营养。且透析治疗对未伴明显血流动力学异常患者有助于阻止和改善肾功能的进一步恶化，对小分子毒素的清除有不可忽视的作用，纠正水、电解质、酸碱平衡紊乱，减少并发症的发生，防止病情加重。但其不能有效清除血清淀粉酶等相对较大分子的毒素，因此临床上加用HF能更有效地清除毒素，更好地模拟人体肾脏功能，保持血液流变学的稳定。国内外研究证实，在重症急性胰腺炎发病初期及早应用持续性肾脏替代疗法（CRRT）并给予足够疗程具有肯定的疗效，治疗效果更佳。综合考虑患者的经济承受能力和临床治疗效果，我们认为，除非患者伴有明显的血流动力学异常，应在常规处理急性胰腺炎的同时，加强透析同样可达到较好的临床疗效。

血液净化联合药物治疗曼陀罗中毒1例

患者，男，64岁，农民。因"突发烦躁不安、胡言乱语1.5小时"于2014年01月17日入院治疗。

患者两小时前服用中草药后约半小时左右开始出现口唇发麻，随后即出现胡言乱语，烦躁不安，伴四肢抽搐，故送来我院急诊，此中草药经金华市药检所和金华职业技术学院医学院中药组专家确认草药中含曼陀罗，其他中草药成分均无毒性，口服1剂约含曼陀罗5g，煎服。既往体健，否认肝炎、糖尿病病史。

经急诊室吸氧、洗胃、导尿、补液（新斯的明、醒脑静）等对症处理，患者仍烦躁不安，神志不清。遂入住ICU。

体格检查：体温37℃，心率154次/分，律齐，呼吸26次/分，血压90/60mmHg。神志不清，烦躁不安，查体不配合，双瞳孔0.5cm，颜面潮红，双肺呼吸音正常，腹软，肝区无叩痛，肝脾肋下未及，双下肢无浮肿。

实验室检查：血常规示白细胞6.08×10^9/L，Hb140g/L，PLT 83×10^9/L。生化AST 38U/L，血糖9.27mmol/L，血钾3.50mmol/L，血钙2.22mmol/L，血肌酐76μmol/L，血尿素氮6.15mmol/L，LDH150U/L，胆碱酯酶5794KU/L，磷酸肌酸激酶239 U/L，肌酸激酶同工酶21.90ul。尿常规pH5.0，尿蛋白（-），尿隐血（-）。凝血酶原时间11.9秒，国际标准化比值（INR）1.02，纤维蛋白原4.34g/L，部分活化凝血酶原时间23.4秒，D-二聚体1920.4ng/mL。头颅CT未见明显异常。

诊断：曼陀罗中毒。

积极给予吸氧、洗胃、导尿、补液，输注新斯的明、醒脑静、谷胱甘肽、左卡尼汀、氨曲南等对症治疗，并紧急给予右股静脉临时血透导管置入，予血液灌流（HP）联合连续性静脉-静脉血液滤过（CVVH）治疗。

患者经过两天的序贯性血液净化及药物治疗，病情好转，神志转清，其间重要的生化指标（ALT最高值71U/L，AST最高值112U/L，PLT最低值62×10^9/L，Hb最低值74g/L，磷酸肌酸激酶最高值856U/L，总蛋白最低值47.2g/L，白蛋白最低值27.5g/L）亦见好转。出院时复查血、尿常规、生化正常，予以出院随访。

按语：曼陀罗又称疯茄儿，其花名洋金花，是常用的中药之一，用治喘咳、痹痛、脚气、脱肛等，常用量为0.3~0.6g，主要成分是山莨菪碱、阿托品及东莨菪碱等生物碱，在体内能竞争性对抗乙酰胆碱对M-胆碱受体的兴奋，阻断节后胆碱能神经的兴奋作用，导致口干、瞳孔散大、心率加快、皮肤血管扩张；山莨菪碱和阿托品能兴奋延髓和大脑，使患者出现躁狂、胡言乱语表现，有时由兴奋转为抑制，出现昏迷和呼吸麻痹，严重者导致死亡。中毒的程度与年龄、服药方式及个体耐受性有关。一般在食后30分钟，最快20分钟出现症状，最迟不超过3小时，多为急性突然发病。本例患者在口服一贴中草药汤剂约含曼陀罗5g后30分钟即出现症状，临床表现十分典型，确诊不难。因此诊断为急性大剂量曼陀罗中毒。

目前，治疗上对于轻度中毒患者，予洗胃、补液促排、新斯的明等对症处理后，一般预后良好；对于急性重症中毒患者，病情凶险，死亡率高，积极保守的内科治疗难以保障患者的生命。因此我们对于该患者在给予药物积极治疗的同时，及早予血液灌注（HP）两小时后序贯性运用连续性静脉-静脉血液滤过（CVVH）24小时。

血液灌注及连续性静脉~静脉血液滤过均用德国贝朗公司生产的CRRT机，血液灌注器为珠海健帆生物科技有限公司的HA130一次性使用碳肾，血滤器为贝朗公司生产的HIPS18高通量聚砜膜。血流量150mL/min，均采用前稀释法，置换液流速4L/h，抗凝剂用普通肝素。患者1天后神志转清，继续予连续性静脉-静脉血液滤过（CVVH）24小时后转入普通病房，4天后好转出院。

以往认为，血液灌流技术是抢救药物中毒的主要方式。我们认为，急性重症药物中毒应早期给予HP联合CVVH治疗，血液灌注利用体外循环灌注中吸附剂的吸附作用清除毒物、药物以及代谢废物，从而达到净化血液的目的，尤其适用于脂溶性高，易与蛋白质结合的药物和毒物。大剂量中毒时采用一般疗法，及时迅速地应用HP治疗，可提高抢救成功率。但HP仅能清除毒物本身，不能纠正毒物所引起的病理生理改变，适时运用CVVH可最大限度地模拟肾脏对水和溶质的清除模式，持续、稳定、缓慢地清除体内水分和溶质，保持血流动力学稳定。尤其重症中毒患者，营养支持是必不可少的，CVVH为治疗提供了容量条件，同时又通过滤过膜吸附清除代谢产物、体内毒物、炎症介质和细胞因子，并保持水、电解质、酸碱平衡，维持内环境稳定。因此，可以说序贯性血液净化较单纯的血液灌流更能为中毒患者提供生命支持的保障。

目前关于序贯性血液净化治疗药物中毒的最佳治疗时机尚无统一标准。我们认为掌握净化时机对提高抢救成功率有决定性作用，一般认为血液净化的最佳时间宜在中毒后尽早（6小时内）进行。早期即给予HP联合CVVH治疗，不仅能有效清除毒物，且可以清除部分炎性因子，降低氧自由基活力，稳定血流动力学，重建机体免疫内稳态，提供了营养治疗空间，阻止了脏器的进行性损害，为抢救赢得了时机，创造了条件，改善了患者预后，降低了病死率。

中药肾毒宁对维持性血透患者血清IL-6水平的影响

有文献报道，维持性血液透析（maintenance hemodialysis，MHD）患者存在微炎症状态，同时心脑血管疾病、贫血、营养不良是MHD患者高住院率和高死亡率的主要风险因素。而这些病理状态的发生发展都与患者的微炎症状态密切相关。Stenvinkel等在1999年指出，尿毒症患者微炎症状态与营养不良、动脉粥样硬化和高死亡率之间存在一定关系，提出了营养不良-炎症-动脉粥样硬化综合征。此后，维持性血透患者微炎症状态及其与预后的关系在学界引起了越来越多的关注。本实验探讨我科经验方肾毒宁浓煎剂对MHD患者血清IL-6及血红蛋白水平的影响，旨在为MHD患者的生存质量和远期愈后寻求有效方法。

一、资料与方法

（一）一般资料

选取2010年6月~2013年7月在金华市中医医院进行规律性血液透析治疗3个月以上的30例患者为研究对象。

纳入标准：①年龄在18岁以上，KT/V≥1.2，近3个月内未接受左卡尼汀的治疗。②近1个月时间内无急、慢性感染炎症表现。③无恶性肿瘤病史，无自身免疫性疾病及未使用免疫抑制剂。④无严重肝脏疾病，无严重原发性心血管疾病。⑤近1个月未使用可能影响炎症状态的药物。原发病为慢性肾小球肾炎16例，糖尿病肾病8例，高血压肾病6例。

采用随机数字编号方式分为对照组和肾毒宁组，每组15例。对照组男9例，女6例；年龄（57.8±15.04）岁，原发病为慢性肾小球肾炎10例，糖尿病肾病2例，高血压肾病2例。肾毒宁组男8例，女7例；年龄（58.33±16.74）岁。原发病为慢性肾小球肾炎6例，糖尿病肾病6例，高血压肾病4例。两组患者一般资料比较无显著差异。见表18。

表18　两组患者的基线资料（$\bar{x} \pm s$）

组别	年龄	男/女	透析程（月）	kt/v	Scr（μmol/L）	Hb（g/L）	IL-6（pg/mL）
对照组	57.8±15.04	9/6	53.8±33.7	1.35±0.48	675.8±235.2	89.73±8.84	48.58±19.74
肾毒宁组	58.3±16.74	8/7	52.4±35.6	1.43±0.35	709.3±218.7	83.6±11.11	51.07±21.15

所有患者均用贝朗血液透析机（B.Braun Dialog+，REF型号710500R）、碳酸氢盐透析液进行血液透析和血液透析滤过，血液透析滤器为LOPS12型，血液透析滤过滤器为HIPS15型，每周2~3次，每次透析时间4~5小时，透析液流速为500mL/min，血液流速为180~250mL/min。

（二）治疗方法

对照组：采用正常透析治疗，但不使用肾毒宁。肾毒宁组：每日口服肾毒宁浓煎剂50mL，共3个月。

两组患者常规用叶酸、铁剂、维生素B_{12}、促红细胞生成素、降压药等药物，血红蛋白水平在目标范围内时促红细胞生成素可减量维持，其余药物剂量不变。

肾毒宁浓煎剂组成：黄芪、制大黄、制黄精各20g，丹参30g，桃仁、淫羊藿各10g，沉香粉3g。由金华市中医医院中药房提供，由煎药室以密闭三连体煎药机（型号YFY13/3A，天津三延精密机械有限公司）浓煎至50mL，0~8℃储藏。

（三）检测指标

1.血清白介素I-6（IL-6）水平，采用双抗体夹心ABC-ELISA法两组分别于干预前及干预1个月后及第3个月后检测血清白介素-6水平。

2.血清HB水平。

（四）统计学方法

采用SPSS13.0统计软件进行统计，计量资料以（$\bar{x} \pm s$）表示，组间比较采用t检验，P<0.05为差异有显著性。

二、结果

1.两组治疗1个月和3个月后IL-6、HB比较

见表19。

表19　两组治疗1个月和3个月后IL-6、HB比较（$\bar{x} \pm s$）

观察指标	IL-6（pg/mL）		HB（g/L）	
	治疗后1个月	治疗后3个月	治疗后1个月	治疗后3个月
对照组	48.76 ± 20.78	49.42 ± 19.33	89.97 ± 8.94	89.53 ± 10.69
肾毒宁组	23.42 ± 13.95*	10.24 ± 7.51*	98.35 ± 12.35*	118.18 ± 8.04*

注：*与对照组比较，P<0.05。

由表19可以看出，肾毒宁组经治1个月和3个月后，患者血清IL-6水平明显下降，HB水平明显升高，与对照组相比，有显著性差异（均P＜0.05）。

2.肾毒宁组治疗前后IL-6、HB比较

见表20。

表20　肾毒宁组治疗前后IL-6、HB比较（$\bar{x} \pm s$）

肾毒宁组	IL-6（pg/mL）	HB（g/L）
治疗前	51.07 ± 21.15*	83.60 ± 11.11
治疗后1个月	23.42 ± 13.95#	98.35 ± 12.35#
治疗后3个月	10.24 ± 7.51*#	118.18 ± 8.04*#

注：#与治疗前相比，P<0.05；*与治疗1个月后比较，P<0.05。

由表20可以看出，肾毒宁组治疗1个月、3个月与治疗前相比，患者血清IL-6水平均明显下降（均P<0.05），患者HB水平也较治疗前升高（均P<0.05），

与肾毒宁治疗1个月后相比，治疗3个月后患者的血IL-6水平下降更明显（P<0.05），血Hb水平也升高（P<0.05）。

三、讨论

近年来，尽管科学技术不断发展，医疗水平不断提高，但MHD患者的预后仍不理想，死亡率仍高达25%。其中，心脑血管并发症占全部死因的40%~50%，是普通人群的20~100倍。研究发现，影响患者预后的因素，既有年龄、性别、家族史、高血压、吸烟、糖尿病、高脂血症、肥胖等，也有营养不良、微炎症状态等。微炎症状态的主要表现在炎性细胞因子的活化和急性时相反应蛋白的变化两个方面，IL-6是活化的T细胞和成纤维细胞产生的淋巴因子，是最重要的炎症因子之一，参与炎症反应。无论是普通人群还是慢性肾功能衰竭患者，血清IL-6水平可能比C-反应蛋白具有更高的心血管风险预测价值。血清IL-6水平的升高与慢性肾功能衰竭患者病死率存在正相关性，因此，IL-6可作为微炎症状态的标志物。

肾毒宁的前期研究结果也表明，该方较单纯的西药治疗更具有改善肾功能、促进毒素排泄、延缓肾衰竭进展的作用。MHD患者具有慢性肾功能衰竭的一般病机特点，即脾肾阳虚，失于温通，以致湿浊、毒邪、瘀血内停为患。肾毒宁方由黄芪、淫羊藿、制黄精、制大黄、丹参、桃仁、沉香粉等七味药组成，可显著降低患者的血清IL-6水平，改善患者的贫血状况、营养不良及微炎症。

针灸治疗尿毒症性皮肤瘙痒的临床研究

尿毒症相关性皮肤瘙痒（uremicpruritus,UP）又称慢性肾脏疾病相关性瘙痒，简称尿毒症性瘙痒症（UP），是终末期肾病患者常见的临床症状之一。国外多个研究中心统计得出，有36%~50%的尿毒症透析患者会出现皮肤瘙痒症状，且其可导致病死率上升。国内文献报道，皮肤瘙痒在血液透析患者的发生率为60%~80%，其中10%为顽固性皮肤瘙痒。尿毒症相关性皮肤瘙痒严重影响患者的生活质量，也是尿毒症患者死亡不可忽视的一个因素。针灸治疗瘙痒有着广泛的经验和独特的疗效。

一、尿毒症性皮肤瘙痒的相关认识

中医学认为，尿毒症患者气血俱虚，营血亦亏。营血亏虚，血虚不能营养肌肤，肌肤失其濡养，则血虚生风以化燥，滞留皮肤则可引起干燥、粗糙、脱屑、瘙痒。脾肾亏虚，水湿运化失司，湿毒内聚，不能外排；脾肾衰惫，湿浊毒邪外溢肌肤，则见皮肤瘙痒或有霜样析出。尿毒症性皮肤瘙痒与中医学的"痒风""风瘙痒"类似。国家中医药管理局医政司将风瘙痒定义为因湿蕴于肌肤，或血虚风燥所致，是以阵发性皮肤剧痒，搔抓形成搔痕、血痂，皮肤干燥增厚为主要表现的皮肤疾病。现代中医对本病也有诸多认识。陈彤等认为，尿毒症性皮肤瘙痒中医辨证属脾肾亏虚，不能运化水湿，湿毒内聚，不能从水道外排；脾肾阴阳衰惫，湿浊毒邪外溢肌肤，则见皮肤瘙痒或有霜样析出。黄智莉认为，脾肾两虚，肝木失于涵养，风从内生，"风胜则痒"。加之"久病必瘀"，瘀血阻滞，营卫难以畅达，肌肤失于濡煦；脾肾虚损，浊毒之邪壅滞三焦，外溢肌肤，导致皮肤瘙痒。杨栋等学者认为，瘙痒的病机无外乎血虚（燥）生风、湿浊内蕴、毒邪壅滞、肝胆郁（湿）热及营卫不和等方面。

西医学认为，瘙痒的产生是由于各种体内外的物理、化学性有害物质的刺激，导致局部释放组胺、激肽和蛋白分解酶等物质作为瘙痒介质，通过与游离神经末梢上的特异性受体结合而产生痒觉的神经冲动，通过感觉神经传导到神经节背根、脊索，再通过神经突触连接二级神经元，使其轴突交叉至对侧，然后通过脊髓丘脑束到达丘脑的板层核，最后到达大脑皮层躯体感觉区，引起痒觉。尿毒症性皮肤瘙痒的形成是一个极其复杂的过程，具体发病机制尚未明确，除上述提到的瘙痒介质的作用外，可能的机制还包括免疫、炎症相关假说、周围神经病变、皮肤干燥、二价离子紊乱及继发性甲状旁腺功能亢进、透析相关免疫。

二、针刺治疗尿毒症性皮肤瘙痒的临床观察

1.针刺+穴位注射

王敏等将105例尿毒症血液透析合并皮肤瘙痒患者随机分为治疗组（针刺、穴位注射）和对照组（西药）。结果：治疗组和对照组总有效率分别为91.07%和88.89%（$P > 0.05$）。

2.针刺+强化血液透析

周静等采用针刺止痒，取足阳明胃经合穴足三里和手阳明大肠经合穴曲池，对40例尿毒症患者采取低磷饮食，用舒肤特酊外用剂、类固醇药膏、抗组织胺药物、包醛氧淀粉或爱西特治疗1周，强化透析治疗（增加透析次数或利用高通透性膜透析）两周，1周3次。治疗后40例患者全身或局部瘙痒、搔抓不停、烦躁、入睡困难等症状完全消除。张芬等将长期血液透析伴皮肤瘙痒尿毒症的46例患者随机分为针灸联合血液透析滤过（针灸+HDF）组15例、血液透析滤过（HDF）组15例，血液透析（HD）组16例。结果针灸+HDF组、HDF组患者治疗后皮肤瘙痒情况明显改善，缓解率分别为86.6%和66.7%，对照组缓解率为18.8%。

3.针刺耳穴+中药药浴

黄小琴等将104例尿毒症性皮肤瘙痒患者随机分为常规组、药浴组和针刺加药浴组，分别给予治疗，两周为1个疗程，两个疗程后观察效果。结果：药浴组和针刺加药浴组的瘙痒程度均减轻，针刺加药浴组的效果明显优于药浴组和常规组（P<0.01）。

4.针刺+中药外洗

陈彤等随机将90例尿毒症患者分为治疗组60例和对照组30例。两组均给予一般治疗及中药外洗。治疗组另予针灸治疗，取穴足三里、三阴交、风市、阴陵泉、委中、脾俞、血海、曲池、合谷、太冲、太溪、肾俞、命门、八邪，总有效率为96.7%，高于对照组的80%。

5.针刺+中药药浴+强化血液透析

陈海霞观察了12例行血液透析串联血液灌流，结合针刺、药浴治疗的效果，结果3例经1次综合治疗后皮肤瘙痒症状减轻，4例经2~3次治疗后症状减轻，其他症状也均有不同程度的减轻。

6.单纯针刺

Stellon对16例采用针刺疗法治疗神经性瘙痒的患者进行了回顾性研究，结果75%的患者瘙痒症状得以缓解。Che等将40例终末期肾衰竭皮肤瘙痒患者随机均分为研究组和对照组，研究组针刺曲池，对照组针刺曲池外2cm。结果：研究组的瘙痒评分明显下降，对照组无明显改变。

三、针灸治疗皮肤UP的可能机制

西医学研究表明，多种介质和受体在瘙痒的产生过程中起着重要作用。参与瘙痒的递质种类很多，包括组胺、5-羟色胺、乙酰胆碱、缓激肽、P物质、前列腺素、白细胞介素、阿片肽等。组胺是尿毒症瘙痒的主要炎症介质，也是许多药物治疗的靶点之一，药物的作用主要是通过肥大细胞释放并且作用于感觉神经末梢上分布的组胺受体。5-羟色胺在外周系统和中枢神经系统均可诱导痒觉的产生，通过表皮肥大细胞释放的组胺而间接发挥作用，在中枢神经系统则通过阿片类物质信号系统发挥作用。研究证实，针灸能减少组胺、5-羟色胺、前列腺素等局部炎症介质的产生。孟宏等的研究表明，针刺曲池、血海能显著减少右旋糖酐诱发的小鼠皮肤瘙痒持续时间，明显减少小鼠腹部蓝染的风团面积，抑制磷酸组织胺所致的小鼠毛细血管通透性亢进。

何天峰等发现，针刺能显著抑制佐剂性关节炎大鼠滑膜组织肥大细胞的数量和脱颗粒率的上升。研究证实，针刺可兴奋C-纤维等4类神经纤维，从而起到止痒效果。尿毒症性皮肤瘙痒的发生与人体免疫功能失调有关，CKD患者一般都有不同程度的免疫功能受损，可造成免疫功能失调，激活肥大细胞，诱发不同介质释放而引起瘙痒。针灸具有免疫调节作用，故有助于止痒。针刺还可降低慢性荨麻疹患者的血清组胺及总IgE水平，有效抑制活跃的变态反应而止痒。此外，尿毒症患者大多存在钙磷代谢异常，甚至皮肤局部有钙化斑形成及钙盐、磷盐析出，从而导致皮肤干燥瘙痒。李端午等的实验证实，针刺腧穴后，除神经机制得到调节外，还可使大脑皮层细胞内的钙离子浓度降低，通过调节钙磷代谢等体液因素间接改善尿毒症患者的瘙痒症状。

以上结果提示，针灸治疗尿毒症性皮肤瘙痒的效果是通过多环节、多层次、多渠道的调节作用而实现的。目前临床治疗瘙痒症或抑制瘙痒多用皮质醇激素、抗组织胺药和免疫抑制剂，但多针对单一靶点，且易出现不良反应，间断药物治疗后往往瘙痒再次复发。针灸治疗采用辨证取穴，通过对穴位刺激，激发机体的自我调节能力，提高机体的免疫功能和整体状况，且费用低廉，无明显副作用，不会增加肾脏负担，疗效明显。

维持性血液透析患者抑郁状况的研究

终末期肾脏病（ESRD）是不可逆转的慢性渐进性疾病，主要治法为肾脏替代疗法，而维持性血液透析（maintenance hemodialysis，MHD）是目前较为成熟的肾脏替代治疗手段。但透析治疗是长期性和持续性的，治疗过程中患者极易产生抑郁、焦虑等心理障碍。报道显示，维持性血液透析患者的抑郁症状发生率国内为55.5%，国外为68%。有研究证实，透析患者的心理问题如抑郁等，可直接或间接影响患者的免疫功能、营养状态和治疗依从性，进而影响生存率和生活质量，提高死亡率。

一、维持性血液透析患者抑郁状态的原因

1. 抑郁状态的病因

《黄帝内经》中有"肝藏魂""心藏神""脾藏意""肺藏魄""肾藏志"之说。因肾藏志，主人的意志、意向，故意志减退、兴趣丧失、注意力不集中等抑郁症状的病机与肾有密切关系。慢性肾衰的病机为本虚标实，虚实夹杂，病位主要在肺、脾、肾，日久病及五脏，导致肝失疏泄，脾失健运，心失所养，脏腑阴阳气血失调，终致抑郁的发生。

2. 抑郁状态的相关因素

唐冠英等研究发现，血液透析滤过（HDF）较血液透析（HD）能有效降低C-反应蛋白（CRP）、同型半胱氨酸（Hcy）、白细胞介素6（IL-6）、糖基化终末产物（AGEs）水平，进而使患者的抑郁症状得到缓解。查白认为，患者年龄、透析时间、文化程度、在职情况、患者躯体状态等均与抑郁状态有关。陈东等认为，维持性血液透析患者易产生抑郁情绪与营养不良和性别等密切相关。另有学者认为，抑郁症状与患者的生活自理程度、社会支持、婚姻状况、透析膜，血液透析过程中出现的角色强化等相关。此外还与患者的自我护理能力和性格相关。血液透析的长期性和持续性也是抑郁发生的重要原因，长期透析给患者带来很大的经济压力，不断反复的病情以及并发症的发生等给患者造成巨大的心理负担，从而导致抑郁的发生。

（三）抑郁症状的影响

中医学认为，"喜伤心，忧伤肺，怒伤肝，思伤脾，恐伤肾"，说明情志变动可以损伤内脏。反之，内脏变化也可引起精神情志的变化，两者相互影响，可导致脏腑功能进一步紊乱。西医学者认为，抑郁状态引发的持续精神心理刺激会导致严重的自主神经功能紊乱和神经衰弱，久而久之会使机体免疫功能降低，内分泌失调，加重疾病发展，直接影响透析的质量和生活质量。王金玲等的研究发现，抑郁状态可严重影响患者的睡眠质量及生活质量，影响预后。陈秀君等认为，抑郁情绪可造成机体调节功能减弱，引起躯体功能性和器质性病变。

二、维持性血液透析患者抑郁状态的治疗

（一）中医治疗

抑郁症属中医学"郁证"范畴，多由情志不舒、气机郁滞而致。中医治疗抑郁症以理气开郁、调畅气机、移情易性为原则，根据患者的具体情况辨证论治，采用理气、活血、化湿等法，配合针灸、情志疗法等，能够显著改善患者的抑郁症状。

朱刚等的调查发现，血液透析患者的抑郁状态与虚证有关。病情严重的阴阳两虚证患者焦虑、抑郁程度更重，病情较轻的脾肾气虚、脾肾阳虚证患者焦虑、抑郁程度相对较轻，治疗应辨证论治，适当补益。谢娟等认为可用疏肝解郁、益气补血法治疗抑郁。他们采用逍遥解郁散，并辅以心理干预，舒缓患者的抑郁情绪，增强患者的治疗自信心，从而提高患者的心理承受能力，使其保持良好的情绪和心理状态，提高了依从性。

朱东林等认为，采用中医辅助疗法，包括心理疗法、认知疗法、"以喜胜抑"、集体心理疗法、按摩疗法、针灸疗法，并配合中药治疗，有助于患者重建心理认知结构，消减负性心理，缓解抑郁症状。伊磊亚等在常规护理的基础上加强情志护理，根据七情的特点及个体化的不同辨证施护，因人、因时制宜，有效改善了患者的抑郁状态，使患者心态平和，气机顺畅，气血调和，提高了治疗依从性，减少了并发症的发生，提高了生活质量。朱炜等研究发现，中医安神护理，即在常规护理的基础上采用"四步法"足部熏洗、

穴位按摩、安神贴敷眼罩，有助于促进睡眠，减轻抑郁，提高患者的生活质量。

（二）西医治疗

1.药物治疗

谢敏红等的研究发现，文拉法辛联合心理干预能明显改善维持性血液透析患者的抑郁情绪，提高治疗依从性，从而有利于提高疗效及改善预后。徐俊等的研究发现，帕罗西汀联合心理干预，能缓解维持性血液透析患者的抑郁症状，提高其生活质量。赵晶伟等研究发现，西酞普兰治疗维持性血液透析患者的抑郁状态安全有效，可有效改善患者的生活质量，提高依从性。

2.心理干预

罗玲等研究发现，心理干预，主要方法为认知行为疗法中的以接受为基础的疗法和团体辅导等，可以明显降低患者的抑郁和焦虑程度，提高患者的治疗信心。王璋琳的研究发现，自我效能干预作为一种心理行为的干预方法，可以增强患者的应对能力和自信心，提高患者的自我效能，有效调动透析患者应对负性情绪的积极性，消除紧张心理，减轻焦虑情绪，使患者积极面对现实，树立战胜疾病的信心，进而提高患者的自我护理能力。

3.运动、音乐

肖雪春等的研究发现，适宜的有氧运动可以明显降低患者的Zung抑郁量表（SDS）和匹兹堡睡眠质量指数（PSQI）评分，改善维持性血液透析患者的抑郁情况。高盼等的研究证实，适当的音乐疗法可改善患者的负性心理，缓解或减轻抑郁情绪，转移患者对血液透析的注意力，并可降低患者心率。

三、讨论

维持性血液透析是目前终末期肾脏病最普遍的治疗方法，其长期性和持续性不仅影响患者的日常生活和工作，也给患者带来很大的经济负担和心理压力。加上透析引发的并发症及疾病本身带来的生理痛苦，使患者的心理状态十分复杂，极易出现一系列心理障碍，其中以抑郁多见。抑郁情绪可影响机体的免疫功能、营养状态和治疗依从性，阻碍患者心理和生理健康的恢复，部分患者甚至会出现自杀倾向。中医治疗抑郁症有独特的优势，且效果良好，有很大的临床应用价值。

毒蕈中毒致横纹肌溶解并多脏器衰竭1例治验

毒蕈又称毒蘑菇，俗称野生蕈，与野生食用菌类有时难以区分，因此时常造成采食者误食中毒。据统计，我国的毒蕈种类有100余种，强毒性可致死的有30余种。一种毒蕈可包含多种毒素，一种毒素又可在多种毒蕈中发现，故毒蕈中毒临床表现各异。毒蕈服用少量即可产生明显的中毒症状，发生多脏器功能衰竭。因中毒后无特效解毒药，故病死率高。金华市中医医院采用连续性血液净化联合血液灌流成功救治成功1例毒蘑菇中毒所致多器官衰竭患者。

一、临床资料

患者金某，男，76岁，农民，入院前1天晚餐食用自己采摘的蘑菇后自觉恶心，无呕吐。第2天晨起仍觉恶心，胃纳欠佳，下午出现恶心、呕吐明显，吐出较多胃内容物，伴颈部及上肢麻木不适，胸闷，呼吸急促。体温36.3℃，心率78次/分，呼吸26次/分，血压137/98mmHg，经皮氧饱和度95%。神志清，精神不振，呼吸急促，查体配合。双瞳孔等大等圆，直径2mm，对光反射灵敏。双侧鼻唇沟对称，伸舌居中。颈软，颈项强直明显。皮肤及巩膜无黄染，无出血点。双肺呼吸音粗，未闻及干湿性啰音。腹软，无压痛，肝脾肋下未及，移动性浊音（－），肾区叩痛（－），双下肢无浮肿。四肢肌力4级，双侧巴氏征（－），病理征（－）。双上肢浅感觉减退，双下肢深浅感觉正常。小便自解，尿量偏少，酱油色。

实验室检查：血常规示白细胞14.38×10^9/L，中性粒细胞91.1%，血红蛋白136g/L，血小板168×10^9/L。谷丙转氨酶126 U/L，谷草转氨酶196U/L，血糖11.67mmol/L，血钾4.51mmol/L，血钙2.09mmol/L，血肌酐113μmol/L，血尿素氮11.57mmol/L，尿酸446μmol/L，乳酸脱氢酶393U/L，胆碱酯酶7920KU/L，磷酸肌酸激酶9156 U/L，肌酸激酶同工酶545U/L，肌酸激酶同工酶MB（＋），淀粉酶49U/L。尿常规示pH5.5，尿蛋白（＋＋），尿隐血（＋＋＋），红细胞348/HP。凝血酶原时间12.5s，国际标准化比值（INR）1.08，纤维蛋白原4.04g/L，部分活化凝血酶原时间25.8s，D-二聚体381.7ng/mL。血气分析pH7.33，二氧化碳分压32.7mmHg，碳酸氢根16.9mmol/L，剩余碱-7.8mmol/L。头颅CT未见明显异常。肺CT示两肺纤维钙化灶，右肺中叶支气管扩张伴慢性炎症。心电图示窦性心律，T波改变。

患者入院后胸闷气急明显，呼吸急促，为行呼吸及循环支持转入ICU，患者转入ICU后呼吸急促加剧，皮氧饱和度进行性下降，复查肌酸激酶、肝酶、尿素氮、部分活化凝血酶原时间等进行性上升，血气提示代谢性酸中毒、呼吸衰竭。

诊断：蘑菇中毒；横纹肌溶解症；多器官功能衰竭。

紧急予气管插管接呼吸机机械支持通气，并紧急给予右股静脉临时血透导管置入，予血液灌流（HP）联合连续性静脉-静脉血液透析滤过（CVVHD）治疗。

经过10天连续性血液净化及药物治疗，病情好转，重要的生化指标（ALT最高值750U/L，AST最高值2150U/L，PLT最低值$40×10^9$/L，Hb最低值106g/L，凝血酶原时间最高值15.9秒，国际标准化比值1.37，纤维蛋白原最高值6.31g/L，部分活化凝血酶原时间最高值160秒，D-二聚体最高值14887ng/mL，磷酸肌酸激酶最高值46921U/L，肌酸激酶同工酶最高值2365U/L，乳酸脱氢酶最高值2791U/L，肌钙蛋白I最高值0.30ng/mL，脑钠素原最高值2916pg/mL，降钙素原0.54ng/mL，总蛋白最低值47.4g/L，白蛋白最低值23.4g/L，C-反应蛋白最高值69.8mg/L）亦见好转。出院时复查血、尿常规、生化、凝血常规正常，予以出院随访。

二、治疗经过

（一）综合治疗

1.静脉输液，促进毒物排泄，同时加强营养支持，如补充足够热量、维生素、氨基酸、白蛋白等。

2.适当补液，纠正水、电解质、酸碱平衡紊乱，如静脉输注5%碳酸氢钠碱化尿液，促进肌红蛋白从尿液排出，减轻其对肾脏的损害。

3.保肝、护肾、抑酸护胃、营养心肌等对症治疗，如异甘草酸镁针、多烯磷脂酰胆碱针、还原型谷胱甘肽针、左卡尼汀、奥美拉唑、环磷腺苷葡胺针等联合应用具有稳定溶酶体膜、保护脏器改善其微循环及组织灌注、清除氧自由基、抑制细胞因子及炎症介质过度释放等作用。

4.积极抗感染及预防感染，如泰能针、喜炎平针。

5.使用糖皮质激素，如甲强龙针抑制机体对毒素的敏感性，改善毛细血管的通透性，拮抗毒素作用和抗组胺致敏作用，稳定溶酶体膜免受损害。

6.气管插管接呼吸机机械支持通气，SIMV模式。

（二）血液净化治疗

确诊为蘑菇中毒后立即进行血液灌流（HP），两小时后序贯性运用连续性静脉-静脉血液透析滤过（CVVHDF）治疗。血液灌注及连续性静脉-静脉血液透析滤过均用金宝Prisma Flex CRRT机，血液灌注器为珠海健帆生物科技有限公司的HA330一次性使用碳肾，血滤器为M100 set AN69（丙烯腈及甲基磺酸共聚钠水凝胶膜），滤器有效面积0.9，设置血流量150mL/min，采用后稀释法，透析液流量600mL/min，置换液流速2000mL/h，置换液各离子浓度：Na^+139mmol/L，K^+4.0mmo1/L，Mg^{2+}0.75mmol/L，Ca^{2+}0mmol/L，抗凝剂用3%枸橼酸钠，初始泵速180mL/h，然后根据患者的血清离子钙水平及过滤器离子钙水平进行调整。脱水量0~200mL/h，根据尿量及液体入量调整。血液灌流治疗每天1次，连续3天，每次两小时。连续性静脉-静脉血液透析滤过治疗10次，每次18~24小时。治疗前后观察临床症状、体征、尿量及颜色，以及实验室检查等。

三、讨论

1.中毒机制与临床分型

毒蕈中含有毒肽、毒伞肽、丝膜菌毒素、毒蝇碱、鹿花毒素、胃肠刺激毒素、光盖伞素等多种毒性成分，分别作用于肝、肾、心、肌肉、血液、胃肠、中枢神经系统，可造成严重损害，最终会导致多脏器功能衰竭。其中一些毒素性质较稳定，内含较多植物性生物碱，具有耐热特性，一般烹饪无法将毒素完全破坏，因此误食容易导致中毒。该患者进食毒蘑菇后出现了轻微的胃肠炎表现，1天后以横纹肌溶解症为典型表现，病情进展迅速，发展为多器官功能损害。有关毒蕈中毒的研究显示，中毒导致肝肾损害较多见，较少提及横纹肌溶解。国内有学者将毒蘑菇的中毒类型分为胃肠炎型、神经精神型、溶血型、中毒性肝炎型和急性肾衰竭型5种，将多器官损害者定为混合型。国外有学者根据症状出现的时间和损害的靶器官，将毒蕈中毒分为3类：①早期综合征（＜6小时）：包括神经毒性、消化道毒性和过敏毒性。②晚期综合征（6~24小时）：包括肝毒性、肾毒性和皮肤肌肉毒性。③延迟综合征（>1天）：包括迟发的肾毒性、迟发的神经毒性和横纹肌溶解。我们认为，毒素可能通过作用于细胞膜，改变细胞骨架的糖蛋白，导致细胞变性坏死而直接损害肌细胞，从而使骨骼肌损伤及溶解，之后激发机体细胞和免疫系统过度活化，产生一些可溶性炎症介质（细胞因子、趋化因子、补体活化成分、血小板活化因子等）和氧自由基。这些炎症因子和氧自由基参与多器官功能衰竭的病理过程，此过程可能合并有心肌和胃肠平滑肌损伤，具体作用机制尚有待进一步证实。

2.救治体会

本例患者我们采用血液灌流联合连续性静脉-静脉血液透析滤过的方法进行治疗。蘑菇毒素是以蛋白结合毒素为主，属中大分子毒素，普通的透析治疗不易被清除。采用血液灌流中的活性炭，不仅能快速有效地清除与蛋白质结合的毒素，而且能清除游离的毒蕈中大分子物质，但HP仅能清除毒物本身，不能纠正毒物所引起的病理生理改变，适时运用CVVHDF可最大限度地模拟肾脏对水和溶质的清除模式，持续、稳定、缓慢地清除体内水分和溶质，保持血流动力学稳定。对于重症中毒患者，营养支持是必不可少的，CVVHDF为治疗提供了容量条件，既能保证营养供应，又能通过滤过膜吸附清除代谢产物、体内毒物、炎症介质和细胞因子，并保持水、电解质、酸碱平衡，为危重患者提供赖以生存的体内环境。

急性毒蕈中毒导致的横纹肌溶解症早期给予HP联合CVVHDF治疗，不仅能有效清除毒蕈毒素，且可以清除部分炎性因子，降低氧自由基活力，从而阻断肌细胞坏死进程，阻止因炎性介质激发的"瀑布效应"，缓解多脏器功能衰竭的进一步发展，改善患者预后。另外应用血液净化技术的同时结合药物综合治疗，如激素的冲击治疗、护肝降酶的应用和呼吸机的辅助呼吸，都对脏器起到了保护作用。

肾毒宁对血液透析患者营养不良－微炎症综合征的影响

维持性血液透析是终末期肾病的重要治疗方式，可有效提升患者生存率。随着医疗技术的提升，终末期肾病患者回归社会成为可能。有研究表明，心血管疾病是威胁维持性血液透析患者生命健康的最主要原因，终末期肾病患者心血管疾病死亡风险较非透析患者高10倍以上。在造成维持性血液透析患者心血管疾病的因素中，营养不良－微炎症状态综合征是十分重要的风险因素。在维持性血液透析患者营养不良－微炎症状态综合征治疗上，目前尚无指南明确药物，西医主要采用他汀类及维生素E等药物进行炎症状态治疗，治疗效果及安全性尚需进一步验证。中医学中没有终末期肾病、尿毒症等病名，本病相当于中医学"溺毒""关格""癃闭"等病范畴，主要病机可归纳为脾肾衰惫、浊毒内停、血瘀水停。其中营养不良－微炎症状态综合征与脏腑失常、邪毒停聚有关。我科经过长期临床实践，形成了专科特色方剂——肾毒宁方。为了探讨肾毒宁方在维持性血透患者营养不良－微炎症状态综合征中的效果，我们进行了如下相关研究。

一、资料与方法

（一）一般资料

以金华市中医医院2014年2月~2016年12月间收治的160例行维持性血液透析治疗的终末期肾病患者为研究对象，随机分为研究组和对照组，每组80例。患者维持性透析时间均在1年以上，病情稳定，无手术史。排除肝功能障碍、重度贫血、恶性肿瘤、心力衰竭者。对照组行叶酸、铁剂、维生素B12、EPO、降压药等治疗，EPO剂量在血红蛋白达到目标值后可减量维持常规治疗，研究组在常规治疗的基础上加服肾毒宁。研究组男39例，女41例。对照组男42例，女38岁。两组一般资料比较，差异无统计学意义（P＞0.05），具有可比性。患者均签署知情同意书，本研究经医院伦理委员会审核批准。

（二）方法

对照组采用常规的血压、血糖控制，并根据病情纠正贫血，采用代谢性酸中毒常规治疗。

研究组在对照组的基础上加服肾毒宁。药物组成：黄芪25g，制大黄20g，制黄精20g，丹参30g，淫羊藿15g，桃仁10g，沉香粉2g。使用密闭三连体煎药机浓煎至50mL，每日1剂，连续治疗3个月。

（三）评价指标

MIS评分采用MIS量表测定，共包括四个方面，10项指标，评分0~30分。19~30分为重度营养不良，8~18分为中度营养不良，1~7分为轻度营养不良。

（四）微炎症评价

采集患者外周血5mL，以离心半径8cm，速度3000r/min，离心5分钟，得到血清，稀释后采用直接酶联免疫吸附法检测白细胞介素-6（interleukin-6，IL-6）、高敏C-反应蛋白（hs-CRP）、肿瘤坏死因子-α（tumor necrosis factor-α，TNF-α）三项主要指标。

（五）统计学处理

采用SPSS17.0统计学软件进行处理，计量资料以（$\bar{x} \pm s$）表示，采用t检验，P＜0.05为差异有统计学意义。

二、结果

1.两组治疗前后营养状态及微炎症指标情况比较

见表21。

表21　两组治疗前后营养状态及微炎症指标情况比较（$\bar{x} \pm s$，n=80）

组 别	MIS评分（分）		IL-6（ng/mL）		TNF-α（ng/mL）		hs-CRP（mg/L）	
	治疗前	治疗后	治疗前	治疗后	治疗前	治疗后	治疗前	治疗后
研究组	12.2±2.5	8.4±1.1	12.2±2.5	35.8±8.5	98.4±22.5	38.8±11.3	6.4±2.2	3.2±1.2
对照组	12.4±2.6	11.7±1.9	12.4±2.6	70.2±14.1	97.6±21.9	87.6±14.9	6.4±2.2	5.4±2.1
t	0.1	−14.7	0.1	−22.9	0.2	−28.6	0.1	−10.0
P	＞0.05	＜0.05	＞0.05	＜0.05	＞0.05	＜0.05	＞0.05	＜0.05

结果显示，研究组的MIS评分、IL-6、TNF-α、hs-CRP明显低于对照组（P＜0.05）。

2.不良反应情况

160例患者治疗期间均未见严重不良反应。研究组出现两例轻微胃肠反应，患者可耐受，未中断治疗。

三、讨论

近年来，随着我国人口老龄化进程的加快，终末期肾病发病率呈明显增长态势，每年增长率高达11%，发病率已超过美国，成为发病率最高的国家。终末期肾病患者的肾脏功能基本丧失，无法将代谢产物和电解质排出体外。血液透析作为一种安全、有效的方法已成为终末期肾病患者肾脏替代治疗的主要手段。随着血透技术的发展，终末期肾病患者的存活率得到明显改善，部分患者能够长期存活。当前，维持性血液透析治疗依然是终末期肾病最常用的临床治疗方式，但虽可有效清除血清毒素，减少水负荷，但依然不能彻底替代肾脏功能，并发症发生情况十分普遍。其中以动脉硬化、营养不良、微炎症状态等最为常见。本研究入组的160例患者均不同程度地存在营养不良－微炎症状态综合征，与心血管事件直接关联。

终末期肾病透析患者的并发症十分普遍，由于该类患者并发症的复杂性给治疗带来了挑战，并且也影响到患者的长期预后。终末期肾病维持性血液透析患者死亡因素中，心血管事件一直高居首位。降低心血管事件发生率是当前临床重点研究的课题之一。终末期肾病患者接受血液透析后，因代谢异常及肾功能衰竭等因素，心脑血管功能稳定性会受到较大影响。有效降低患者的心血管事件发生率，对于提高患者的生活质量具有积极意义。

终末期肾病患者微炎症状态可视为心血管事件的始动环节，有效控制和缓解微炎症可以在一定程度上减少患者心血管事件的发生风险。引发终末期肾病患者微炎症状态的原因比较复杂，一般认为与4种因素有关：①患者的抗氧化物质降低，氧化应激对内皮细胞损伤会进一步加剧，从而使患者出现微炎症状态。②患者的毒素清除能力会出现全面下降，造成炎症因子大量被活化。③患者体内糖基化终产物堆积，导致微炎症状态。④患者容量负荷全面增加，水肿等造成代谢功能降低，并影响免疫功能，导致微炎症状态。相关研究表明，终末期肾病患者微炎症状态是发展为粥样动脉硬化的始动环节，及时控制和缓解患者的营养不良－微炎症状态综合征，对预防心血管并发症具有积极意义。目前，临床尚没有诊断营养不良－微炎症状态综合征的统一标准，一般均依靠测定MIS评分、IL-6、hs-CRP、TNF-α等水平进行诊断。其中，MIS评分为公认的营养情况评价模式；IL-6是最常见的内源性趋化因子，可以通过介导作用，促进组织炎症放大，是临床判断炎症反应的最常用指标；hs-CRP是临床用于反映炎症水平的常见急时相蛋白；TNF-α是直接参与炎性损伤的因子，在炎症反应中通常最早变化，并具有募集炎症细胞的效果。本研究入组患者中，MIS评分、IL-6、hs-CRP、TNF-α均较健康人群有一定程度的升高，说明在维持性血液透析患者中，营养不良－微炎症状态综合征普遍存在。

肾毒宁方剂由黄芪25g，制大黄20g，制黄精20g，丹参30g，淫羊藿15g，桃仁10g，沉香粉2g构成，具有扶正固本、祛邪化瘀、活血通窍功效，注重攻补并重。方中制大黄可缓解患者残余肾组织高代谢，通过抑制肾小管细胞增殖，改善代谢情况，缓解肾小球硬化，并有一定的血液流变调节效果；制黄精具有抑制系膜细胞增殖的作用；丹参营养作用显著，能够激活纤溶系统，促进成纤维细胞凋亡；淫羊藿含有总黄酮，有较强的促进免疫功能作用，可有效改善维持性血液透析患者阳虚症状；桃仁可有效提高肾脏血流量，改善肾脏微循环，减缓肾纤维化进程；沉香粉行气止痛，可治疗肾虚气逆。研究结果显示，采用肾毒宁治疗的研究组MIS评分、IL-6、hs-CRP、TNF-α明显低于对照组（P<0.05），未见严重不良反应，充分证明了肾毒宁的应用效果及安全性。

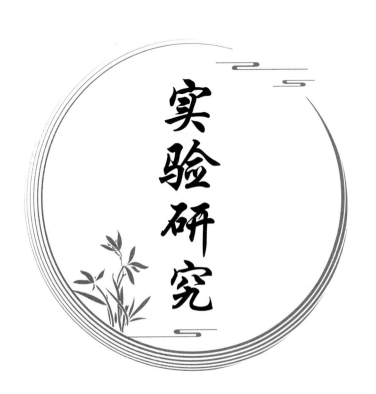

实验研究

糖尿病肾病

糖尿病肾病（diabetic nephropathy，DN）是糖尿病最常见的微血管病变之一，常发展为终末期肾功能衰竭，是影响糖尿病肾病患者生存质量和死亡率的重要因素之一。糖尿病肾病主要病变是肾小球出现以细胞外基质（ECM）增多为主要特征的系膜区增宽、基底膜增厚，随病情进展可继发肾小管上皮细胞空泡变性、肾小管基底膜增厚、肾间质单核细胞浸润及晚期时肾间质纤维化等间质病变。DN的病因及发病机制十分复杂，到目前为止尚不能完全阐明。现代国内外医学认为DN的发生及发展是多因素综合作用的结果，涉及遗传、代谢、生长因子、细胞因子等多种因素。其中细胞因子在糖尿病肾病发病过程中起重要作用。研究中发现，血小板衍化生长因子（PDGF）可诱发血管收缩和舒张，刺激系膜细胞收缩，并通过影响TGF-β_1、前列腺素而引起系膜细胞外基质（ECM）产生和系膜细胞有丝分裂效应，使ECM成分如胶原蛋白、纤维连接蛋白、层黏蛋白等的合成作用增强，导致ECM聚积，肾小球硬化。TGF-β_1是迄今发现的最强的细胞外基质沉积促进剂，能作用于多个环节，不仅趋化成纤维细胞、肺泡巨噬细胞、中性粒细胞、淋巴细胞参与炎性反应，促进成纤维细胞的增殖分化，并能诱导这些细胞产生TNF、IL-1、PDGF等细胞因子，而且刺激各种细胞外基质成分的合成和沉积，抑制蛋白水解酶的产生，使细胞外基质沉积进一步增加。因此抑制PDGF、TGF-β_1等细胞因子在肾脏的过度表达或阻断其作用是防治或延缓DN发生发展的一条有效途径。

研究发现，目前综合治疗对各期糖尿病肾病都有一定的疗效，可延缓肾功能恶化速度。其治疗主要包括以下几方面。

1. 饮食治疗

目前，低蛋白饮食延缓糖尿病肾病进展的作用已经得到了广泛的认可。限制蛋白摄入可以减少尿蛋白排泄，改善蛋白质代谢，同时改善碳水化合物、脂肪代谢，减轻胰岛素抵抗，从而有助于延缓肾损害的进展。

2. 血糖的控制

血糖控制不佳是糖尿病患者发生肾脏损害的一个重要危险因素。研究表明，严格控制血糖，能使1型糖尿病患者微量白蛋白尿的发生率下降39%，临床蛋白尿的发生率下降54%；对于2型糖尿病，也能使其微量白蛋白尿的发生率下降33%。

3.血压的控制

高血压是加速DN发展的一个非常重要的因素，证据提示，DN患者血压增高肾功能恶化加快，系统高血压传递到肾小球毛细血管床使球内压增高，这可能是肾小球硬化的始动因素。舒张压＞90mmHg的患者，其肾脏病进展速度是血压正常者的两倍。GFR的下降速度与血压有关，控制血压低于130/85mmHg，GFR的下降大约每年2mL/min。血压控制的靶点应根据CKD分期，CKD 1~4期，蛋白尿＜1g/24h患者控制血压低于135/85mmHg。蛋白尿＞1g/24h，则控制血压低于125/75mmHg。常用药物有血管紧张素转化酶抑制剂、血管紧张素Ⅱ受体拮抗剂、钙离子拮抗剂、利尿剂等。血管紧张素转化酶抑制剂（ACEI）和血管紧张素Ⅱ受体拮抗剂（ARB）控制DN患者高血压、减少蛋白尿、延缓肾功能损害的作用已经得到广泛地认可，并成为首选药物。

4.血脂的控制和抗凝药物的治疗

动物实验发现，高脂血症能加重肾损害，纠正脂代谢异常尤其是控制高胆固醇血症，可降低尿蛋白，延缓肾小球硬化的发生和发展。在DM早期，即已伴随脂代谢异常。关于脂代谢异常与肾脏损害的关系，有实验发现，氧化低密度脂蛋白（Ox-LDL）与单核巨噬细胞系起着关键作用。DM血脂异常，尤其Ox-LDL增高，能增加氧自由基的产生，促进肾小球内过氧化物阴离子的生成，加速DN的进展。已有研究发现，HMG-CoA还原酶抑制剂（如辛伐他汀、普伐他汀及氟伐他汀）对DN的发展能起到积极的防治作用，可能与减少TGF-β_1来源、抑制Ras-MAPK途径等有关。DN患者血小板的高黏附、高聚集性，使血浆黏滞性增加，导致的高凝状态使血流缓慢，而慢性缺氧及血细胞在循环中凝聚，加重了微血管病变。

5.其他治疗

抗氧化应激、糖基化终末产物（AGE）抑制剂和基因治疗是目前DN治疗的研究热点。

6.中医药治疗

有报道显示，在基础治疗的同时配合中医辨证论治糖尿病肾病，对减少尿蛋白、改善肾功能、控制疾病进展具有积极作用，可使80%的早期糖尿病肾病患者的尿蛋白恢复正常，可使临床肾病肾衰进展速度下降60%。这也说明中医药治疗DN具有广阔的前景。

傅晓骏认为，糖尿病肾病从最初的起病到影响肾脏，经过了气阴两虚、久病络瘀的过程，主要病位在肾、脾。气阴两虚为基本病机，瘀血贯穿始终。瘀血在糖尿病肾病中既是病理产物又是致病因素，两者结合，共同致病，形成糖尿病肾病的病理基础。傅晓骏从此点出发，确立了益气养阴、活血化瘀的肾糖组方治疗早期糖尿病肾病，且于2004年完成了金华市科技局资助课题——《芪蛭合剂治疗早期糖尿病肾病的临床观察与研究》，并获2005年的金华市科学技术三等奖，2006年的浙江省中医药科学技术创新三等奖。在前期临床研究的基础上，为了进一步研究其作用环节，傅晓骏组织团队进行了以下工作。

一是进行剂型改革，制成颗粒剂（肾糖颗粒），增加制剂的稳定性，改良了口感。

二是进行动物实验，在芪蛭合剂有效的控制早期糖尿病肾病蛋白尿的基础上，通过监测肾小球及肾小管损害的早期指标，以及介导糖尿病肾病发生发展的细胞因子水平，探讨肾糖颗粒对DN的保护作用及其机制，目的是为糖尿病肾病的治疗和机理提供新的理论依据。2008年立项金华市重点课题《肾糖颗粒对糖尿病大鼠的肾脏保护作用及机制研究》，2011年课题验收，获国内先进水平，2012年获金华市科学技术三等奖，获相关发明专利1项——《一种治疗早期糖尿病肾病的中药制剂及制备方法》（专利号ZL201110032614.4）。为了进一步研究其作用环节，本课题组进一步从动物实验着手，以国内认可的具有确切疗效的药物雷公藤、贝那普利药物作为对照，并通过监测介导糖尿病肾病发生发展的细胞因子的水平，研究芪蛭合剂对DN大鼠抗肾纤维化的作用机制，以及与炎症因子的相关性，以为中医辨证联合用药治疗早期糖尿病肾病提供疗效确实、机理清楚的方药。

肾糖颗粒对糖尿病肾病大鼠的肾保护作用与机制

一、研究内容

（一）实验方案

1.实验药物

肾糖颗粒（黄芪、水蛭）：常规水煎，醇提，浓缩成颗粒剂，由浙江金华市中医医院中药制剂室提供。

2.实验动物

健康雄性SD大鼠70只，在室温（22±1）℃、相对湿度（55±5）%、光照周期12~12小时环境中适应饲养1周后开始试验。

3.造模方法

大鼠适应性喂养1周后，随机取8只为正常组，给予普通饲料喂养，其余为糖尿病造模组，应用高脂饲料（普通饲料加10%猪油、10%豆油、10%蔗糖）喂养加腹腔注射STZ建立糖尿病肾病模型，实验期间动物自由进食、饮水，不使用胰岛素及其他降糖药物。造模组大鼠禁食12小时后，每只大鼠腹腔内注射0.5mL福氏佐剂，第二天再按25mg/kg体重腹腔内注射STZ（溶于0.1mmol/L的枸橼酸钠缓冲液中，pH值4.2），正常组腹腔内注射等量枸橼酸-枸橼酸钠缓冲液做对照。每周1次，连续3周重复上述步骤。造模完成72小时后尾静脉采血测血糖，血糖>16.7mmol/L作为糖尿病造模成功。糖尿病造模成功1周后，留取大鼠即刻尿，测尿微量蛋白及尿肌酐，模型组的尿微量白蛋白/尿肌酐（ACR）显著高于正常对照组，即为糖尿病肾病造模成功。

4.模型分组

造模成功后，根据ACR值将剩下的大鼠随机分为正常组、模型组、肾糖颗粒组、贝那普利组、肾糖颗粒+贝那普利5组，各组均8只。分组后使模型组、肾糖颗粒组、贝那普利组、肾糖颗粒+贝那普利组各组ACR值比较无统计学差异。

5.治疗方法

正常组和模型组予以蒸馏水进行干预，治疗组分别予以肾糖颗粒、贝那普利、肾糖颗粒+贝那普利灌胃，每日1次。正常组和模型组灌胃等量的蒸馏水，1天1次，共8周。

6.观察指标

（1）尿液检测指标：24小时尿蛋白定量，尿N-乙酰-β-D-氨基葡萄糖苷酶（NAG），尿β$_2$-微球蛋白（β$_2$-MG），尿α$_1$-微球蛋白（α$_1$-MG），尿微量白蛋白（mAlb），尿转铁蛋白，尿视黄醇结合蛋白（RBP）。

（2）血液检测指标：腹主动脉采血，分离血清测定血糖及IL-1β。

（3）肾组织检测指标：行HE、PAS染色观察肾脏病理形态；用免疫组化法观察纤维连接蛋白（FN）、Ⅳ型胶原（C-Ⅳ）、转化生长因子β$_1$（TGF-β$_1$）、血小板源生长因子（PDGF）在各组大鼠肾小球组织中的表达。

（二）统计学方法

采用SPSS11.5统计分析软件处理。计量资料用均数±标准差（$\bar{x} \pm s$）表示，两组间比较用t检验，多组间比较采用单因素方差分析，组间两两比较采用LSD-t检验。以$P<0.05$为差别有统计学意义。

（三）实验数据结果

1.各组实验大鼠24小时尿蛋白、尿NAG的比较

结果见表22。

表22　各组实验大鼠24小时尿蛋白、尿NAG的比较（$\bar{x} \pm s$，n=8）

组　别	24小时尿蛋白（mg/24h）	NAG（u/gCr）
正常组	13.01 ± 3.72	3.99 ± 1.44
模型组	91.77 ± 14.33▲	84.98 ± 11.21▲
肾糖颗粒组	53.41 ± 24.35★	13.05 ± 1.95★◆
贝那普利组	54.10 ± 22.14★	22.14 ± 2.16★
肾糖加贝那普利组	38.34 ± 14.18★	10.51 ± 0.88★◆

注：▲与正常组比较：$P<0.01$；★与模型组比较：$P<0.01$；◆与贝那普利组比较：$P<0.01$。

结果表明，模型组24小时尿蛋白、尿NAG和正常组比较，明显高于正常组，各治疗组和模型组比较，均明显降低（$P<0.01$）。24小时尿蛋白各治疗组组

间比较无统计学意义（P>0.05）；尿NAG肾糖加贝那普利组、肾糖颗粒组与贝那普利组比较均明显低于贝那普利组（P<0.01），肾糖颗粒组与肾糖颗粒加贝那普利组比较无统计学意义（P>0.05）。

2.各组实验大鼠血糖、血清IL-1β的比较

结果见表23。

表23　各组实验大鼠血糖、血清IL-1β的比较（n=8）

组别	血糖（mmol/L）	IL-1β（ng/mL）
正常组	7.25 ± 0.95	0.08 ± 0.02
模型组	32.38 ± 1.26 ▲	0.31 ± 0.13 ▲
肾糖颗粒组	24.59 ± 1.98 ★	0.11 ± 0.08 ★
贝那普利组	26.10 ± 3.51 ★	0.12 ± 0.03 ★
肾糖加贝那普利组	23.33 ± 5.62 ★	0.10 ± 0.06 ★

注：▲与正常组比较：P<0.01；★与模型组比较：P<0.01。

结果表明，模型组血糖与正常组比较，明显高于正常组，各治疗组和模型组比较，均明显降低（P<0.01），肾糖颗粒组低于贝那普利组，但无统计学差异（P>0.05）。血清IL-1β模型组和正常组比较，均明显高于正常组（P<0.01），治疗组和模型组比较，治疗组均明显低于模型组（P<0.01），血清IL-1β肾糖加贝那普利组低于肾糖颗粒组和贝那普利组，肾糖颗粒组亦低于贝那普利组，但均无统计学差异（P>0.05）

3.各组实验大鼠尿Alb、α₁-MG、β₂-MG的比较

结果见表24。

表24　各组实验大鼠尿Alb、α₁-MG、β₂-MG的比较（n=8）

组别	尿Alb（ng/L）	α₁-MG（μg/mL）	β₂-MG（mg/L）
正常组	341.73 ± 65.66	0.86 ± 0.11	32.83 ± 11.22
模型组	3008.92 ± 1562.36 ▲	1.40 ± 0.24 ▲	74.61 ± 13.21 ▲
肾糖颗粒组	1017.74 ± 260.74 ★	1.00 ± 0.16 ★	39.99 ± 10.55 ★
贝那普利组	1034.18 ± 686.93 ★	1.19 ± 0.15 ★	45.89 ± 6.81 ★
肾糖加贝那普利组	565.53 ± 105.56 ★	0.98 ± 0.14 ★	51.73 ± 12.99 ★

注：▲与正常组比较：P<0.01；★与模型组比较：P<0.01。

结果表明，尿Alb、α₁-MG，β₂-MG模型组和正常组比较均明显高于正常组（P<0.01），治疗组和模型组比较，治疗组均明显低于模型组（P<0.01），3项指标各治疗组组间比较均无统计学差异（P>0.05）。

4.各组实验大鼠尿转铁蛋白（TRF）、视黄醇结合蛋白（RBP）比较

结果见表25。

表25　各组大鼠尿TRF、RBP比较（n=8）

组别	尿TRF（μg/mL）	尿RBP（μg/mL）
正常组	1.46 ± 0.19	575.94 ± 160.87
模型组	$17.67 \pm 4.72^{▲}$	$1579.50 \pm 190.80^{▲}$
肾糖颗粒组	$4.60 \pm 0.06^{★}$	$895.25 \pm 247.76^{★}$
贝那普利组	$6.22 \pm 0.32^{★}$	$1000.39 \pm 223.39^{★}$
肾糖加贝那普利组	$2.72 \pm 0.62^{★}$	$884.60 \pm 81.40^{★}$

注：▲与正常组比较：$P<0.01$；★与模型组比较：$P<0.01$。

结果表明，尿TRF、RBP模型组与正常组比较均明显高于正常组（$P<0.01$）；各治疗组与模型组比较，治疗组均明显低于模型组（$P<0.01$），但两项指标各治疗组组间比较均无统计学差异（$P>0.05$）。

5.TGF–$β_1$、FN、C–Ⅳ、PDGF–B在各组大鼠肾组织中的表达

（1）TGF–$β_1$在大鼠肾组织中的表达：结果表明，正常组的大鼠肾组织中TGF–$β_1$免疫组化染色仅可见极少量的棕色颗粒，且着色非常浅淡。模型组大鼠肾组织与正常组比较可见明显的广泛的棕褐色颗粒存在（$P<0.01$）。3个药物组染色强度介于正常对照组和模型对照组之间（$P<0.01$），组间比较无统计学差异（$P>0.05$）。

（2）大鼠肾组织中FN的表达：结果表明，正常对照组的大鼠肾组织中FN免疫组化染色，仅可见极少量的棕色颗粒，且着色非常浅淡。模型组大鼠肾组织和正常组比较可见明显的广泛的棕褐色颗粒存在（$P<0.01$）。3个药物组染色强度介于正常对照组和模型对照组之间（$P<0.01$），组间比较无统计学差异（$P>0.05$）。

（3）大鼠肾组织中C–Ⅳ的表达：结果表明，正常对照组的大鼠肾组织中C–Ⅳ免疫组化染色，仅可见极少量的棕色颗粒，且着色非常浅淡。模型组大鼠肾组织和正常组比较可见明显的广泛的棕褐色颗粒存在（$P<0.01$）。3个药物组染色强度介于正常对照组和模型对照组之间（$P<0.01$），组间比较无统计学差异（$P>0.05$）。

（4）肾糖颗粒对DN大鼠肾组织PDGF–B表达的影响：结果表明，正常对照组的大鼠肾组织中PDGF–B 免疫组化染色，仅可见极少量的棕色颗粒，且着色

非常浅淡。模型组大鼠肾组织和正常组比较可见明显的广泛的棕褐色颗粒存在（P<0.01）。3个药物组染色强度介于正常对照组和模型对照组之间（P<0.01），组间比较无统计学差异（P>0.05）。

二、主要研究结果

（一）主要结果

1.成功建立了动物模型。应用高脂饲料（普通饲料加10%猪油、10%豆油、10%蔗糖）喂养加腹腔多次小剂量注射STZ建立糖尿病肾病模型，实验期间动物自由进食、饮水，不使用胰岛素及其他降糖药物。造模组大鼠禁食12小时后，每只大鼠腹腔内注射0.5mL福氏佐剂，第2天再按25mg/kg体重腹腔内注射STZ（溶于0.1mmol/L的枸橼酸钠缓冲液中，pH值4.2）。每周1次，连续3周重复上述步骤。造模完成72小时后尾静脉采血测血糖，血糖>16.7mmol/L作为糖尿病造模成功。糖尿病造模成功一周后，留取大鼠即刻尿，测尿微量白蛋白及尿肌酐，模型组的尿微量白蛋白/尿肌酐（ACR）显著高于正常对照组，即为糖尿病肾病造模成功。实验证明，此造模方法造模周期短，大鼠死亡率低，糖尿病肾病成模率相对较高。此模型蛋白尿显著，肾小球系膜基质增宽及毛细血管基底膜增厚也很明显，具有高血糖、高胰岛素及胰岛素抵抗等特点，并且有血脂代谢紊乱，其发病过程及特征与部分患者的临床过程和代谢特征基本类似，具备2型糖尿病肾病的典型特点。

2.完成了肾糖颗粒的制备。肾糖颗粒方由黄芪、水蛭粉组成。经常规水煎，乙醇提取，浓缩成颗粒剂，使生药含量黄芪2g/mL、水蛭粉0.33g/mL。

3.实验研究表明，肾糖颗粒可以明显降低糖尿病肾病大鼠血糖，并可减少尿mALB和TRF的排泄，使肾小球基底膜损害降低，减少了尿蛋白的丢失，肾糖颗粒还可通过减轻肾小管的损伤，降低尿 α_1-MG、NAG、β_2-MG和RBP的含量，对糖尿病肾病大鼠肾脏起到保护作用，从而阻止了DN的发生和发展。此外，肾糖颗粒可明显降低糖尿病肾病大鼠血清IL-1β的含量，并抑制TGF-β_1、PDGF-B、C-Ⅳ、FN在糖尿病肾病大鼠肾组织中过度表达，延缓了糖尿病肾病大鼠的病理进展。总之，肾糖颗粒可减轻肾脏肥大及肾小球系膜基质增生、硬化，降低糖尿病肾病大鼠肾小球及肾小管的损害，能够预防和治疗大鼠早期糖尿病肾病。为临床应用益气活血化瘀法防治糖尿病肾病提供了实验理论基础。

（二）总体评价结论

1.肾糖颗粒对肾小球损害早期指标的影响

DN是糖尿病重要的慢性并发症之一，也是糖尿病患者死亡原因之一，临床治疗手段和效果相当有限，因此积极寻找有效药物治疗糖尿病肾病具有重要意义。高血糖可引起蛋白尿，而蛋白尿是糖尿病肾病的重要临床表现，DN早期，由于肾小球基底膜上带负电荷的乙酰硫酸肝素、唾液酸等成分减少，使肾小球滤过膜的电荷选择性减少，干扰了蛋白多糖与细胞外基质间的亲和力，改变了基底膜中其他成分的互相交联作用，致使肾小球滤过膜上滤孔径增加，使其分子大小选择性减少。因此，导致中等分子蛋白（mALB M65000，TRF M76000）滤出，尿中mALB、TRF排泄增加。长期的蛋白尿能引起肾小管上皮细胞损伤并诱使炎性因子和细胞外基质的产生，从而直接引起进行性肾损伤的病理变化。因此蛋白尿的出现不仅是肾脏损坏的一种标志，更是促进肾病进展的重要因素；治疗和预防糖尿病肾病不仅仅需要控制血糖，有效地控制蛋白尿尤为重要。

实验发现，肾糖颗粒可以明显降低糖尿病肾病大鼠血糖，并有较好的降低尿蛋白排泄的作用；肾糖颗粒组mALB和TRF明显低于模型组（$P<0.01$），表明其通过降低血糖，使毛细血管数得以恢复，抑制基底膜增厚，改善了肾血管内皮细胞的损伤；并通过对氧自由基的清除，使肾小球基底膜损害降低，减少了尿蛋白的丢失，从而阻止了DN的发生和发展。

2.肾糖颗粒对肾小管损害早期指标的影响

糖尿病不仅会累及肾小球，而且还会累及肾小管结构，肾脏病的发生、发展、预后转归过程中，肾小管的损害也起着极其重要的作用。

α_1-MG亦称HC蛋白（heterogeneous in charge），系相对分子量为26100的糖蛋白，PI为4.3~4.8，由肝细胞和淋巴细胞产生，可以自由地通过肾小球滤膜而滤出，约99.9%被肾小管重吸收而分解，所以正常尿液中其含量甚微，当肾小管受损时，肾小管对α_1-MG的重吸收减少，其排泄滤明显增高，从而导致尿中浓度升高。

NAG是广泛存在于各组织的溶酶体中的一种高分子质量（140000）酶。在肾近端小管上皮中含量最高，正常时不能通过肾小球滤膜，平时尿液中少量的

NAG是由于肾小管上皮细胞在胞吐过程中漏出的，而DN患者在糖代谢紊乱时导致局部血流减少，血管内皮细胞缺血缺氧及高血糖对血管内皮细胞长期慢性损害，使血管内屏损伤，从而尿中的NAG含量会增加。

β_2-MG分子量11.8D，主要由肝脏合成，正常人体内的β_2-MG的生成和释放速度是非常恒定的，且能自由通过肾小球滤过膜。原尿中的99.9%的β_2-MG可被近端肾小管上皮细胞重吸收和降解。当肾近曲小管轻微受损时，对β_2-MG的重吸收下降，尿β_2-MG含量就增加，当糖尿病肾病影响到肾小管重吸收功能时尿β_2-MG升高。

尿RBP作为反映肾小管损害的指标，近年受到重视。目前认为，尿RBP是一种低分子蛋白（分子量为21400KD），主要由肝脏合成，分泌入血流，在血浆中与55000KD的蛋白结合，游离的RBP可自由滤过肾小球，在近曲小管约99.197%又被重吸收，并在血循环中降解。正常情况下，尿RBP排泄甚微，当肾近曲小管受损时，RBP排泄量明显增加。

本研究发现，模型组尿α_1-MG、NAG、β_2-MG和RBP均较正常组明显升高（P<0.01），而肾糖颗粒组与模型组比较，尿α_1-MG、NAG、β_2-MG和RBP均明显降低（P<0.01），提示肾糖颗粒可通过减轻肾小管的损伤，降低尿α_1-MG、NAG、β_2-MG和RBP的含量，从而对糖尿病肾病大鼠肾脏起到保护作用。

3.肾糖颗粒对介导糖尿病肾病发生发展的炎症因子IL-1和细胞因子TGF-β_1、PDGF-B的影响

DN发病机制十分复杂，到目前为止尚不能完全阐明。现代国内外医学认为，DN的发生及发展是多因素综合作用的结果。近年研究表明，IL-1、TGF-β_1、PDGF-B等细胞因子均参与了DN的发生和发展。

糖尿病肾病主要病变是肾小球出现以细胞外基质（ECM）增多为主要特征的系膜区增宽、基底膜增厚，随病情进展可继发肾小管上皮细胞空泡变性、肾小管基底膜增厚、肾间质单个核细胞浸润及晚期时肾间质纤维化等间质病变。而TGF-β_1在肾脏广泛表达，是最关键的促纤维化生长因子。它不仅促进ECM成分沉积，同时又抑制其降解。TGF-β_1是迄今发现的最强的细胞外基质沉积促进剂，能作用于多个环节，不仅趋化成纤维细胞、肺泡巨噬细胞、中性粒细胞、淋巴细胞参与炎性反应，促进成纤维细胞的增殖分化，并能诱导这些细胞产生IL-1、PDGF等细胞因子，IL-1刺激肾系膜细胞合成与释放前列腺素，促进系

膜细胞合成DNA，激活系膜细胞溶血磷脂酰辅酶A酰基转移酶，使肾小球系膜细胞活化和增殖；增加肾小球Ⅳ型胶原蛋白合成，引起肾小球基质膨胀。而血小板衍化生长因子（PDGF）可诱发血管收缩和舒张，刺激系膜细胞收缩，并通过影响TGF-β_1、前列腺素而引起系膜细胞外基质（ECM）产生和系膜细胞有丝分裂效应，使ECM成分如胶原蛋白、纤维连接蛋白、层黏蛋白等的合成作用增强，这些改变最终导致ECM聚积，肾小球硬化。

本实验通过观察肾糖颗粒对糖尿病肾病大鼠血清IL-1β的影响，发现肾糖颗粒组血清IL-1β含量明显低于模型组（P<0.01），证明肾糖颗粒可以明显降低糖尿病肾病大鼠血清中IL-1β的含量，提示肾糖颗粒可抑制大鼠肾小球系膜细胞产生炎症因子IL-1β，从而抑制肾小球系膜细胞的活化和增殖，延缓了DN的发生和发展。PDGF-B、TGF-β_1在肾组织中的表达方面，与模型组相比较，肾糖颗粒组TGF-β_1、PDGF-B在肾组织中的表达明显降低（P<0.05），表明肾糖颗粒可以抑制TGF-β_1、PDGF-B在糖尿病肾病大鼠肾组织中过度表达，从而延缓糖尿病肾脏的损害。

4. 肾糖颗粒对C-Ⅳ、FN的影响

DN典型的病理改变是肾小球硬化，其组织学特征是肾小管和肾小球基底膜增厚，系膜基质（ECM）扩张、肾肥大以及肾小管间质纤维化。而基底膜和ECM由胶原、非胶原糖蛋白和蛋白多糖构成，在胶原成分中，最重要的是Ⅳ型胶原蛋白。Ⅳ型胶原是典型的基质胶原，可由活化的肾小球系膜细胞、内皮细胞、上皮细胞、肾小管上皮细胞等合成和分泌。C-Ⅳ是ECM的重要成分，其合成和降解的平衡失调是导致DN肾小球硬化的关键病理过程之一。故Ⅳ型胶原的合成和分泌增多及降解减少是许多肾脏疾病发展、ECM积聚、终至肾小球硬化和肾间质纤维化的主要原因或重要参与因素之一。同时，目前认为，在糖尿病肾病（DN）发病机制中，细胞外基质（ECM）中的纤维连接蛋白（FN）异常增多也起着重要作用。我们通过本实验也发现，肾糖颗粒对DN大鼠有一定的肾保护作用，可以延缓糖尿病肾病大鼠的肾脏损伤。不仅如此，我们还观察到，与模型组比较，肾糖颗粒组的C-Ⅳ、FN在肾组织中的表达也均明显减弱。这说明肾糖颗粒可延缓糖尿病肾病大鼠的病理进展，可能与其抑制了C-Ⅳ、FN的表达，影响ECM的代谢有关。

5.肾糖颗粒对DN大鼠肾组织病理形态的影响

糖尿病肾病主要病变在肾小球及肾脏微动脉，而其基本形态学特点主要表现在高糖状态下肾小球细胞外基质（ECM）积聚引起肾小球系膜区扩张、基底膜增厚，肾小球硬化及肾小球入、出小动脉玻璃样变等病理表现，随病情进展可继发肾小管上皮细胞空泡变性、肾小管基底膜增厚、肾间质单个核细胞浸润及晚期时肾间质纤维化等间质病变。

本研究中显示，模型组大鼠出现肾小球系膜基质中度至重度增生，基底膜增厚，球囊粘连甚至弥漫性肾小球硬化等肾小球改变及肾小管扩张、萎缩、蛋白管型，炎性细胞浸润及间质纤维化等肾小管间质改变，与DN病变一致。经肾糖颗粒干预后，上述病理改变亦显著减轻，显示出其良好的肾脏保护作用。

三、结语

总之，我们的实验研究成功地建立了糖尿病肾病动物模型，并完成了肾糖颗粒的制备。实验结果表明，肾糖颗粒可以降低糖尿病肾病大鼠血糖和24小时尿蛋白，降低尿中NAG、β_2-MG、α_1-MG、mALB、TRF、RBP及血清IL-1β的含量，并可以下调FN、C-IV、TGF-β_1、PDGF-B在糖尿病肾病大鼠肾组织中的表达，可减轻肾脏肥大及肾小球系膜基质增生、硬化，降低糖尿病肾病大鼠肾小球及肾小管的损害，能够预防和治疗大鼠早期糖尿病肾病，为临床应用益气活血化瘀法防治糖尿病肾病提供了实验理论基础。

黄芪水蛭制剂对糖尿病肾病大鼠肾组织中C-IV、FN及IL-1β表达的影响

糖尿病肾病（diabetic nephropathies, DN）是糖尿病的主要并发症之一，致残、致死率很高。糖尿病肾病是糖尿病（diabetes mellitus, DM）的微血管病变，是DM患者死亡的主要原因，是影响糖尿病肾病患者生存质量和死亡率的重要因素。DM患者一旦进入临床糖尿病肾病期（IV期），就失去了恢复的机会。因此，早期发现、及早治疗对改善其预后至关重要。但对早期DN（III期）的治疗，目前仍缺乏十分有效的药物。我们运用中医学理论，研制出黄芪水蛭制剂，在前期取得良好临床疗效的基础上，进一步观察该药对DN大鼠早期肾脏病变的作用并

探讨其机制。

一、材料与方法

（一）实验材料

1.实验动物

清洁级SD雄性大鼠80只，体重（140±20）g，动物许可证号SYSK（沪）-2009-0069。

2.药品及试剂

黄芪水蛭制剂方：黄芪、水蛭粉。药物经常规煎煮过滤，浓缩至每毫升含生药2.33g，贝那普利（盐酸贝那普利片，10mg×14片，产品批号X1377）。雷公藤多苷片（雷公藤配方颗粒，产品批号0903136）。链尿佐菌素（STZ）。24小时尿蛋白定量试剂盒，南京建成生物工程有限公司。尿视黄醇结合蛋白Elisa试剂盒由上海麦约尔生物工程有限公司提供。大鼠Alb试剂盒，北京市福瑞生物工程公司。C-Ⅳ、FN-抗多克隆抗体，Abacm公司。通用型免疫组化试剂盒二抗，上海麦约尔生物科技有限公司提供。IL-1β放射免疫试剂盒。

（二）实验方法

1.动物模型的复制与分组

80只SD大鼠在上海中医药大学动物实验中心二楼适应性饲养1周后，随机取8只为正常对照组，其余为模型组，模型组予高脂饲料喂养，按文献方法腹腔注射STZ，每周1次，连续3周，造模完成后72小时后，经尾静脉采血测血糖，血糖≥16.7mmol/L为糖尿病模型复制成功。1周后留取大鼠即刻尿，测尿微量白蛋白及尿肌酐，模型组的尿微量白蛋白/尿肌酐显著高于正常对照组，即为糖尿病肾病造模成功。将成功的大鼠随机分为模型对照组、中药治疗组（黄芪水蛭制剂组）、西药治疗组（贝那普利）、中西药治疗组（黄芪水蛭制剂+贝那普利组），雷公藤治疗组（雷公藤组）共5组。各组均8只。

2.给药方案

正常对照组、模型对照组分别予以2mL的蒸馏水灌胃，中药治疗组给予黄芪水蛭制剂煎液（每毫升含生药量2.33g）2mL灌胃，雷公藤治疗组予雷公藤多苷片（雷公藤溶于蒸馏水中，每毫升含雷公藤33.3mg）2mL，西药治疗组给予贝那普利（蒸馏水溶解，每毫升含贝那普利药量0.33mg）2mL，及中西药治疗组给予黄芪水蛭制剂煎液＋贝那普利（蒸馏水溶解每毫升含生药量2.33g，含贝那普利药量0.33mg）混悬液2mL灌胃。连续给药两个月。实验期间各组大鼠自由摄食、饮水。

（三）标本采集及检测指标

1.24小时尿蛋白定量、尿视黄醇结合蛋白（RBP）

动物实验灌胃两个月后，即实验结束前1天，金属代谢笼收集大鼠的即刻尿及24小时尿液，尿液保存在−70℃冰箱中，待检测24小时尿蛋白定量、尿视黄醇结合蛋白。测定严格按照说明书完成，在上海曙光医院肾病研究所进行。

2.尿微量白蛋白

将所收集到的大鼠24小时尿标本送上海曙光医院同位素室，采用放射免疫方法测定，由同位素室工作人员测定大鼠尿微量白蛋白。

3.血清白介素−1β

实验结束，处死大鼠，腹主动脉采血，分离血清测定IL−1β；用放射免疫法测定血清IL−1β，测定试剂盒由北京北方生物技术研究所提供，由同位素室工作人员测定大鼠血清白介素−1β。

4.C−Ⅳ、FN在肾组织的表达动物

实验结束后处死大鼠，无菌操作取肾，去掉包膜，矢状线正中切开，1/2肾脏用10%甲醛溶液固定，取小块皮质，在上海曙光医院肝病研究所进行脱水包埋组织，在上海曙光医院肾病研究所行石蜡块4μm厚连续切片，用免疫组化方法检测肾脏组织C−Ⅳ、FN的表达。免疫组织化学检测：石蜡块4μm厚连续切片，采用SP法，按照C−Ⅳ、FN试剂盒操作程序进行免疫组织化学染色。光镜下观察胞质中出现棕黄色或棕褐色颗粒为阳性。用ipp6.0图像分析软件进行分析。

（四）统计学处理

各组数据均采用SPSS13.0统计软件进行处理，以均数 ± 标准差（$\bar{x} \pm s$）表示，组间比较采用方差齐性检验。

二、结果与分析

1.24小时尿蛋白定量

治疗后各组大鼠24小时尿蛋白定量，模型组明显高于正常对照组，呈显著

性差异（P<0.01）；与模型组比较，各治疗组分别有明显降低，有显著性差异（P<0.05），但各治疗组之间均无统计学意义。治疗两个月后24小时尿蛋白定量统计结果见表26。

表26　治疗两个月后各组大鼠24小时尿蛋白定量比较（n=8）

组别	24小时尿蛋白定量（mg/L）
正常对照组	13.0060 ± 3.71803*
模型对照组	109.6569 ± 38.42607▲
中药治疗组	35.9617 ± 14.39458*
西药治疗组	47.1604 ± 27.29595*
雷公藤治疗组	50.4190 ± 23.35010*
中西药治疗组	46.3507 ± 29.04901*

注：▲与正常对照组比较有显著性差异（P<0.01）；*与模型组比较有显著性差异（P<0.05）。

2.尿微量白蛋白

治疗后大鼠尿微量白蛋白，模型组显著高于正常对照组（P<0.01）；与模型组比较，各治疗组大鼠的尿微量白蛋白明显下降，有显著性差异（P<0.05）。治疗两个月后各组大鼠的尿微量白蛋白统计结果见表27。

表27　治疗两个月后各组大鼠尿微量白蛋白比较（n=8）

组别	尿微量白蛋白（ng/L）
正常对照组	341.731883 ± 65.6576679*
模型对照组	3008.929083 ± 1.5623628E3▲
中药治疗组	1017.739733 ± 260.7449020*
西药治疗组	1034.181733 ± 686.9333539*
雷公藤治疗组	1252.411645 ± 508.3563542*
中西药治疗组	565.533567 ± 105.5638329*

注：▲与正常对照组比较，P<0.01；*与模型组比较，P<0.05。

3.尿视黄醇结合蛋白

治疗后各组大鼠尿视黄醇结合蛋白，与模型组比较，各治疗组均呈明显降低趋势，有显著性差异（P<0.05），但各组间比较无统计学意义；模型组明显高于正常对照组，有显著性差异（P<0.01）。治疗两个月后各组大鼠的尿视黄醇结

合蛋白比较见表28。

表28 治疗两个月后各组大鼠尿视黄醇结合蛋白（RBP）比较（n=8）

组别	尿RBP（ng/mL）
正常对照组	575.938822 ± 160.8658965*
模型对照组	1579.503973 ± 190.8005805▲
中药治疗组	895.251157 ± 247.7561565*
西药治疗组	1000.385045 ± 223.3868569*
雷公藤治疗组	830.456745 ± 189.3421605*
中西药治疗组	884.600494 ± 81.3981534*

注：▲与正常对照组比较，$P<0.01$）；*与模型组比较，$P<0.05$。

4.血清IL-1β 治疗后各组大鼠血清IL-1β 比较

与模型组比较，各治疗组均呈明显降低趋势，有显著性差异（$P<0.05$），但各组间比较无统计学意义；模型组明显高于正常对照组，有显著性差异（$P<0.01$）。结果见表29。

表29 治疗两个月后各组大鼠血清IL-1β（IL-1β）的比较（n=8）

组别	IL-1β（ng/mL）
正常对照组	0.08 ± 0.02
模型对照组	0.31 ± 0.13▲
中药治疗组	0.11 ± 0.08★
西药治疗组	0.12 ± 0.03★
雷公藤治疗组	0.12 ± 0.02★
中西药治疗组	0.10 ± 0.06★

注：与正常组比较：▲$P<0.01$；与模型组比较：★$P<0.01$。

5.大鼠肾组织中C-Ⅳ、FN的表达

观察各组大鼠肾组织的表达，用ipp6.0图像分析软件进行分析，发现正常对照组呈弱阳性表达或没有表达，而模型组C-Ⅳ、FN均呈强阳性表达；与模型组比较，各治疗组大鼠肾组织的C-Ⅳ、FN表达呈降低趋势。西药治疗组明显比模型组表达要弱。

三、讨论

DN属中医学"消渴""水肿"等范畴。究其病机，各家认识不一。李氏等认为，肾阴阳两虚是DN之本，肾络瘀阻贯穿于糖尿病肾病始终，本虚标实、肾虚络瘀是本病的基本病机特点。正虚的前提下，血瘀络阻、水饮湿浊等毒邪蕴蓄。而郑氏等认为该病的根本病因在于脾肾亏虚，瘀血内生，病机关键是脾肾气虚，气机升降失常、清浊逆乱。傅晓骏在长期的临床实践中总结出，气虚血瘀贯穿于DN发生、发展的整个过程，是发病的主要原因。糖尿病发展至糖尿病肾病早期，脾肾气虚凸显，脾虚日久，运化功能障碍，水谷不能化生精微而酿生痰浊邪毒，脾之升清降浊功能障碍；肾虚日久，导致诸脏功能不足，肾之蒸腾气化减退，水液运行不畅。同时气虚不能帅血运行，血流缓慢，瘀阻脉道，且血瘀又影响气的运行，血因气虚而瘀阻，气因血瘀而壅滞，互为因果，形成恶性循环，故益气活血化瘀是贯穿始终的治疗方法。对DN的治疗，在控制血糖、血压的基础上，更应强调活血化瘀通络。黄芪水蛭制剂方中的水蛭，微寒咸腥，破血瘀，通经脉，利水道。张锡纯谓水蛭"凡破血之药，多伤气分，唯水蛭味咸专入血分，于气分丝毫无损"。治疗DN之瘀血，既要顾及气阴亏虚之本不损伤正气，又要考虑瘀血停留日久并深滞脏腑经络，并非草木之品所能奏效。我们经过反复临床观察后，选择了既能破血逐瘀通络又不伤气分、不伤新血的水蛭作为治疗用药，目的是通过水蛭祛瘀生新不伤正及通利水道的功效，改善患者的血瘀证及水肿，且不会对患者造成身体的损伤。现代研究证实，水蛭主要含蛋白质、水蛭素及多种微量元素和氨基酸，具有抗血小板聚集和血栓形成的作用，并可降低血浆黏度，改善血液流变学，降低血胆固醇和甘油三酯。方中的黄芪是一味传统中药，味甘，性微温，具有补气升阳、敛疮生肌、利水消肿之功。现代研究证实，黄芪可降低血浆渗透压和血液黏度，扩张血管，改善微循环，增加肾血流量，减轻脂质在肾小球和肾间质的沉积和微血栓的形成，从而改善肾脏疾病时的蛋白和脂质代谢紊乱。陈清江等实验还发现，黄芪可在肾脏局部通过减轻炎症细胞浸润、减少抗纤维化细胞因子表达，以及减少肾脏固有细胞的活化或表型转化等不同环节减轻肾小球硬化和间质纤维化，通过本实验我们也证实了这一点。本实验结果显示，经黄芪水蛭制剂治疗两个月的大鼠，尿微量蛋白、24小时尿蛋白定量、尿视黄醇结合蛋白均显著下降，低于模型组（P均<0.05）。这说明黄芪水蛭制剂能降低蛋白尿，有一定的治疗效果，且具有一定的肾保护作用，也说明了益气活血通络之法在延缓DN大鼠的肾损害过程中起到了关键作用。

DN典型的病理改变是肾小球硬化，其组织学特征是肾小管和肾小球基底膜增厚，系膜基质（ECM）扩张、肾肥大及肾小管间质纤维化。而基底膜和ECM由胶原、非胶原糖蛋白和蛋白多糖构成，在胶原成分中，最重要的是IV胶原蛋白。IV型胶原是典型的基质胶原，可由活化的肾小球系膜细胞、内皮细胞、上皮细胞、肾小管上皮细胞等合成和分泌。C-IV是ECM的重要成分，其合成和降解的平衡失调是导致DN肾小球硬化的关键病理过程之一。故IV型胶原的合成和分泌增多及降解减少是许多肾脏疾病发展、ECM积聚、终至肾小球硬化和肾间质纤维化的主要原因或重要参与因素之一。同时目前认为，在糖尿病肾病（DN）发病机制中，细胞外基质（ECM）中的纤维连接蛋白（FN）异常增多也起着重要作用。实验结果显示，黄芪水蛭制剂对DN大鼠有肾保护作用，可以延缓糖尿病肾病大鼠的肾脏损伤。不仅如此，我们还观察到，与模型组比较，黄芪水蛭制剂组的C-IV、FN在肾组织中的表达均明显减弱，说明黄芪水蛭制剂能够延缓糖尿病肾病大鼠的病理进展，可能与其抑制了C-IV、FN的表达，影响ECM的代谢有关。而在此过程中，益气活血通络之法起到了主要作用。

近年来的研究表明，活化的巨噬细胞可产生近百种的活性物质，如IL-1β、NO等，其中许多与免疫应答及炎症有关。TNF-α和IL-1β等为前炎症细胞因子或早期细胞因子，是启动炎症反应的关键细胞因子。TNF-α是机体应激反应产生最早的炎症介质，起最核心的作用。L-1β主要存在于血循环中，能诱导出与TNF-α相似的生理和代谢改变，且能与TNF-α产生相互协同作用，引起血管扩张和白细胞介导的组织坏死，从而导致器官衰竭。而我们通过本实验发现，经黄芪水蛭制剂治疗两个月后，血清IL-1β水平明显低于病理模型组，有显著性差异，说明黄芪水蛭制剂有一定的抑制炎症反应作用，能够延缓肾脏的进一步损伤。

中药肾糖组方对糖尿病肾病大鼠肾保护的作用

最新研究表明，中国成年人群的糖尿病总体发病率约为11.6%，糖尿病前期发病率是50.1%。糖尿病肾病（DN）是糖尿病常见的严重慢性并发症之一，临床以微血管病变最为突出，是导致终末期肾脏疾病及糖尿病病死率增加的重要因素。我们运用中医学理论，研制出肾糖组方，在前期取得良好临床疗效的基础上，并进一步观察了该药对DN大鼠早期肾脏病变的作用，探讨其机制。

一、材料与方法

（一）实验材料

1. 实验动物

SD雄性大鼠80只，体重（140±20）g，动物许可证号SYSK（沪）-2009-0069。

2. 药品及试剂

中药肾糖组方为黄芪、水蛭粉。药物浓缩至每毫升含生药2.33g。贝那普利（盐酸贝那普利片，10mg×14片，批号X1377），北京诺华制药有限公司。雷公藤多苷片（批号0903136）。链尿佐菌素（STZ），美国Sigma公司生产。24小时尿蛋白定量试剂盒，南京建成生物工程有限公司。C-Ⅳ、FN-多克隆抗体，Abacm公司。通用型免疫组化试剂盒二抗，上海麦约尔生物科技有限公司提供。

（二）实验方法

1. 动物模型复制与分组

80只SD大鼠适应性饲养1周后，随机取8只为正常对照组，其余为模型组，模型组予高脂饲料喂养，腹腔注射STZ，每周1次，连续3周，造模完成72小时后，测血糖，血糖≥16.7mmol/L为糖尿病模型复制成功。1周后留大鼠即刻尿，测尿微量白蛋白及尿肌酐，模型组尿微量白蛋白/尿肌酐显著高于正常对照组，即为糖尿病肾病造模成功。将成功大鼠随机分模型对照组、中药治疗组（肾糖组方组）、西药治疗组（贝那普利）、中西药治疗组（肾糖组方+贝那普利组），雷公藤治疗组共5组，各组均8只。其中14只大鼠糖尿病造模未成功，予以剔除。另外有12只大鼠糖尿病肾病造模未成功，予以剔除。另外6只糖尿病肾病造模成功后死亡了。

2.给药方案

正常对照组、模型对照组分别以2mL蒸馏水灌胃，中药治疗组予肾糖组方煎液（每毫升含生药量2.33g）2mL灌胃，其中中药肾糖组方组成生黄芪、水蛭粉。雷公藤治疗组予雷公藤多苷片（雷公藤溶于蒸馏水中，每mL含雷公藤33.3mg）2mL，西药治疗组予贝那普利（蒸馏水溶解，每毫升含贝那普利药量0.33mg）2mL，中西药治疗组予肾糖组方煎液+贝那普利（蒸馏水溶解每毫升含生药量2.33g，含贝那普利药量0.33mg）混悬液2mL灌胃。连续给药两个月。实验期间各组大鼠自由摄食、饮水。

（三）标本采集及检测指标

1.24小时尿蛋白定量
结束前1天，收集大鼠即刻尿及24小时尿液，尿液保存在-70℃冰箱中。

2.C–Ⅳ、FN在肾组织表达
处死大鼠，无菌操作取肾，去掉包膜，矢状线正中切开，1/2肾脏用10%甲醛溶液固定，取小块皮质，脱水包埋组织，将石蜡块4um厚连续切片，用免疫组化方法检测肾组织C–Ⅳ、FN表达。光镜下观察胞质中出现棕黄色或棕褐色颗粒为阳性。用ipp6.0图像分析软件分析。

（四）统计学处理

各组数据均采用SPSS18.0统计软件进行处理，以均数 ± 标准差（$\bar{x} \pm s$）表示，两组间比较用t检验，多组间比较采用单因素方差分析。

二、结果与分析

1.24小时尿蛋白定量
治疗后各组大鼠24小时尿蛋白定量，模型组明显高于正常对照组（P<0.01）；与模型组比较，各治疗组都明显降低（P<0.05），但各治疗组之间差异无统计学意义。结果见表30。

表30　治疗两个月后各组大鼠24小时尿蛋白定量比较（n=8）

组别	24小时尿蛋白定量（mg/L）
正常对照组	13.0060 ± 3.71803[*]
模型对照组	109.6569 ± 38.42607[△]
中药肾糖组方治疗组	35.9617 ± 14.39458[*]
西药治疗组	47.1604 ± 27.29595[*]
雷公藤治疗组	50.4190 ± 23.35010[*]
中西药治疗组	46.3507 ± 29.04901[*]

注：△与正常对照组比较有显著性差异（P<0.01）；*与模型组比较有显著性差异（P<0.05）。

2. 大鼠肾组织中C-Ⅳ、FN表达

观察各组大鼠肾组织表达，用ipp6.0图像分析软件分析，结果显示，正常对照组呈弱阳性表达或没有表达，而模型组C-Ⅳ、FN均呈强阳性表达；与模型组比较，各治疗组大鼠肾组织C-Ⅳ、FN表达呈降低趋势。西药治疗组明显比模型组表达要弱。结果见表31、表32。

表31　治疗两个月后各组大鼠肾组织FN对比（n=8）

组别	FN（IOD值）
正常对照组	3297.67 ± 476.88
模型对照组	26324.00 ± 949.31[△]
中药肾糖组方治疗组	15698.83 ± 4112.67[*]
西药治疗组	15779.83 ± 4424.49[*]
雷公藤治疗组	15565.00 ± 3992.06[*]
中西药治疗组	15089.83 ± 3894.49[*]

注：△与正常对照组对比，P<0.01；*与模型对照组对比，P<0.01。

表32　治疗两个月后各组大鼠肾组织C-Ⅳ对比（n=8）

组别	C-Ⅳ（IOD值）
正常对照组	3757.67 ± 1287.98
模型对照组	28163.17 ± 1275.87[△]
中药肾糖组方治疗组	16205.33 ± 1443.60[*]
西药治疗组	16653.33 ± 5952.66[*]
雷公藤治疗组	13956.83 ± 2220.42[*]
中西药治疗组	16953.33 ± 4852.66[*]

注：△与正常对照组对比，P<0.01；*与模型对照组对比，P<0.01。

三、讨论

本实验采用中药肾糖组方防治糖尿病肾病，该药在我院临床应用及临床试验中均获得较好疗效。傅晓骏认为，糖尿病肾病是消渴日久，久病入络所引起的水肿、关格、尿浊等肾系并发症，其病位在肾，继发于消渴病，故称之消渴病肾病。我们经过长期临床实践认为，糖尿病肾病的基本病机为气阴两虚，燥热内生，肾络瘀血阻，故益气活血化瘀是本病贯穿始终的治疗大法。因此，我们研制出中药肾糖组方，其中水蛭微寒咸腥，破血瘀，通经脉，利水道；黄芪味甘，性微温，具有补气升阳、敛疮生肌、利水消肿功效，全方共奏益气养阴、活血化瘀之功。

我们选择水蛭作为治疗用药，目的是通过水蛭祛瘀生新不伤正及通利水道的功效，以改善患者的血瘀和水肿症状，且不会对患者身体造成损伤。水蛭的主要成分是蛋白质、多肽、微量饱和脂肪酸素等，具有抗凝血和抗血栓作用。水蛭对各种血栓病都有效，尤其对静脉血栓和弥漫性血管内凝血相关疾病有明显效果。医圣张仲景用其祛邪扶正，治疗"瘀血""水结"之症显示了独特的疗效。后世张锡纯赞此药"存瘀血而不伤新血，纯系水之精华生成，于气分丝毫无损，而血瘀默然于无形，真良药也"。

现代研究表明，黄芪可抑制血栓形成，降低血小板黏附率和血脂，促进血液流动，继而增加肾血流量，使因高凝状态引发的肾小球损害得以改善，使肾功能得以恢复。邓文超等认为，黄芪治疗肾病的机制与改善血流动力学或抑制致纤维化因子表达有关。

本研究结果显示，经中药肾糖组方治疗两个月后，大鼠24小时尿蛋白定量显著下降，低于模型组（P均<0.05）。这说明，中药肾糖组方能降低蛋白尿，有一定的治疗效果，且对肾有一定的保护作用。中西药治疗组与中药治疗组比较虽无统计学差异，但中药肾糖组方治疗组24小时尿蛋白定量低于中西药治疗组，说明单纯中药降蛋白尿作用效果更佳。同时也说明，益气活血通络之法在延缓DN大鼠的肾损害过程中起着关键作用。

糖尿病肾病典型的病理改变是肾小球硬化，其组织学特征是肾小管和肾小球基底膜增厚，系膜基质（ECM）扩张，肾肥大及肾小管间质纤维化。在胶原成分中，最重要的是IV胶原蛋白。C-IV是ECM的重要成分，其合成和降解平衡失调是导致糖尿病肾病肾小球硬化的关键病理过程之一。IV型胶原合成和分泌增多及降解减少是许多肾脏疾病发展、ECM积聚、终致肾小球硬化和肾间质纤维化的主要原因或重要参与因素之一。目前认为，在糖尿病肾病发病机制中，细胞外基质中的纤维连接蛋白（FN）异常增多也起着重要作用。本实验发现，中药肾糖组方对糖尿病肾病大鼠的肾有一定的保护作用，可以延缓糖尿病肾病大鼠的肾脏损伤。另外我们还观察到，与模型组比较，中药肾糖组方治疗组的C-Ⅳ、FN在肾组织中的表达也均明显减弱（P均<0.05），说明中药肾糖组方能够延缓糖尿病肾病大鼠的病理进展，抑制肾纤维化进展，这可能与其抑制了C-Ⅳ、FN的表达，最终减少了细胞外基质ECM积聚，延缓了肾小球硬化和肾间质纤维化有关。其中益气活血化瘀法发挥了重要作用，但其具体作用信号通路、途径有待于进一步深入研究。

银杏叶提取物对早期糖尿病肾病患者细胞间黏附分子-1 和血管细胞黏附分子-1 水平的影响

糖尿病肾病是糖尿病常见而严重的微血管并发症，也是导致患者死亡的主要原因之一。在糖尿病状态下，细胞间黏附分子-1（intercellularadhesionmolecule-1,ICAM-1）和血管细胞黏附分子-1（vascularcelladhesionmolecule-1,VCAM-1）等细胞表面黏附分子的异常表达可介导血管内皮细胞与单核细胞黏附，引起内皮损伤、血管通透性增加、血小板聚集增多以及血栓形成等，在糖尿病肾病的发生发展中起着重要的作用。我们对34例早期糖尿病肾病患者采用银杏叶提取物（extractGingkobiloba,EGb）的口服疗法，旨在探讨EGb对早期糖尿病肾病患者血清可溶性细胞间黏附分子-1（sICAM-1）和可溶性血管细胞黏附分子-1（sVCAM-1）水平的影响及其可能的机制。

一、资料与方法

（一）临床资料

1.一般资料

病例均来自2003年6~2005年6月金华职业技术学院医学院附属门诊部

和金华市中医院肾内分泌科住院及门诊患者。68例患者随机分为两组。治疗组34例，男19例，女15例；年龄59~74岁；病程为1~16年；体重指数为（24.9±4.6）kg/m²。对照组29例（因失访而脱落5例），男15例，女14例；年龄60~77岁；病程为2~18年；体重指数为（25.0±5.2）kg/m²。

2.纳入标准

参照1985年世界卫生组织（WHO）和1997年美国糖尿病协会（ADA）有关糖尿病的诊断与分型标准确诊为2型糖尿病，且根据MogensenCE的糖尿病肾病分期方法为早期。选择尿白蛋白排泄率（urinaryalbuminexcretionrate,UAER）为30~300mg/24h的早期DN患者。均给予降血糖治疗，合并高血压还需接受降血压治疗（血管紧张素转化酶抑制剂与血管紧张素Ⅱ受体拮抗剂除外）。当空腹血糖（fastingplasmaglucose,FPG）降至7.0mmol/L以下，收缩压控制在125~130mmHg，舒张压控制在75~80mmHg时，连续两天测定24小时尿微量白蛋白，并计算平均值，取30~300mg/24h为入选者。

3.排除标准

①其他已知的可引起白蛋白尿的疾病及影响因素，如各类肾炎、尿路阻塞性疾病、尿路感染、肾血管病、急性高血压等。②有酮症酸中毒及近期使用肾毒性药物史者。③妊娠或哺乳期妇女。④合并有肝、造血系统等严重原发性疾病，精神病患者。

两组一般情况比较差异均无显著性。

（二）治疗方法

两组均采用糖尿病教育、优质低蛋白饮食，根据空腹血糖及尿糖变化，给予口服降糖药；不适应口服降糖药者，皮下注射胰岛素控制血糖在理想水平（空腹<7.0mmol/L，餐后<9.0mmol/L）；合并高血压者，加用降压药，使血压控制在正常范围（≤130/80mmHg）。治疗组在以上综合治疗的基础上加用银杏叶提取制剂天保宁（每片含总黄酮醇苷9.6mg，萜类内酯2.4mg，由浙江康恩贝制药公司生产，批号：030124），口服每天3次，每次2片，连续服用两个月。

（三）观察指标

1.清晨抽取空腹静脉血，采用美国BeckmanCX7全自动生化分析仪测定两组患者治疗前后的FPG、血脂、血肌酐（serumcreatinine，Scr）。

2.尿白蛋白浓度用放射免疫法测定，试剂盒购自Beckman公司。UAER根据尿白蛋白计算。

3.血清sICAM-1、sVCAM-1检测采用酶联免疫吸附法（ELISA），试剂盒购自美国Endogen公司。

（四）疗效评定标准

参照《中药新药临床研究指导原则》制定。①显效：UAER<20 μg/min，并较治疗前下降≥50%。②有效：UAER<20 μg/min，较治疗前下降<50%；或UAER>20 μg/min，较治疗前下降≥50%。③无效：UAER下降未达到上述标准或反见上升者。

（五）统计学方法

计量资料比较采用t检验；计数资料比较采用 χ^2 检验。用SPSS10.0统计软件进行统计学分析。

二、结果

1.两组疗效比较

治疗组34例，显效11例，有效18例，无效5例，总有效率85.3%；对照组29例，显效3例，有效8例，无效18例，总有效率37.9%。两组总有效率比较差异有显著性（P<0.01）。

2.两组治疗前后FPG、UAER及SCr水平比较

见表33。两组治疗前后FPG差异无显著性（P>0.05），治疗组治疗后UAER和SCr较治疗前均有明显下降（P<0.01），且UAER明显低于对照组（P<0.01）。

表33　两组治疗前后FPG，UREA及Scr水平比较（$\bar{x} \pm s$）

组别	例数	时间	FPG（mmol/L）	UREA（μg/min）	Scr（μmol/L）
治疗组	34	治疗前	6.11±1.42	152.3±62.1	121.8±18.9
		治疗后	5.79±0.95	84.2±37.1[*△]	107.3±17.1[*]
对照组	29	治疗前	6.23±1.13	148.7±61.7	116.8±20.3
		治疗后	6.04±0.67	151.4±80.3	109.8±17.4

注：*与本组治疗前比较，P<0.01；△与对照组同期比较，P<0.01。

3.两组治疗前后血脂水平比较

见表34。治疗组治疗后总胆固醇（TC）、甘油三酯（TG）、低密度脂蛋白胆固醇（LDL-C）均较治疗前下降（P<0.05或P<0.01）；与对照组治疗后比较，治疗组TC下降更明显（P<0.01）。

表34　两组治疗前后血脂水平比较（mmol/L，$\bar{\chi} \pm s$）

组别	例数	时间	TC	TG	HDL-C	LDL-C
治疗组	34	治疗前	5.45 ± 1.67	2.03 ± 0.84	1.11 ± 0.23	3.36 ± 0.90
		治疗后	4.62 ± 1.38[*△]	1.56 ± 0.66[*]	1.20 ± 0.32	2.74 ± 0.75[**]
对照组	29	治疗前	5.88 ± 1.82	1.97 ± 0.72	1.06 ± 0.17	3.06 ± 0.91
		治疗后	5.69 ± 1.77	1.87 ± 0.70	1.13 ± 0.27	3.15 ± 0.89

注：与本组治疗前比较，*P<0.05，**P<0.05或P<0.01；与对照组同期比较，△P<0.01。

4.两组治疗前后血清sICAM-1和sVCAM-1的水平比较

见表35。两组治疗后sICAM-1和sVCAM-1均较治疗前下降（P<0.05或P<0.01）。与对照组治疗后比较，治疗组sICAM-1和sVCAM-1下降更为明显（P<0.01）。

表35　两组治疗前后血清sICAM-1和sVCAM-1水平比较（μg/L，$\bar{\chi} \pm s$）

组别	例数	时间	sICAM-1	sVCAM-1
治疗组	34	治疗前	579.2 ± 142.7	1055.6 ± 210.2
		治疗后	4.62 ± 1.38[*△]	4.62 ± 1.38[*△]
对照组	29	治疗前	5.88 ± 1.82	5.88 ± 1.82
		治疗后	500.6 ± 156.3[*]	876.8 ± 186.3[*]

注：与本治疗组前比较，*P<0.05，**P<0.01；与对照组同期比较，△P<0.01。

三、讨论

ICAM-1和VCAM-1是白细胞、内皮细胞等细胞表面的黏附分子，属免疫球蛋白超家族分子，其膜外段裂解和廓清则分别形成sICAM-1和sVCAM-1。糖尿病状态下，这些黏附分子的异常表达可介导血管内皮细胞与单核细胞黏附，引起内皮损伤、血管通透性增加、血小板聚集增多及血栓形成等，在糖尿病血管病变的发生发展中起着重要的作用。研究发现，糖尿病肾病组sICAM-1显著高于无并发症的糖尿病组。Gasic等测定了2型糖尿病伴微量白蛋白尿患者的血循环黏附分子水平，发现其循环中选择素-E、

ICAM-1、VCAM-1基础水平均明显增高，可见糖尿病所致的血管病变、血管内皮功能紊乱以及白细胞与血管内皮的异常反应等是DN发生的可能原因。高脂血症可加速大血管动脉粥样硬化的发生，促进糖尿病肾小球硬化，血清胆固醇特别是LDL-C水平是DN进展的独立高危因素。因此，降低2型糖尿病患者血胆固醇及sICAM-1和sVCAM-1等黏附分子水平，也许会有助于阻止或延缓DN的进展。

本研究以34例早期DN患者为研究对象，在相同综合治疗基础上，结果提示，EGb不仅能纠正脂代谢紊乱，减少尿蛋白的排出，并能降低患者血清sICAM-1和sVCAM-1水平，表明中西医结合治疗的疗效明显优于单纯西药治疗。EGb是从我国珍贵植物银杏的叶子中提取的主要成分，主要包括黄酮类、萜类，其中前者占24%，后者占6%。具有广泛的药理作用，如拮抗血小板活化因子（PDF）、清除自由基、抗炎、抗过敏等。血清细胞黏附因子水平升高与糖尿病时长期高糖血症、高脂血症、氧化应激等对血管的毒性作用使内皮功能紊乱有关。本试验中，我们观察到EGb能够降低早期DN患者高水平的sICAM-1和sVCAM-1，减轻内皮功能紊乱，对早期DN的防治有一定作用，其机制可能在于：①EGb通过改善糖代谢和脂代谢等使内皮细胞ICAM-1和VCAM-1表达减少。②减轻糖尿病时多脏器的氧化应激状态。③EGb可能直接作用于内皮细胞膜上引起细胞黏附分子表达减少，从而减轻DN患者微血管的炎症反应。我们认为DN早期仅出现尿微量白蛋白，而无明显临床蛋白尿及肾功能异常，在控制血糖治疗的同时，尽早给予EGb治疗，有助于改善尿微量白蛋白的排出，延迟或阻止DN微血管病变的发生、发展。试验中我们还发现，与治疗前比较，对照组治疗后血清sICAM-1和sVCAM-1水平也有下降，可能与患者血糖、血压的良好控制及血脂水平改善等有关。

银杏叶提取物对早期糖尿病肾病患者TGF-β_1和CTGF水平的影响

糖尿病肾病是一类以进行性肾纤维化为特征的肾脏疾病。多种细胞因子分泌增多和细胞外基质（ECM）蛋白代谢异常在DN发病的各个环节中起重要作用。我们前期研究表明，银杏叶提取物（ExtractGingkobiloba，EGb）可使糖尿病（DM）

大鼠脂质过氧化减轻和一氧化氮水平下降，对DM大鼠多个脏器具有保护作用。但其具体机制目前尚未完全阐明。本研究观察了EGb对34例早期DN患者血清转化生长因子-β_1（TGF-β_1）、Ⅳ型胶原（C-Ⅳ）和尿TGF-β_1、结缔组织生长因子（CTGF）水平的影响，探讨EGb治疗DN的机制。

一、资料与方法

1.临床资料

以2003年6月~2005年6月金华职业技术学院附属门诊部和金华市中医院肾内分泌科住院及门诊的63例早期DN患者为研究对象。男34例，女29例；年龄59~77岁；病程7个月~18年。糖尿病按1985年世界卫生组织（WHO）和1997年美国糖尿病协会（ADA）的标准诊断，且根据Mogensen对DN的分期，选择尿白蛋白排泄率（UAER）为30~300mg/24h的早期DN患者，均给予降血糖治疗，合并高血压还需接受降血压治疗，当空腹血糖（FPG）降至7.0mmol/L以下，收缩压控制在125~130mmHg，舒张压控制在75~80mmHg左右时，连续两天测定24小时尿微量白蛋白，计算平均值，取30~300mg/24h为入选者。所有受试者均排除酮症酸中毒、非糖尿病肾脏疾患、泌尿系感染、肝病、甲状腺功能亢进病、肺间质纤维化、心肌与腹膜后纤维化及结缔组织病等。63例早期DN患者随机分为治疗组和对照组。两组性别、年龄、体重指数等一般情况差异均无统计学意义。

2.治疗方法

两组患者均采用糖尿病教育、优质低蛋白饮食，根据空腹血糖及尿糖变化，给予口服降糖药，不适应口服降糖药者，皮下注射胰岛素控制血糖在理想水平（空腹<7.0mmol/L，餐后<9.0mmol/L）；合并高血压者，加用降压药使血压控制在正常范围（130/80mmHg）。治疗组在以上综合治疗的基础上加用银杏叶提取物制剂天保宁（每片含总黄酮醇苷9.6mg，萜类内酯2.4mg，批号030124）。每天口服3次，每次2片，连续服用两个月。

3.观察指标

清晨抽取空腹静脉血后，分别检测治疗前后两组患者的FPG、血脂、血肌酐（Scr），采用美国BeckmanCX 7全自动生化分析仪测定。收集24小时尿液，2000r/min离心10分钟，取上清液2mL于-70℃保存。

尿微量白蛋白浓度用放射免疫法测定，药盒购自中国原子能研究所。

TGF-β₁测定采用ELISA法，试剂盒购自天津天硕生物制品所。血清C-Ⅳ用ELISA法测定，试剂盒购自北京化学试剂研究所。以双抗体夹心ELISA（试剂盒购自Dako公司）检测尿CTGF的浓度，标本经盐酸和氢氧化钠预处理。为了消除尿液稀释或尿液浓缩等对结果的影响，尿CTGF以其与尿肌酐的比值表示。

4.统计学方法

数据用$\bar{x} \pm s$表示，用SPSS10.0软件进行统计分析，组间比较采用t检验。

二、结果

1.两组治疗前后FPG、UAER、Scr的变化

两组治疗前后FPG差异无统计学意义（P>0.05），治疗组接受EGb两个月治疗后UAER和Scr较治疗前均有明显下降（P<0.01）。见表36。

2.两组治疗前后血脂的变化

治疗组治疗后总胆固醇（TC）、甘油三酯（TG）、低密度脂蛋白胆固醇（LDL-C）均较治疗前明显下降（P<0.05或P<0.01）；与对照组治疗后比较，TC下降差异有统计学意义（P<0.01）。见表37。

3.两组治疗前后TGF-β₁、CTGF和C-Ⅳ的变化

与治疗前比较，治疗组患者治疗后血清TGF-β₁、CⅣ和尿TGF-β₁、CTGF水平下降（P<0.05或P<0.01），对照组治疗后无明显差异（P>0.05）；与对照组治疗后比较TGF-β₁、CTGF和C-Ⅳ下降显著（P<0.05或P<0.01）。见表38。

表36 两组治疗前后FPG、UAER、Scr的变化（$\bar{x} \pm s$）

组别	n	FPG（mmol/L）		UAER（mg/min）		Scr（mmol/L）	
		治疗前	治疗后	治疗前	治疗后	治疗前	治疗后
对照组	29	6.23 ± 1.13	6.04 ± 0.67	148.7 ± 61.7	151.5 ± 80.3	116.8 ± 20.3	109.8 ± 17.4
治疗组	34	6.11 ± 1.42	5.79 ± 0.95	152.3 ± 62.1	84.2 ± 37.1[*△]	121.8 ± 18.9	107.3 ± 17.1[*]

注：*与本组治疗前比较：P<0.01；△与对照组治疗后比较：P<0.01。

表 37　两组治疗前后血脂的变化（$\bar{x} \pm s$, mmol/L）

组别	n	TC		TG		HDL-C		LDL-C	
		治疗前	治疗后	治疗前	治疗后	治疗前	治疗后	治疗前	治疗后
对照组	29	5.88 ± 1.82	5.69 ± 1.77	1.97 ± 0.72	1.87 ± 0.70	1.06 ± 0.17	1.13 ± 0.27	3.06 ± 0.91	3.15 ± 0.89
治疗组	34	5.45 ± 1.67	4.62 ± 1.38*☆	2.03 ± 0.84	1.56 ± 0.66*	1.11 ± 0.23	1.20 ± 0.32	3.36 ± 0.90	2.74 ± 0.75△

注：与本组治疗前比较：*P<0.05，△P<0.01；与对照组治疗后比较：☆P<0.01。

表 38　两组治疗前后 TGF-β₁、CTGF 和 C-Ⅳ的变化（$\bar{x} \pm s$）

组别	n	血清 TGF-β₁（ng/mL）		尿 TGF-β₁（μg/24h）		尿 CTGF（ng/mg）		血清 C-Ⅳ（ng/mL）	
		治疗前	治疗后	治疗前	治疗后	治疗前	治疗后	治疗前	治疗后
对照组	29	40.8 ± 10.9	38.5 ± 9.6	8.18 ± 1.43	8.22 ± 1.39	73.5 ± 22.7	69.9 ± 21.8	85.2 ± 18.6	84.4 ± 20.3
治疗组	34	41.3 ± 11.2	33.4 ± 9.2△☆	8.24 ± 1.32	7.37 ± 1.67*☆	71.3 ± 23.6	56.1 ± 20.5△☆	86.6 ± 17.5	68.7 ± 23.2△▲

注：与本组治疗比较：*P<0.01，△P<0.01；与对照组治疗后比较：☆P<0.05；▲P<0.01。

三、讨论

糖尿病肾病是糖尿病的主要并发症，其发生及发展是多因素综合作用的结果，其中糖代谢紊乱、肾脏血流动力学改变、多种细胞因子及遗传背景均起着非常重要的作用。本研究结果显示，加用 EGb 治疗的患者，早期 UAER 明显下降，未加用 EGb 治疗的患者早期微量白蛋白量无明显改善，与朱宏文等研究结果相似。EGb 还可能通过改善糖尿病患者脂质代谢紊乱，降低肾小球的高灌注、高滤过状态，从而减少尿蛋白的排出量。由于对照组与治疗组血糖无明显差异，故该药对肾的保护作用可能与糖代谢因素无关。

糖尿病肾病的早期病理特征是肾小球肥大、基底膜增厚和系膜基质扩张，晚期则表现为肾小球硬化和间质纤维化。ECM 进行性积聚是其共同的病理基础，细胞因子在这一过程中起着关键作用。糖尿病时，高糖及其代谢紊乱、血流动力学改变等均可刺激肾脏局部 TGF-β₁、CTGF 等细胞因子表达上调，导致 ECM 合成增多、降解减少，促使 ECM 在肾脏过度蓄积，促成肾小球硬化、间质纤维化的发生。TGF-β₁ 作为重要的致纤维化因子参与了 DN 的发生和发展，参与了 ECM 进行性积聚过程，如刺激 ECM 中纤维连接蛋白、胶原等多种成分合成，减少蛋白酶表达和增加蛋白酶抑制合成，上调 ECM 受体整合素的表达，促进细胞与间质黏附及基质沉积等。CTGF在DN发病过程中作为TGF-β_1的下游调节因子，具有促进成纤维细胞活化及ECM产生、积聚等功能。Adler等发现，与正常人或尿蛋白排泄正常的DN患者相比，早期和临床DN患者的肾小球CTGFmRNA的表达要高出两倍，而且CTGFmRNA水平与尿白蛋白的程度呈正相关。C-Ⅳ为ECM的主要成分，是构成基底膜骨架的主要胶原成分。DM时肾小球基底膜增厚和系膜增生主要与C-Ⅳ mRNA表达增加及其产生增多有关。这类成分的增加是导致肾组织纤维化的物质基础，也是肾小球硬化早期形态学改变的重要标志。应用抗TGF-β_1单克隆抗体治疗糖尿病大鼠，可以降低肾脏TGF-β_1的表达及C-Ⅳ的积聚，从而改善肾脏病变。阻断这些细胞因子的表达与合成，或阻断其受体及受体后效应，将为临床防治DN提供一条安全有效的新途径。

　　EGb是从植物银杏的叶子中提取的重要成分，主要包括黄酮类、萜类，其中前者占24%，后者占6%，具有广泛的药理作用，如拮抗血小板活化因子（PDF）、清除自由基、抗炎、抗过敏等。唐灵等观察到EGb治疗后糖尿病大鼠肾组织TGF-β_1及C-fos蛋白表达明显下降，肾脏肥大指数和尿白蛋白量有明显改善，肾脏病理形态学改变也减轻。本研究结果显示，EGb能显著降低早期DN患者尿白蛋白排泄，保护早期DN患者的肾脏功能。这种保护作用可能与EGb通过抑制TGF-β_1、CTGF表达，抑制肾小球细胞及肾间质成纤维细胞合成ECM，进而使肾小球系膜细胞及肾小管上皮细胞转分化成肌成纤维细胞后合成及分泌间质胶原减少有关，最终延缓疾病的进展。

糖肾宁对早期糖尿病肾病细胞因子的影响

　　糖尿病肾病（DN）是糖尿病（DM）最重要和最常见的并发症之一。糖尿病肾病的发生率占糖尿病的33.6%，又是导致终末期肾病（ESRD）的重要原因，其发病机制迄今尚未完全阐明。细胞因子在糖尿病肾病发生发展中的作用近年来备受关注，但细胞因子与2型糖尿病肾病关系报道尚少。本研究采用中药糖肾宁治疗早期2型糖尿病肾病患者，同时检测血清及尿液中白细胞介素6（IL-6）、肿瘤坏死因子α（TNF-α）及转化生长因子-β_1（TGF-β_1）变化，探讨糖肾宁在治疗DN中的作用机制。

一、资料与方法

1.临床资料

选择2007年10月~2009年10月在金华市中医医院、义乌市中医院肾内科及金华职业技术学院医学院专科门诊住院或非住院的78例患者为研究对象，研究对象均符合1997年美国糖尿病学会制定的2型糖尿病诊断标准，根据国际通用Mogenson糖尿病肾病的分期标准确诊为早期糖尿病肾病（Ⅲ期）。平均年龄（58.8±17.3）岁，平均病程（7.8±5.6）年。排除心衰、尿路感染及其他引起尿白蛋白增高疾病，无其他肝、肾和内分泌疾病引起的蛋白尿者。采用中心分层、区组随机化方法分为治疗组（糖肾宁组）和对照组（西药常规组）。

治疗组41例，男21例，女20例；平均年龄（58.3±12.9）岁，平均病程（7.57±5.2）年。对照组38例，男22例，女16例；平均年龄（58.6±13.3）岁；平均病程（7.21±5.8）年。两组患者在年龄、性别、病程及治疗前血压、尿素氮（BUN）、肌酐（Scr）、24小时尿蛋白等指标方面差异无统计学意义（P>0.05），具有可比性。另外选择健康体检者37名，其中男20名，女17名，平均年龄（57.2±13.2）岁，并均签署知情同意书。

2.方法

试验前两周，所有患者均口服降糖药或联用胰岛素，将血糖稳定在12mmol/L以下。对照组（西药常规组）替米沙坦（国药准字H20041746，河南天方药业股份有限公司生产）80mg，1天1次。治疗组（糖肾宁组）在西药基础上加服中药煎剂糖肾宁。黄芪50g，党参30g，大黄10g（后下），黄连12g，黄芩20g，丹参30g等，加水700mL，煎至200~250mL，每天分两次口服，连服8周。全部受试者早晨空腹静脉采血，离心分离血清，−30℃贮存待测。采用ELISA法检测血、尿中IL-6、TNF-α、TGF-β$_1$质量浓度。

3.观察项目

除常规检验指标外，观察两组治疗前、治疗4周、治疗8周后血、尿中IL-6、TNF-α、TGF-β$_1$的变化。IL-6、TNF-α、TGF-β$_1$试剂盒由深圳晶美公司提供，严格按说明书操作。

4.统计学处理

统计学分析使用SPSS12.0统计软件，显著性标准为P<0.05，数据用均数±

标准差（$\bar{\chi} \pm s$）表示，采用完全随机的两样本均数比较的U检验。

二、结果

两组治疗前血、尿中IL-6、TNF-α、TGF-β₁水平均明显高于健康组（P<0.01）。随着治疗时间的延长，两组血、尿中上述细胞因子水平逐步下降，但治疗组在4周就明显下降，8周后更进一步下降（P<0.01）。对照组4周时无明显变化，8周后也下降（P<0.05），但TGF-β₁治疗4周、8周均无明显变化；治疗组与对照组同期血、尿中IL-6、TNF-α、TGF-β₁水平比较P<0.01。见表39。

表39　各组血、尿IL-6、TNF-α、TGF-β₁水平比较（$\bar{\chi} \pm s$）

组别	血			尿		
	IL-6（ng/L）	TNF-α（ng/L）	TGF-β₁（μg/L）	IL-6（ng/L）	TNF-α（ng/L）	TGF-β₁（μg/L）
治疗组						
治疗前	168.33±64.44*	1286.01±243.06*	21.9±9.6*	18.24±11.52*	98.88±53.23*	12.1±6.62*
治疗4周	88.25±25.87△▲	898.41±127.45△▲	16.92±6.8△▲	8.32±3.87△▲	66.56±23.40△▲	7.2±4.91△▲
治疗8周	48.67±12.42△▲	608.72±123.48△▲	4.81±1.5△▲	4.35±2.13△▲	47.51±17.24△▲	2.3±0.72△▲
对照组						
治疗前	169.81±57.21*	1284.12±257.17*	22.12±9.11*	19.01±12.02*	102.58±57.53*	12.40±6.72*
治疗4周	160.70±63.38	1200.08±210.21	20.93±6.90	18.84±11.11	98.54±44.52	11.92±4.60
治疗8周	144.80±44.84**	1068.40±178.65**	18.80±1.62**	17.15±9.78**	90.03±42.34**	11.54±0.82
健康组	19.08±9.74	27.56±12.42	12.84±0.81	2.21±0.62	31.58±17.32	1.95±0.81

注：*与健康组比较，P<0.01；与本组治疗前比较，**P<0.05，△P<0.01；▲与对照组同期比较，P<0.01。

三、讨论

糖尿病肾病是多种因素综合作用的结果。大量的体内外研究和人类肾脏疾病研究均证实，TGF-β₁在肾脏组织的表达水平较高，在肾小球硬化和肾小管间质纤维化发生发展中起着重要的促进作用。因此，抑制TGF-β₁生成并干扰其作用过程是糖尿病肾病的根本性治疗方法。

近年来，国内外学者认为，肿瘤坏死因子-a（TNF-a）是本病发病机制较为重要的因素之一，提示IL-6与TNF-α在破坏胰岛素β细胞方面可能存在协同作用。IL-6与TNF-α都是肾小球系膜细胞分泌的细胞因子，通过自分泌或旁分泌作用，促进系膜细胞和血管内皮细胞增生，细胞外基质（ECM）合成增加，降解减少，导致肾小球硬化。

本研究结果表明，两组血、尿中IL-6、TNF-α、TGF-β₁在治疗前水平明显高于健康组（P<0.01），说明本病早期就存在IL-6、TNF-α、TGF-β₁的增高。随着治疗时间的延长，两组血、尿中上述细胞因子水平逐步下降，但治疗组在4周就明显下降，8周后进一步下降（P<0.01）；对照组4周时无明显变化，8周后也下降（P<0.05），但对照组治疗4周、8周后TGF-β₁均无明显变化；治疗组与对照组同期血、尿中IL-6、TNF-α、TGF-β₁水平比较，差异有统计学意义（P<0.01）。表明糖肾宁煎剂对血、尿中IL-6、TNF-α、TGF-β₁有明显的下调作用。我们认为，细胞因子浓度的测定对早期糖尿病肾病的发病与诊断起着一定作用，且对于研究糖尿病的病理、生理及发病机制，以及细胞因子的临床应用均有重要的参考价值。

中医学认为，糖尿病肾病属于中医学"消渴""劳淋""水肿"等范畴。其病机关键为肾元亏虚、毒损肾络，病性为本虚标实。其中气阴亏虚为本，病位在肾，连及于脾；痰湿、浊毒、瘀血等为标实之证。糖肾宁具有扶正化瘀、清热解毒、燥湿祛浊之功。

现代药理学认为，黄芪多糖（APS）对细胞免疫、体液免疫、非特异性免疫功能及细胞因子的活性均有调节作用。实验研究表明，黄芪、党参、大黄能显著降低糖尿病肾病大鼠空腹血糖、糖化血红蛋白及24小时尿微量白蛋白水平，减轻肾脏组织病理学改变，可抑制肾小球系膜细胞的增殖，降低转化生长因子β₁、葡萄糖转运蛋白1、转化生长因子βⅡ型受体的表达作用。该作用与直接和间接抑制ECM的积聚有关。

丹参等活血化瘀药物能有效消除肾小球基膜上的免疫复合物，改善微循环，增加肾血流量，降低肾小球毛细血管通透性，并有改善高凝高黏状态、阻止肾小球毛细血管内纤维蛋白或微血栓形成、显著下降24小时尿微量白蛋白排泄率、以达到防治糖尿病肾病的作用，同时具有免疫调节作用、激素样作用、抗氧化等多方面的作用。

黄连主要成分为小檗碱。实验表明，其对2型糖尿病大鼠高糖、高脂血症有明显抑制作用。黄连除了改善胰岛素抵抗外，还兼有促进胰岛素分泌作用，可减轻糖尿病大鼠肾皮质内终末期糖化终产物（advancedglyca tionendproducts,AGEs,AGEs）的积聚及下调糖化终产物特异性受体（AGE-specificcellularreceptor,RAGE）mRNA的表达，以达到保护肾脏的作用。

糖肾宁煎剂对血、尿中IL-6、TNF-α、TGF-β_1的调节机制尚不十分清楚，可能与多种因素有关：①扩张血管，增加肾血流量，降低血小板黏附率，改善微循环，对肾小球基底膜电荷屏障和机械屏障均有保护作用。②抑制ECM成分过度表达，防止本病发生及延缓肾小球硬化进展。③抑制IL-6、TNF-α、TGF-β_1细胞因子的过度表达，改善肾脏细胞外基质蛋白代谢异常，发挥抗纤维化的作用，有效保护肾脏。④抑制TGF-β_1所引起的系膜细胞葡萄糖摄入的异常增高，延缓肾损伤。本研究中糖肾宁煎剂未能使患者血、尿中IL-6、TNF-α、TGF-β_1水平恢复正常，这可能与本病病程较长及致病因素复杂有关，还可能与糖肾宁煎剂治疗时间较短有关。糖肾宁煎剂使血、尿中IL-6、TNF-α、TGF-β_1的下调作用是治疗糖尿病肾病的机制之一，能为临床提供治疗糖尿病肾病建立科学的理论依据。本研究上述指标的检测样本量明显偏小，故中药糖肾宁煎剂的作用机制尚待进一步大样本的研究。

肾衰竭

慢性肾功能衰竭（chronic renal failure,CRF，以下简称慢性肾衰）是指各种原发病或继发性慢性肾脏疾病患者进行性肾功能损害所出现的一系列症状或代谢紊乱的临床综合征。据发达国家统计，近30年来慢性肾脏病的患病率呈现明显上升趋势。西方国家慢性肾脏病的大规模流行病学调查，如美国的NHANES显示，成人慢性肾脏病患病率为11%。澳大利亚糖尿病、肥胖和生活方式的研究报道显示，有11.2%的成人存在肾功能损害，2.4%的成年人罹患蛋白尿。在我国，成年人的慢性肾脏病患病率高达10.8%。我国现有成年慢性肾脏病患者1.2亿，尿毒症患者近2000万，并呈逐渐上升趋势。

关于慢性肾衰的发病机制，先后曾提出"尿毒症毒素学说""完整肾单位学说""矫枉失衡学说""肾小球高滤过学说""脂质代谢紊乱学说""肾小管高代谢学说"等。近几十年来，随着动物实验模型的深入研究和细胞分子生物学技术的深入，一些新观点不断被提出，如多肽生长因子和细胞因子等，但都未能完整地解释本病的发病过程。

尽管慢性肾衰的发病机理目前尚无定论，但各种研究表明，肾纤维化是绝大多数肾小球疾病进展至终末期的共同组织学改变。组织内细胞外基质的异常增生和过度积聚的病理过程，轻者即称为纤维化，重者引起组织结构破坏而发生器官硬化。细胞外基质活化在纤维化形成中发挥着重要作用。细胞外基质产生间充质细胞，在肾脏则由肾小球系膜细胞、肾间质成纤维细胞产生。肾脏在对抗慢性损伤（如肾炎、高血压等）、修复受损组织的过程中，细胞外基质（ECM）成分在肾脏中过度增生与沉积，纤维组织代替正常肾组织，以致肾小管、间质纤维化、肾小球硬化，导致慢性肾衰过程。其引起的因素是多方面的，最主要的有以下几个方面。

一、脂质代谢紊乱

慢性肾衰脂质异常可能是脂蛋白分解代谢和合成之间失去平衡。高脂血症是诱发和（或）加重肾小球损伤的重要因素之一，其机理可归纳为以下几方面：

①无论是摄入过多的高胆固醇食物抑或内源性高脂血症，特别是高胆固醇低密度脂蛋白，均可使组织内饱和脂肪酸增多，多聚不饱和脂肪酸减少，从而改变两者比例，导致一系列变化。②由于高脂血症经肾小球超滤后，肾脏局部呈现高浓度胆固醇低密度脂蛋白，从而促进单核巨噬细胞和嗜中性白细胞浸润，骨髓源性巨噬细胞因表面有特殊的清除剂受体，故可与某些变异的LDL结合，并吞噬入内。巨噬细胞在吞噬脂类过程中发生呼吸爆炸，使LDL氧化。氧化的LDL能刺激巨噬细胞产生生长因子、细胞因子和其他能刺激胶原合成及肾小球系膜细胞（MC）增殖的介质。③体外实验研究结果显示，脂质可对MC造成直接损伤，也可呈现LDL剂量依赖性的致死作用。在一定LDL剂量内，它可刺激MC增殖。

脂质代谢紊乱不仅是慢性肾衰心血管并发症增多的原因，它还可以通过生成氧自由基、诱导血小板聚集和释放、诱导单核——巨噬细胞浸润并释放多种水解酶和细胞因子、干扰前列腺素合成等多种机制损伤肾小球的结构和功能。目前认为，LDL受体是调节脂类代谢的关键原因，该受体的功能异常或数量减少是脂类代谢异常的根本原因。

二、血流动力学改变

慢性肾衰存在肾脏局部的血流动力学改变，持续肾小球高灌注、高滤过和高跨膜压常常是促进肾小球硬化及促使慢性肾衰恶化的关键。目前，对影响肾脏血流动力学的血管活性物质研究较为广泛，作用突出的有肾素-血管紧张素系统（RAS）、内皮素-降钙素基因相关肽系统（ET-CGRP）、一氧化氮-一氧化氮合成酶系统（NO-NOS）、血栓素A_2-前列环素系统（TXA_2-PGI_2）等。

1.血管紧张素 I 、 II（AT- I 、AT- II）

血管紧张素 I 、 II（AT- I 、AT- II）是肾素-血管紧张素系统（RAS）的重要组成部分。RAS的激活与慢性肾脏疾病的进行性恶化有关。RAS系统在肾脏疾病中的作用几乎涉及肾脏疾病过程中的每一方面，但最主要的是引起血流动力学紊乱、水盐代谢失调及促进肾脏疾病进展。

2.CGRP和ET

CGRP和ET是两种对血管舒缩功能调控作用完全相反的神经多肽。正常情况下，两者保持相对稳定，维持动态平衡。病理情况时两者平衡失控，相互制约，抑制释放，甚至引起强烈而持久的相互拮抗。一旦CGRP与ET平衡失调，则会导致脏器血管舒缩障碍而影响生理功能。

3.一氧化氮（NO）

一氧化氮是一种扩血管物质，在肾脏一氧化氮由内皮细胞和致密斑产生，是一氧化氮合酶（NOS）作用于左旋精氨酸（L-Arg）的产物，具有调节肾小球血流动态和肾小管功能的重要作用，对肾功能有明显的保护作用。生理状态一氧化氮通过调节肾动脉舒张节奏和系膜松弛影响肾小球微循环，参与对肾脏排钠和肾素释放的调节。一氧化氮和前列腺素都控制着肾乳头部血流量，且一氧化氮较前列腺素更重要。一氧化氮水平的升高对扩张血管和抗血栓形成有益，但也可使肾小球系膜舒张、毛细血管扩张、肾血流量增加，导致肾小球高滤过，同样可引起肾小球损害，因此，一氧化氮的合理水平在肾小球正常功能中起着重要作用。

4.血栓素A$_2$（TXA$_2$）和前列环素（PGI$_2$）

血栓素A$_2$（TXA$_2$）和前列环素（PGI$_2$）是花生四烯酸（AA）在肾脏环氧化酶系统的作用下产生的活性代谢产物。TXA$_2$和PGI$_2$的作用是相反的。在肾皮质和肾小球内有血栓素A$_2$（TXA$_2$）和其分解代谢物B$_2$（TX B$_2$），其有强烈的血管收缩和血小板凝集作用，可致肾脏血流量减少。TXA$_2$作为血管收缩剂，可通过系膜细胞的收缩，参与AT-Ⅱ灌注所致的肾脏血流动力学改变，从而使肾小球滤过率下降。TXA$_2$还具有刺激Ⅳ型胶原、纤连蛋白及层黏连蛋白基因表达的作用。PGI$_2$具有扩张血管的作用，可以显著拮抗AT-Ⅱ和抗利尿激素（ADH）所致的系膜细胞收缩，介导人多巴胺和狗表皮生长因子（EGF）的血管扩张效应。

三、氧化和抗氧化异常

氧自由基是肾小球损伤的重要介质，近年来，随着自由基学说的发展，人们发现活性氧簇（ROS）对慢性肾功能不全的发展起着重要作用。慢性肾衰患者往往存在氧自由基异常增多的情况，从而引起肾组织的进一步损伤和肾功能恶化。导致慢性肾衰各种原发病的发病机制中几乎均有氧自由基的参与。发展至慢性肾衰后，氧自由基对进行性肾功能恶化的作用则更为突出。SOD和GSHpx是体内清除自由基的重要酶类，SOD在肾脏中含量丰富，可将超氧阴离子SOA歧化为H2O2，阻断脂质过氧化链式反应，以保护肾组织免受损伤。GSHpx可催化还原溶液中所有过氧化物。而 MDA 作为脂质过氧化的代谢产物，可反映氧自由基的代谢状况和组织损伤的程度。

四、促纤维化细胞生长因子过度表达及胶原蛋白的过度积聚

在以进行性纤维化为特征的肾脏病中，转化生长因子-β（TGF-β）常是导致纤维化的最后共同中介物。近年来，国内外学者在 TGF-β 促肾纤维化的发展机制方面建立了很多动物模型，并进行了诸多体外细胞培养研究。普遍认为，TGF-β 过度表达致纤维化的负面作用表现在以下几个方面：①刺激成纤维细胞、肾小球细胞等增加 ECM 成分合成，如 I、III、IV 型胶原和非胶原蛋糖白。②通过抑制多种 ECM 降解酶（如基质金属蛋白酶、纤溶酶原激活物）的活性，刺激金属蛋白酶组织抑制物（TIMPs）和纤溶酶原激活物抑制物（PIA-I）的活性增加，从而抑制 ECM 的降解。③刺激小管上皮细胞转分化为肌成成纤维细胞（MFB）。④增加 ECM 受体如整合素的表达，从而增加 ECM 与细胞的相互作用。⑤促进系膜细胞表达 α-SMA。

层黏蛋白（LN）是近年发现的一种重要结构的糖蛋白，主要分布于 GBM 的透明层中，与 IV 型胶原共同维持 GBM 的网状结构。在慢性肾衰阶段，随着肾小球纤维化的进展，C-IV、LN 的血清含量均异常增高。人体内 FN 有两种形式，可溶性和不可溶性。可溶性纤维连接蛋白（FN）即为血浆型（PFN）。不可溶性 FN 又称为组织型（CFN），存在于细胞表面及多种组织中，是结缔组织重要成分之一。它特别存在于伴有上皮或内皮细胞的基底膜上，通过肾小球内皮细胞与基底膜之间的"锚链"作用维持肾小球正常的通透性。在慢性肾衰的发展过程中，CFN 在组织中大量积聚，而 PFN 则由于消耗多于产生，并受毒素抑制而产生减少，故显著下降。III 型胶原（C-III）是一种间质胶原，主要分布于肾小球与肾小囊壁粘连处及间质中，随着病程的进展，间质胶原（如 I、III 型胶原等）在间质中积聚增多，间质纤维化逐渐加重，而且在肾小球病变后期，肾小囊壁损伤、断裂后，间质中的炎症细胞、间质胶原进入球囊腔内，导致纤维化新月体形成，和/或促进肾小球硬化。由于 LN、CFN、C-III、C-IV 在肾组织内的过多积聚，血浆中的 LN、PC-III、C-IV 的显著上升和 PFN 的下降，导致肾小球硬化和间质纤维化，进而表现为肾功能的恶化。

慢性肾衰的治疗方法包括内科疗法和肾脏替代治疗。肾脏替代治疗包括透

析疗法和肾移植术。近年来，现代肾脏病学在透析、肾移植治疗慢性肾衰方面取得了一定发展，但是费用高，且只适用于终末期肾功能衰竭患者，许多基层医院不具备开展透析或肾移植的条件，故推广应用比较困难。如何采用非透析疗法对慢性肾衰进行早中期防治、延缓疾病进展是目前国内外医药界关注的问题。

目前，中医药作为延缓慢性肾衰进展的非透析疗法正日益受到越来越多人的重视。现代实验研究表明，不少单味中药或其提取物能通过多种机制延缓疾病进展，如大黄素能抑制促纤维化因子的合成与分泌，并能调节ECM的合成与降解，具有抗肾间质纤维化的作用等。中药复方治疗慢性肾衰亦有不少实验研究和临床报道，如黄芪当归合剂、尿毒清冲剂等。辨证分型论治是中医治疗慢性肾衰的优势，但目前的辨证分型和疗效评定尚没有统一标准，用药疗程亦不相同，且有些方药缺乏实验研究，机理不明，不易反复验证，让国内外业界人士及患者广泛接受尚有一定困难。

傅晓骏经过多年临床实践，根据张景岳"阳非有余"的阳虚理论和唐容川的"血瘀"理论发现，慢性肾衰患者以脾肾阳虚、瘀血内阻多见，而且脾肾阳虚血瘀越严重则疗效越差，患者耐药性越强恶化可能性越大。由此推测，脾肾阳虚、血瘀是本病加剧恶化的危险因素之一。为此，傅晓骏教授以症状积分为基础，辨证分析总结出行之有效经验方"肾毒宁方"（大黄、制黄精、黄芪各20g，丹参30g，桃仁、淫羊藿各10g，沉香粉3g），观察其温阳益肾、化瘀泄浊的效果，并通过动物实验进行验证，从肾血流动力学、肾纤维化、炎症因子、细胞因子等方面探讨其作用机理，为中医辨证治疗慢性肾衰提供了疗效确切、机理明确的方药。2003年她立项浙江省科技厅课题，从临床和动物实验方面证实，"肾毒宁冲剂"延缓慢性肾衰进展的机理与改善肾功能和贫血、调节血脂代谢、提高抗氧化能力、改善肾血流动力学和肾组织结构、抑制肾小球硬化和间质纤维化有关。2005傅晓骏教授立项金华市科技局课题，对"肾毒宁"剂型进行改良，从细胞因子角度深入研究，测定大鼠肾组织的$TGR-\beta_1$、CTGF表达，揭示了"肾毒宁"延缓肾功能恶化的作用机理，证实其与抑制肾组织内TGF_1、CTGF的过度表达，减轻肾组织内细胞外基质成分积聚，改善肾组织结构的作用有关。2010年她立项浙江省中医药管理局课题，从剂型制备及质量量化方面对"肾毒宁"进行了更深层次的研究，以为新药开发做准备。她所主持的《加速慢性肾衰进展因素及肾毒宁冲剂干预作用研究》2009年获浙江省中医药科技创新二等奖；《肾毒宁颗粒剂延缓慢性肾衰纤维化作用机制的研究》2011年获浙江省中医药科学技术奖三等奖。2010年她又立项《肾毒宁对维持性血透患者营养不良、微炎症状态综合征疗效的研究》，进一步从炎症角度探讨"肾毒宁"方的临床应用价值。2012年，"一种治疗慢性肾衰的中药制剂及制备方法"获得国家发明专利（专利号ZL201010178134.4）。2016年立项的金华市科技局课题——《傅晓骏治疗早中期慢性肾功能衰竭用药规律研究》，旨在通过数据挖掘技术，归纳总结傅晓骏教授诊治早中期慢性肾衰的学术思想及用药规律，进一步验证益气温阳、活血化瘀在治疗早中期慢性肾衰的作用，以及脾肾阳血瘀在慢性肾衰中的病机理论基础。为了进一步研究"肾毒宁"的作用机制，2015年立项的浙江省自然科学基金项目——《肾毒宁对慢性肾衰大鼠H-1蛋白基因表达及Nrf2/AR信号通路的影响》，从体内动物实验、细胞因子、抗氧化应激指标、肾纤维化指标及基因蛋白检测角度，并通过体外细胞培养、信号通路发现，"肾毒宁颗粒"具有一定的肾脏保护作用，这种作用是通过抗氧化，释放炎症因子水平，改善肾纤维化，抑制细胞增殖等多途径、多靶点而产生的。"肾毒宁颗粒"的肾脏保护作用的潜在机制可能至少部分通过Nrf2/ARE途径的活化而发挥，有可能是治疗慢性肾衰的前景药物。

慢性肾功能衰竭中药治疗对甲状腺激素的影响

近几年，慢性肾功能衰竭（chronic renal failure，CRF，简称慢性肾衰）期间，人体内甲状腺激素水平的变化情况日益引起临床工作者的重视。这种变化主要是继发性TT_3、TT_4水平降低，甚至出现低T_3、T_4综合征。它不仅加重了肾脏本身的病变，而且对并发症产生及预后均有重要影响。我们采用辨证分型，对30例虚证患者应用中药治疗取得了一定效果。

一、材料与方法

（一）一般资料

治疗组30例慢性肾衰患者均为住院患者。男14例，女16例；年龄25~70

岁。病程<1年20例，1~3年8例，3年以上2例。中医辨证分为脾肾阴虚组11例，气阴两虚组10例，肝肾阴虚组9例。对照组32人，为正常人。男15例，女17例；年龄20~56岁。

1.血肌酐（Scr）、血尿素氮（BUN）、尿肌酐（Ucr）用苦味酸法，内生肌酐清除率（Ccr）按Ccr（mL/min）=Ucr×24小时尿量/Scr×1440计算。

2.TT_3、TT_4、FT_3、FT_4用同位素放射免疫方法测定（药盒由中国原子能研究院提供）。

（二）治疗方法

中药基本方：党参、制首乌、丹参、姜半夏、黄连、制大黄、砂仁、六月雪、生牡蛎、陈皮、补骨脂。脾肾阳虚，加附子、淫羊藿、肉苁蓉、菟丝子。气阴两虚去党参，加太子参、淮山药、生黄芪、山茱萸。肝肾阴虚，加生地黄、女贞子、生白芍。每日1剂，30日为1个疗程，一般治疗两个疗程，疗程之间间歇5天。

二、结果

结果见表40~表42。

表40　三组甲状腺激素与正常组比较

项目	脾肾阴虚组（n=11）	气阴两虚组（n=10）	肝肾阴虚组（n=9）	正常组（n=32）
TT_3 μg/mL	0.45 ± 0.12**	0.73 ± 0.09**	0.87 ± 0.06**	2.04 ± 0.28
TT_4 μg/mL	35.89 ± 19.29**	59.37 ± 16.32*	70.15 ± 22.7	128.65 ± 24.32
FT_3 pmol/L	2.62 ± 2.0**	2.90 ± 1.37*	3.96 ± 1.36	6.62 ± 1.24
FT_4 pmol/L	9.26 ± 7.31**	9.96 ± 5.55*	0.86 ± 5.92	24.98 ± 7.12

注：与正常组比较，**P<0.01，*P<0.05。

表41　三组治疗前后甲状腺激素变化

项目	脾肾阴虚组（n=11）		气阴两虚组（n=10）		肝肾阴虚组（n=9）	
	治疗前	治疗后	治疗前	治疗后	治疗前	治疗后
TT_3 μg/mL	0.45 ± 0.12	1.36 ± 0.10*	0.73 ± 0.09	1.38 ± 0.08*	0.87 ± 0.06	1.34 ± 0.08*
TT_4 μg/mL	35.89 ± 9.29*	89.87 ± 18.02*	59.37 ± 16.32	82.49 ± 18.50	70.15 ± 22.7	80.05 ± 20.50
FT_3 pmol/L	2.62 ± 2.0	5.87 ± 1.26	2.90 ± 1.37	4.94 ± 1.28	3.96 ± 1.36	5.06 ± 1.26
FT_4 pmol/L	9.26 ± 7.31	10.19 ± 6.76	9.96 ± 5.55	10.01 ± 5.78	12.86 ± 5.92	12.89 ± 6.20

注：*与治疗前后比较，P<0.01。

表42　三组治疗前后肾功能指标变化

项目	脾肾阴虚组（n=11）		气阴两虚组（n=10）		肝肾阴虚组（n=9）	
	治疗前	治疗后	治疗前	治疗后	治疗前	治疗后
Cr μmol/L	512.46 ± 46.56	470.45 ± 176.78*	418.58 ± 183.26	413.52 ± 162.38	419.83 ± 124.72	384.38 ± 22.36
Ccr mL/min	10.65 ± 3.46	14.34 ± 3.24*	18.62 ± 5.96	24.18 ± 8.20	27.86 ± 4.32	33.64 ± 7.92
BUN mmol/L	26.28 ± 9.92	15.96 ± 8.02*	15.62 ± 2.94	12.45 ± 3.54	10.98 ± 2.68	9.02 ± 3.12

注：*与治疗前后比较，$P<0.05$。

1.慢性肾衰虚证三组与正常对照组比较

结果显示，三组与正常对照组比较均存在明显的甲状腺激素的异常变化。从表40可知，治疗前TT_3三组均比正常组明显降低（各组$P<0.01$），TT_4、FT_3、FT_4脾肾阳虚组比正常组明显降低（$P<0.01$），气阴两虚组较正常组降低（$P<0.05$），肝肾阴虚组与正常组相比无显著差异。

2.治疗后甲状腺激素异常改善情况

结果显示，治疗后患者甲状腺激素异常有明显改善，其中以脾肾阳虚组尤为明显。从表41可知，治疗后TT_3、TT_4都比治疗前显著提高（$P<0.01$）；治疗后气阴两虚及肝肾阴虚组的FT_3比治疗前提高（$P<0.01$），TT_4、FT_3、FT_4亦有好转，但无统计学意义。

3.治疗前后各组肾功能变化情况

从表42可知，治疗前脾肾阳虚组的肾功能减退最严重，其次为气阴两虚组，再次是肝肾阴虚组，治疗后肾功能方面三组均有相应的提高，以脾肾阳虚组明显（$P<0.05$）。

三、讨论

慢性肾衰患者早期体内会出现T_3降低，随着病情的进展，下降幅度更为明显，可出现低T_3、T_4综合征。为此，测定患者体内的甲状腺激素浓度，有助于了解其肾脏受损程度。本研究各病变类型均不同程度存在甲状腺激素水平下降，其中以脾肾阳虚组下降最明显，另外脾肾阳虚组<气阴两虚组<肝肾阴虚组。病损程度与甲状腺激素水平呈负相关，脾肾阳虚组甲状腺激素水平最低，肾功能损害最严重，临床症状和体征等都较严重而明显，故患者的甲状腺激素水平可以作为临床判断慢性肾衰中医辨证分型及治疗效果的观察

指标之一。

本研究采用中药治疗，不仅患者的自觉症状有明显改善，肾功能亦有一定程度的好转，甲状腺激素的水平亦有较大增高，其中以脾肾阳虚组尤为明显。气阴两虚组与肝肾阴虚组则FT$_3$比治疗前明显升高。各组的TT$_3$、TT$_4$亦有不同程度的提高，表明益气补肾、养阴活血、清热解毒中药通过调整机体的代谢功能，能够增加机体对病理产物的排出，减少体内有毒物质的潴留，从而减少病理产物对甲状腺激素代谢的影响，起到了保护机体、增强肾脏代偿功能的效果。

加速慢性肾衰进展因素及肾毒宁冲剂干预作用研究

据国际肾脏病学会统计，慢性肾衰（CRF）自然人群年发病率为98~198/百万，其中发达国家发病率较高，为400~900/百万。我国近年的统计资料显示，慢性肾脏疾病的年发病率为2‰~3‰，尿毒症的年发病率为100~130/百万，且有逐年增加趋势。

傅晓骏通过多年临床实践发现，慢性肾衰患者以肾阳亏虚、瘀血内阻多见，而且肾阳虚血瘀越严重，疗效越差，耐药性越强，恶化的可能性越大。由此推测，阳虚血瘀是慢性肾衰加剧恶化的最危险因素之一。为此，我们以症状积分为基础，辨证分析总结出行之有效的经验方——肾毒宁冲剂，用于慢性肾衰，观察其温阳益肾、化瘀泄浊的疗效，并用动物实验验证，从调节脂质代谢、提高抗氧化能力、改善肾血流动力学和肾纤维化等方面探讨其作用机理。研究主要分临床研究和实验研究两大部分。

一、临床研究

（一）研究对象与方法

1.诊断标准

（1）慢性肾脏病（CKD）诊断标准与分期：根据1999年美国国家肾脏病基金会（National Kidney Foundation,NKF）制订的K/DOQI指南，将本病定义为肾损伤或 GFR < 60mL/min/1.73m^2，持续 3 个月，其中肾损伤包括血、尿成分异常或影像学检查异常。CKD 分期：1 期肾损伤，GFR ≥ 90mL/min/1.73m^2。2 期肾损伤，GFR 60~89mL/min/1.73m^2。3 期 GFR 30~59mL/min/1.73m^2。4 期 GFR 15~29mL/min/1.73m^2。5 期肾衰竭 GFR < 15mL/min/1.73m^2 或透析。

（2）阳虚血瘀证诊断标准：主症腰膝酸痛、畏寒肢冷、神疲乏力。次症浮肿、面色少华或黧黑、恶心、呕吐、食欲减退、夜尿频多或小便清长。兼症腰痛固定或刺痛、唇甲紫暗。舌质偏淡体胖，边有齿印或有瘀斑、瘀点，苔白或白腻；脉沉弱或细涩。凡具备以上主症两项或主症 1 项，次症两项且具备兼症 1 项或舌有瘀斑、瘀点，或脉细涩即可辨证为阳虚血瘀证（参考中华中医药学会第三次中医肾病学术会议意见）。

2. 病例选择

病例选自 2004 年 9 月~2007 年 9 月在金华市中医医院肾内科（72 例）和上海中医药大学附属曙光医院肾内科门诊或病房（28 例）的患者共 100 例为研究对象，GFR 为 10~89mL/min/1.73m^2，且中医辨证为阳虚血瘀型。根据就诊顺序，采取随机对照分组原则，分为尿毒清冲剂对照组 50 例，肾毒宁冲剂治疗组 50 例。

肾毒宁冲剂治疗组（以下简称肾毒宁组）男 28 例，女 22 例；年龄 26~79 岁。治疗前 Scr128.3~557.4μmol/L，平均（299.50 ± 124.11）μmol/L。其中 CKD-2 期 12 例，占 24%；CKD-3 期 25 例，占 50%；CKD-4 期 13 例，占 26%。原发病慢性肾小球肾炎 33 例，高血压肾损害 8 例，糖尿病肾病 3 例，孤立肾和右肾肿瘤切除术后各 1 例，多囊肾 3 例，痛风性肾病 1 例。

尿毒清冲剂对照组（以下简称尿毒清组）男 26 例，女 24 例；年龄 21~77 岁。治疗前 Scr126.8~574.2μmol/L，平均（281.15 ± 136.15）μmol/L。其中 CKD-2 期 15 例，占 30%；CKD-3 期 24 例，占 48%；CKD-4 期 11 例，占 22%。原发病慢性肾小球肾炎 39 例，高血压肾损害 6 例，糖尿病肾病 2 例，痛风性肾病 1 例，慢性肾盂肾炎 1 例，多囊肾 1 例。

两组患者在性别、年龄及观察指标等方面，通过 SPSS11.5 统计软件进行 t 检验，无统计学差异（P > 0.05）。

3. 治疗方法

各组治疗前先缓解各种诱发和加重肾功能衰竭的因素，如感染、高血压、酸中毒及电解质紊乱等，饮食控制，每日低蛋白和优质蛋白（30~40g/d）。治疗期间如有其他并发症，可用西药对症处理，如降压、抗感染、纠正酸中毒和电解质紊乱等。

肾毒宁组用肾毒宁冲剂（1包，1天3次）口服。黄芪30g，制黄精20g，制大黄15g，沉香粉2g，桃仁10g，淫羊藿20g，丹参15g，由本院中药制剂室加工成冲剂。每包10g，每克含生药10g，疗程两个月。

尿毒清组予尿毒清冲剂（10g，1天3次）口服，由广州康臣药业有限公司生产（批号970122），疗程两个月。

4.观察指标与检测方法

（1）临床症状：腰酸，乏力，浮肿，肢冷，面色晦暗，恶心呕吐，夜尿频多，食欲减退，舌淡胖、边有瘀点或瘀斑，脉沉细涩。每两周记录1次。

（2）化验指标

①常规及生化指标：血色素（HB）、红细胞（RBC）用库尔特JT自动血球计数仪测定，血尿素氮（BUN）用尿酸氧化酶紫外线法，肌酐用Scr苦味酸法，胆固醇用胆固醇氧化酶法，甘油三酯用GPO-POD紫外法，脂蛋白（a）用凝集比浊法，均用Backman CX-4分析仪。

Ccr用$\frac{尿_e}{血_e} \times$尿量$\times \frac{1.3}{体表面积}$来计算，尿cr用苦味酸法测定。

②氧化抗氧化系统指标：血清SOD、GSH-px、MDA含量的测定均根据南京建成生物工程研究所提供的测试盒，分别采用黄嘌呤氧化酶法（SOD）、TBA法（硫代巴比妥酸法）测定。

③肾血流动力学指标：血清AT-Ⅰ、AT-Ⅱ、NO、NOS、ET、CGRP、TXB$_2$、6-Keto-PGF$_{1a}$含量的测定均采用放射免疫法，由上海中医药大学曙光医院同位素室检测。试剂盒分别由北京北方生物技术研究所（AT-Ⅰ、AT-Ⅱ、ET）、北京福瑞生物工程公司（CGRP）、苏州大学血液研究所（TXB$_2$）、江苏省血液研究所（6-Keto-PGF1a）提供。硝酸还原酶法测定（NO、NOS）由南京建成生物工程研究所提供的测试盒。

5.疗效标准

临床症状积分见表43。

表43　临床症状积分

症状	评分标准	症状	评分标准
腰膝酸软	0分：症状无或消失 1分：腰膝酸痛隐隐，偶尔发作 2分：腰膝酸痛，持续不断 3分：腰膝酸痛明显，转侧不利	面色晦暗	0分：面色红润 1分：面色稍差 2分：面色暗 3分：面色晦暗明显
夜尿增多	0分：症状无或消失 1分：夜尿1次，尿量≥500mL 2分：夜尿2~3次，尿量≥700mL 3分：夜尿超过3次，尿量≥900mL	舌淡胖，边瘀点或瘀斑	0分：淡红舌 1分：舌淡暗 2分：舌淡胖，边有瘀点 3分：舌淡胖，边有瘀紫瘀斑
神疲乏力	0分：症状无或消失 1分：工作后疲乏无力 2分：安静时疲乏无力 3分：疲乏无力，喜卧	脉沉细	0分：无记 2分：有记
食欲减退	0分：症状无或消失 1分：饮食略减 2分：饮食减半 3分：食减2/3	畏寒肢冷	0分：无 1分：偶有 2分：加衣被可缓解 3分：加衣被不缓解
恶心呕吐	0分：症状无或消失 1分：每日恶心呕吐1~2次 2分：每日恶心呕吐3~4次 3分：每日恶心呕吐4次以上	浮肿	0分：症状无或消失 1分：Ⅰ度 2分：Ⅱ度 3分：Ⅲ度

　　根据全国中医肾病学术会议（1997）疗效标准。显效：Scr下降≥30%，自觉症状显著改善，主要症状消失。有效：Scr下降15%~30%，临床症状明显改善。改善：Scr下降未达15%，临床症状改善。无效：Scr及临床症状无改善或加重。

　　中医证候疗效评定标准：

　　证候疗效率=（治疗前总积分－治疗后总积分）/治疗前总积分×100%。

　　临床控制：治疗后证候疗效率≥90%。显效：治疗后证候疗效率≥70%，<90%。有效：治疗后证候疗效率≥30%，<70%。无效：治疗后证候疗效率<30%。

　　6.统计学方法

　　采用SPSS11.5软件处理数据，所有数据用均数标准差（$\bar{x} \pm s$）表示。治疗前后比较采用t检验，组间差异性比较采用方差分析，设P<0.05有统计学意义。

（二）结果

肾毒宁组和尿毒清组各有1例因进展至血液透析替代治疗阶段，终止试验；尿毒清组有两例治疗1个月时失访，遂退出本研究。随访两个月后，共有4例脱落病例，肾毒宁组1例，尿毒清组3例。

1.两组总疗效比较

结果见表44。

表44　两组总疗效比较例（％）

组别	例数	显效	有效	改善	无效	总有效
肾毒宁组	49	16（32.65）	14（28.57）	13（26.53）	6（12.24）	43（87.76）
尿毒清组	47	10（21.28）	13（27.66）	16（34.04）	8（17.02）	42（82.98）

结果表明，肾毒宁组显效16例，有效14例，改善13例，无效6例，显效率32.65%，总有效率87.76%。尿毒清组显效10例，有效13例，改善16例，无效8例，显效率21.28%，总有效率82.98%。两组疗效比较没有统计学差异（P＞0.05）。

2.两组不同时期疗效比较

结果见表45。

表45　两组不同时期疗效比较（例）

组别		CKD-2	CKD-3	CKD-4
	例 数	12	26	11
	显 效	5	9	2
	有 效	5	7	2
肾毒宁组	改 善	2	7	4
	无 效	0	3	3
	显效率（％）	41.67	34.62	18.18
	总有效率（％）	100.00	88.46	72.72
	例 数	13	24	10
	显 效	4	5	1
	有 效	5	6	2
尿毒清组	改 善	3	10	3
	无 效	1	3	4
	显效率（％）	30.77	20.83	10
	总有效率（％）	92.31	87.5	60

结果表明，两组CKD-2和CKD-3两期的疗效均显著，且肾毒宁组的总体疗效较尿毒清组高，但组间比较没有统计学差异（P＞0.05）。

3.临床症状疗效比较

根据治疗前后临床症状积分变化，判定肾毒宁冲剂和尿毒清冲剂对改善患者临床症状的疗效。见表46、表47。

表46　肾毒宁冲剂治疗前后患者的临床症状变化（例）

症状	治疗前例数	消失	治	疗	后	好转率（％）
			好转	不变	加重	
腰膝酸软	35	20	13	2	0	94.29
浮肿	25	15	6	4	0	84.00
畏寒肢冷	26	17	7	2	0	92.31
面色晦暗	23	9	10	4	0	82.61
恶心呕吐	27	18	8	1	0	96.30
神疲乏力	26	18	7	1	0	96.15
夜尿频多	25	10	12	3	0	88.00
食欲减退	32	14	15	3	0	90.66

表47　尿毒清冲剂治疗前后患者的临床症状变化（例）

症状	治疗前例数	消失	治	疗	后	好转率（％）
			好转	不变	加重	
腰膝酸软	34	18	13	3	0	91.18
浮肿	23	8	10	4	1	78.26
畏寒肢冷	28	10	13	5	0	82.14
面色晦暗	22	8	10	4	0	81.82
恶心呕吐	26	16	8	2	0	92.31
神疲乏力	24	15	8	1	0	95.83
夜尿频多	26	9	10	7	0	73.08
食欲减退	31	13	15	2	1	90.32

结果表明，肾毒宁冲剂和尿毒清冲剂对患者临床症状的改善均比较明显，对腰酸、乏力、恶心、呕吐、食欲减退等症状均有较显著的疗效，但在改善浮

肿、肢冷、夜尿频多等症状方面，肾毒宁冲剂优于尿毒清冲剂。

对两组部分病例进行长期疗效观察的结果显示，肾毒宁组10例，平均肌酐415.89 μmol/L；尿毒清组10例，平均肌酐408.87 μmol/L。随访观察两年，肾毒宁组有3例进入ESRD（Scr > 707 μmol/L），尿毒清组有5例进入ESRD（Scr > 707 μmol/L）。肾毒宁组长期（两年）发生ESRD的比例与尿毒清组相比无统计学意义（P > 0.05）。

4.实验室指标比较

（1）两组治疗前后肾功能、血常规指标及24小时尿蛋白定量变化比较：结果见表48、表49。

表48　两组治疗前后肾功能指标比较（$\bar{x} \pm s$）

组别	例数		Scr（μmol/L）	BUN（mmol/L）	Ccr（mL/min）
肾毒宁组	49	治疗前	299.50 ± 124.11	13.64 ± 5.04	30.65 ± 15.59
		治疗1个月后	251.50 ± 108.60*	11.68 ± 4.22*	34.79 ± 17.95
		治疗两个月后	225.97 ± 96.66▲	10.60 ± 3.60▲	37.02 ± 15.51*
尿毒清组	47	治疗前	281.15 ± 136.15	12.74 ± 6.05	30.85 ± 17.32
		治疗1个月后	251.15 ± 124.14	11.88 ± 5.37	32.24 ± 18.63
		治疗两个月后	230.62 ± 114.89*	10.46 ± 4.57*	36.83 ± 20.74

注：与治疗前相比，*P < 0.05，▲P < 0.01。

表49　两组治疗前后血常规及24小时尿蛋白定量比较（$\bar{x} \pm s$）

组别	例数		HB（g/L）	RBC（×10¹²/L）	24小时尿蛋白定量（mg/24h）
肾毒宁组	49	治疗前	106.26 ± 19.86	3.44 ± 0.63	1039.74 ± 670.18
		治疗1个月后	114.32 ± 18.36*	3.71 ± 0.59*	877.13 ± 601.59
		治疗两个月后	121.56 ± 18.83▲	3.97 ± 0.63▲	777.52 ± 521.20*
尿毒清组	47	治疗前	109.64 ± 20.32	3.56 ± 0.629	83.88 ± 675.66
		治疗1个月后	114.66 ± 18.35	3.70 ± 0.618	37.97 ± 590.24
		治疗两个月后	119.60 ± 19.16*	3.84 ± 0.63*	755.55 ± 582.72

注：与治疗前相比，*P < 0.05，▲P < 0.01。

近期疗效观察，肾毒宁冲剂可改善慢性肾衰患者的肾功能指标（BUN、Scr、Ccr）及血红蛋白、血红细胞，并能降低尿蛋白。其中Ccr、HB、RBC治疗1个月后较治疗前上升（P < 0.05），而BUN、Scr治疗1个月后较治疗前下降（P < 0.05）；

治疗两个月后以上指标改善尤为明显（P＜0.01）。尿毒清冲剂治疗1个月后以上指标改善不明显，无统计学意义；治疗两个月后能降低BUN、Scr（P＜0.05），升高HB、RBC（P＜0.05），但对升高Ccr和降低24小时尿蛋白的作用不明显，无统计学差异。

（2）两组治疗前后血脂变化比较：见表50。

表50　两组治疗前后血脂变化比较（$\bar{x} \pm s$）

组别	例数		TC(mmol/L)	TGH(mmol/L)	DL(mmol/L)	LDL(mmol/L)
肾毒宁组	49	治疗前	4.73 ± 1.28	1.79 ± 1.11	1.34 ± 0.47	2.84 ± 1.02
		治疗1个月后	4.47 ± 1.15	1.63 ± 0.93	1.26 ± 0.4	32.68 ± 0.91
		治疗两个月后	4.27 ± 0.94	1.50 ± 0.69	1.21 ± 0.4	2.48 ± 0.77*
尿毒清组	47	治疗前	4.76 ± 0.93	1.96 ± 1.42	1.15 ± 0.31	2.64 ± 0.60
		治疗1个月后	4.67 ± 0.77	1.75 ± 1.21	1.17 ± 0.25	2.58 ± 0.55
		治疗两个月后	4.40 ± 0.81*	1.50 ± 0.79*	1.20 ± 0.22	2.52 ± 0.54

注：与治疗前相比，*P＜0.05。

结果显示，肾毒宁冲剂可以改善慢性肾衰患者的血脂情况，并能明显降低TC、TG、LDL（P＜0.05）。尿毒清冲剂能显著降低TC、TG（P＜0.05），但对LDL的作用无统计学意义。

（3）两组治疗前后氧化抗氧化系统指标比较：见表51。

表51　两组治疗前后氧化抗氧化系统指标比较（$\bar{x} \pm s$）

组别	例数		SOD（U/mL）	GSH-px（酶活力单位）	MDA（nmol/mL）
肾毒宁组	30	治疗前	105.64 ± 20.34	462.00 ± 88.58	11.17 ± 3.64
		治疗两个月后	124.83 ± 20.22▲	563.57 ± 175.66▲	9.23 ± 2.18*
尿毒清组	14	治疗前	104.26 ± 16.66	475.98 ± 76.60	11.09 ± 2.34
		治疗两个月后	129.31 ± 17.43▲	549.76 ± 92.54*	9.46 ± 2.15

注：与治疗前相比，*P＜0.05，▲P＜0.01。

结果显示，肾毒宁冲剂可以显著升高SOD、GSH-px（P＜0.01），并降低MDA（P＜0.01）。尿毒清冲剂可显著升高SOD（P＜0.01），并升高GSH-px（P＜0.05），但对MDA的作用没有统计学意义。

（4）两组治疗前后肾血流动力学指标比较：见表52~表55。

表 52　两组治疗前后 AT- I、AT- II 比较（$\bar{x} \pm s$）

组别	例数		AT- I（ng/mL）	AT- II（pg/mL）
肾毒宁组	30	治疗前	2.71 ± 1.27	355.33 ± 180.37
		治疗两个月后	1.54 ± 0.63 ▲	99.74 ± 149.50 ▲
尿毒清组	14	治疗前	2.11 ± 0.69	359.74 ± 180.94
		治疗两个月后	1.62 ± 0.45 *	221.94 ± 112.14 *

注：与治疗前相比，*$P < 0.05$，▲$P < 0.01$。

表 53　两组治疗前后 ET、CGRP 比较（$\bar{x} \pm s$）

组别	例数		ET（pg/mL）	CGRP（pg/mL）
肾毒宁组	30	治疗前	116.24 ± 66.30	107.93 ± 43.55
		治疗两个月后	55.80 ± 43.33 ▲△	136.50 ± 50.44 *
尿毒清组	14	治疗前	139.19 ± 51.3	398.20 ± 39.33
		治疗两个月后	88.88 ± 34.59 ▲	120.79 ± 40.15

注：与治疗前相比：*$P < 0.05$，▲$P < 0.01$，与尿毒清组相比，△$P < 0.05$。

表 54　两组治疗前后 NO、NOS 比较（$\bar{x} \pm s$）

组别	例数		NO（μmol/L）	NOS（U/mL）
肾毒宁组	30	治疗前	143.74 ± 69.79	27.19 ± 9.63
		治疗两个月后	194.35 ± 79.57 *	32.68 ± 9.81 *△
尿毒清组	14	治疗前	144.56 ± 70.61	37.52 ± 8.89
		治疗两个月后	183.05 ± 88.89	41.80 ± 7.03

注：与治疗前相比，*$P < 0.05$；与尿毒清组相比，△$P < 0.05$。

表 55　两组治疗前后 TXB_2、6-Keto-$PGF_{1\alpha}$ 及其比值比较（$\bar{x} \pm s$）

组别	例数		TXB_2（pg/mL）	6-Keto-PGF_{1a}（pg/mL）	TXB_2/6-Keto-PGF_{1a}
肾毒宁组	30	治疗前	335.70 ± 135.92	20.04 ± 6.16	18.24 ± 9.69
		治疗两个月后	259.92 ± 112.00 *	24.81 ± 6.32 ▲	11.28 ± 6.79 ▲
尿毒清组	14	治疗前	331.31 ± 131.06	20.00 ± 6.96	18.23 ± 10.70
		治疗两个月后	246.70 ± 116.70	25.99 ± 7.28 *	9.75 ± 4.68 *

注：与治疗前相比，*$P < 0.05$，▲$P < 0.01$。

　　30 例患者经肾毒宁冲剂与 14 例患者经尿毒清冲剂分别治疗两个月后相比，血浆 AT- I、AT- II、ET、6-Keto-PGF_1、TXB_2/6-Keto-PGF_1 均有统计学差异，但以肾毒宁组为好（$P < 0.01$），尿毒清组 $P < 0.05$。肾毒宁冲剂在降低 ET 方面优于尿毒清冲剂，两组相比有统计学意义（$P < 0.05$）。肾毒宁组治疗后与治疗前相比，血 CGRP、NO、NOS 含量升高（$P < 0.05$），TXB_2 降低（P

＜0.05）；尿毒清组对NO、NOS的升高作用及对CGRP、TXB$_2$治疗前后的差异没有统计学意义。肾毒宁冲剂在升高NOS方面优于尿毒清冲剂，组间相比有统计学意义（P＜0.05）。

二、动物实验

（一）实验材料与研究方法

1.实验材料

（1）药物制备：肾毒宁冲剂制备同临床部分。尿毒清冲剂系广州康臣药业有限公司生产，产品批号970902。制黄精用水煎并浓缩，使每2mL黄精液含生药2g。沉香粉用水煎2~3分钟，取其水煎液，使每2mL沉香液含生药0.2g。

（2）实验动物：雄性SD大鼠60只，6~8周龄，体重（200±20）g（委托购买来自有资质的上海必凯实验动物中心）。在上海中医药大学附属曙光医院动物实验中心饲养。

2.研究方法

（1）CRF模型制作与分组：大鼠适应1周后，其中50只采用Platt法5/6肾切除制作大鼠慢性肾衰模型，分两期完成，先背部切口切除左肾2/3，缝合1周后切除整个右肾。假手术组5只同期手术，仅背部切口分两次剥离左右肾包膜，保留肾上腺。正常组5只（不进行手术）。第二次手术两周后行大鼠断尾采血，进行血肌酐（Scr）、尿素氮（BUN）检测，剔除手术死亡的大鼠两只，根据大鼠血清Scr值随机分为5组，即病理组（10只）、尿毒清组（10只）、肾毒宁组（10只）、沉香组（9只）、制黄精组（9只），使各组之间的血Scr值无显著差异（P＞0.05）。造模结束后、开始灌胃之前各组Scr、BUN值比较见表56。

表56　模结束后、开始灌胃之前各组Scr、BUN值比较

分组	N	Scr（μmol/L）	BUN（mmol/L）
正常组	5	25.00±1.73	7.20±0.68
假手术组	5	28.70±2.14	8.15±0.84
病理组	10	71.60±11.51	18.71±3.45
尿毒清组	10	73.40±13.08▲	18.49±3.99▲
肾毒宁组	10	76.70±20.53▲	17.18±2.05▲
沉香组	9	74.00±11.48▲	17.96±2.34▲
制黄精组	9	74.10±11.57▲	18.95±2.65▲

注：▲与正常组比较，P＜0.01。

（2）各组给药：各组大鼠分笼普通饲料喂养，自由饮水。各用药组根据人鼠剂量1：20换算予以给药。肾毒宁组予以肾毒宁冲剂配成溶液（含生药2g/mL）2mL/d灌胃。尿毒清组予以尿毒清冲剂配成溶液（含药0.5g/mL）2mL/d灌胃。制黄精组予以制黄精水煎剂（含生药1g/mL）2mL/d灌胃。沉香组予以沉香粉水煎剂（含生药0.1g/mL）2mL/d灌胃。病理组、假手术组和正常组同时开始每天蒸馏水2mL灌胃1次，灌胃8周后结束。

3.观测指标及检测方法

大鼠灌胃8周后，腹主动脉无菌采血5~8mL，分离血清备测。肾脏固定。

实验大鼠肾组织匀浆制备：切除残余肾后，以生理盐水漂洗，剪碎，置于玻璃匀浆器，加入2mL生理盐水，研磨制成匀浆，匀浆置于低温冰箱中冷冻保存。取出肾脏，切取部分固定于10%福尔马林液中，石蜡包埋，切片，HE和PAS染色，光镜观察。

（1）常规及生化等指标：HB、RBC、血BUN、Scr、血脂（胆固醇、甘油三酯、脂蛋白）测定方法同临床部分。24小时尿蛋白定量用考马斯亮蓝法测定，测定试剂盒由南京建成生物工程研究所提供。

（2）氧化抗氧化系统指标：大鼠血清SOD、GSH-px、MDA、NO、NOS含量的测定根据南京聚力生物医学工程研究所提供的测定试剂盒使用方法测定。测定方法同临床部分。大鼠肾组织匀浆测SOD、GSH-px、MDA的含量，其测定方法同大鼠血清的测定。

（3）肾血流动力学指标：大鼠血AT-Ⅰ、AT-Ⅱ、ET、CGRP、TXB$_2$、6-Keto-PGF$_{1a}$采用同位素放射免疫法测定，由上海中医药大学附属曙光医院同位素室检测，试剂盒由解放军总医院东亚免疫技术研究所提供，仪器为FJ-2003PSR放射免疫计数仪。

（4）肾纤维化指标：大鼠肾组织纤维连接蛋白（FN）、层黏连蛋白（LN）、胶原Ⅲ、转化生长因子-β$_1$（TGF-β$_1$）采用免疫组化的方法观察其在各组大鼠肾组织中的表达；免疫组化半定量分析各指标在肾组织的含量，用图像分析系统医学图像分析软件IMAGE-PROPIUS4.1.0.0计算，由上海申腾信息技术有限公司提供。

4.统计学方法

采用SPSS11.5统计软件进行数据处理，所有数据用均数标准差（$\bar{x} \pm s$）表示，组间比较用t检验。

（二）结果

实验过程中有些实验大鼠中期死亡，死亡率分别为病理组4/10，尿毒清组2/10，肾毒宁组3/10，制黄精组2/9，沉香组1/9。余下各组实验大鼠的结果如下。

1.各组实验大鼠Scr、BUN及24小时尿蛋白定量的比较

结果见表57。因假手术组（5只）与正常组（5只）我们观察的各项指标均十分接近，因此统计时将这两组归为一组。

表57　各组实验大鼠Scr、BUN及24小时尿蛋白定量比较

组别	N	BUN（mmol/L）	Scr（μmol/L）	24小时尿蛋白定量（mg/24h）
正常及假手术组	10	7.04 ± 0.55	29.14 ± 1.07	74.52 ± 22.16
病理组	6	19.88 ± 6.34	81.00 ± 33.12	177.82 ± 98.40
尿毒清组	8	16.49 ± 4.36	63.78 ± 18.16 *	135.23 ± 44.47
肾毒宁组	7	13.37 ± 1.84▲	51.83 ± 6.40▲	148.65 ± 35.47
沉香组	8	17.09 ± 3.69	63.11 ± 11.55 *	135.65 ± 32.88
制黄精组	7	14.90 ± 2.85 *	60.67 ± 9.49 *	156.53 ± 51.17

注：*与病理组比较$P < 0.05$，▲与病理组比较$P < 0.01$。

结果表明，肾毒宁冲剂能显著降低CRF大鼠血肌酐、尿素氮的水平（$P < 0.01$），单味制黄精也能降低CRF大鼠血肌酐、尿素氮的水平（$P < 0.05$），尿毒清冲剂和单味沉香亦能降低CRF大鼠血肌酐的水平（$P < 0.05$），肾毒宁组较尿毒清组、沉香组、制黄精组效果明显，但组间比较$P > 0.05$，没有统计学差异。

2.各组实验大鼠血常规比较

结果见表58。

表58　各组实验大鼠血常规比较

组别	N	WBC（×10⁹/L）	RBC（×10¹²/L）	HB（g/L）
正常及假手术组	10	6.38 ± 1.40	5.95 ± 0.46	122.50 ± 8.24
病理组	6	11.17 ± 7.08	5.40 ± 0.24	111.50 ± 6.92
尿毒清组	8	7.08 ± 3.06*	6.41 ± 0.52▲	124.13 ± 7.90▲
肾毒宁组	7	6.89 ± 2.42*	6.41 ± 0.45▲	123.57 ± 8.16▲
沉香组	8	6.95 ± 1.68*	6.30 ± 0.41▲	124.25 ± 7.52▲
制黄精组	7	7.14 ± 1.56*	6.76 ± 0.48▲	132.29 ± 8.77▲

注：*与病理组比较$P < 0.05$，▲与病理组比较$P < 0.01$。

结果表明，肾毒宁冲剂、尿毒清冲剂、沉香和制黄精均能改善CRF大鼠的贫血情况，降低血白细胞（ P < 0.05 ），升高血红蛋白和红细胞（ P < 0.01 ）。

3.各组实验大鼠血脂指标比较

结果见表59。

表59 各组实验大鼠血脂指标比较

组别	N	TC (mmol/L)	TG (mmol/L)	LP (a) (g/L)
正常及假手术组	10	1.18 ± 0.22	0.97 ± 0.37	0.17 ± 0.01
病理组	6	2.15 ± 0.42	1.00 ± 0.31	0.22 ± 0.04
尿毒清组	8	1.37 ± 0.31▲	0.45 ± 0.16▲	0.19 ± 0.01
肾毒宁组	7	1.91 ± 0.30	1.08 ± 0.31	0.22 ± 0.04
沉香组	8	1.88 ± 0.38	1.04 ± 0.24	0.21 ± 0.04
制黄精组	7	1.86 ± 0.25	0.94 ± 0.21	0.17 ± 0.01*

注：与病理组比较，*P < 0.05，▲P < 0.01。

结果表明，肾毒宁冲剂在改善CRF大鼠血脂指标TC、TG方面与病理组比较没有显著性差异，尿毒清冲剂在改善TC、TG方面与病理组比较有显著性差异（ P < 0.01 ），而制黄精在改善脂蛋白a方面与病理组相比有明显差异性（ P < 0.05 ）。

4.各组实验大鼠氧化抗氧化系统指标比较

结果见表60、表61。

表60 各组实验大鼠血清SOD、GSH、MDA比较

组别	N	SOD (U/mL)	GSH–px(μ mmol/L)	MDA (nmol/L)
正常及假手术组	10	128.53 ± 46.54	1.18 ± 0.33	7.77 ± 2.04
病理组	6	86.75 ± 21.15	0.69 ± 0.34	15.57 ± 3.84
尿毒清组	8	111.54 ± 37.64	0.79 ± 0.28	10.10 ± 2.60▲
肾毒宁组	7	113.33 ± 17.15*	0.78 ± 0.57	9.86 ± 2.16▲
沉香组	8	133.42 ± 81.90	0.74 ± 0.32	12.29 ± 3.97
制黄精组	7	107.08 ± 63.07	0.81 ± 0.25	11.90 ± 3.80

注：与病理组比较，*P < 0.05，▲P < 0.01。

表61 各组实验大鼠肾组织SOD、GSH-px、MDA比较

组别	N	SOD（U/mL）	GSH-px（μmmol/L）	MDA（nmol/L）
正常及假手术组	10	66.99 ± 14.41	0.94 ± 0.26	6.59 ± 1.87
病理组	6	52.30 ± 7.74	0.44 ± 0.23	12.88 ± 2.68
尿毒清组	8	60.88 ± 11.96	0.90 ± 0.56	8.94 ± 2.39▲
肾毒宁组	7	63.49 ± 5.93*	0.69 ± 0.40	8.02 ± 1.86▲
沉香组	8	64.86 ± 18.85	0.48 ± 0.23	10.75 ± 2.61
制黄精组	7	58.97 ± 17.23	0.53 ± 0.22	11.90 ± 5.10

注：与病理组比较，*$P < 0.05$，▲$P < 0.01$

结果表明，肾毒宁冲剂、尿毒清冲剂均能显著降低CRF大鼠血清及肾组织的MDA，与病理组相比有显著性差异（$P < 0.01$）。肾毒宁冲剂能显著升高CRF大鼠血清及肾组织的SOD（$P < 0.05$），而尿毒清冲剂升高CRF大鼠血清及肾组织的SOD作用没有统计学差异。

5.各组实验大鼠肾血流动力学指标比较

结果见表62、表63。

表62 各组实验大鼠血清AT I、AT II、TXB$_2$、6-Keto-PGF$_{1a}$比较

组别	N	AT I（ng/mL）	AT II（pg/mL）	TXB$_2$（pg/mL）	6-Keto-PGF$_{1a}$（pg/mL）
正常及假手术组	10	4.71 ± 2.18	67.82 ± 43.62	49.00 ± 31.91	14.34 ± 2.64
病理组	6	7.80 ± 0.65	654.09 ± 232.14	137.16 ± 220.06	3.87 ± 0.90
尿毒清组	8	5.30 ± 2.11▲	191.49 ± 137.20▲	56.79 ± 26.77	12.12 ± 5.26*
肾毒宁组	7	6.72 ± 0.91	145.17 ± 132.51▲	53.33 ± 31.53	13.88 ± 12.10*
沉香组	8	5.84 ± 1.85*	137.09 ± 114.61▲	77.03 ± 81.91	12.50 ± 5.28
制黄精组	7	6.58 ± 1.40	252.28 ± 155.75▲	98.02 ± 107.86	9.59 ± 6.36*

注：*与病理组比较$P < 0.05$，▲与病理组比较$P < 0.01$

表63 各组实验大鼠血清NO、NOS、ET、CGRP比较

组别	N	NO(μmol/L)	NOS（U/L）	CGRP（pg/mL）	ET（pg/mL）
正常及假手术组	10	74.23 ± 24.96	7.52 ± 1.78	14.08 ± 4.17	10.65 ± 5.30▲
病理组	6	51.21 ± 22.81	2.93 ± 1.36	10.38 ± 0.96	112.00 ± 8.67
尿毒清组	8	84.82 ± 36.79	6.56 ± 1.62▲	13.49 ± 5.19	15.39 ± 6.19▲

组别	N	NO(μmol/L)	NOS (U/L)	CGRP (pg/mL)	ET (pg/mL)
肾毒宁组	7	71.26 ± 31.64	5.72 ± 2.25▲	13.83 ± 3.63	12.38 ± 4.02▲
沉香组	8	71.60 ± 32.63	6.38 ± 1.16▲	12.82 ± 2.83	30.17 ± 21.44▲
制黄精组	7	77.30 ± 42.93	2.87 ± 1.68	12.38 ± 2.38	23.26 ± 2.48▲

注：▲与病理组比较P＜0.01

结果表明，与病理组相比，肾毒宁冲剂、尿毒清冲剂、沉香、制黄精均能显著降低CRF大鼠血清AT-Ⅱ、ET（P＜0.01），对CGRP作用方面四组均无统计学意义。尿毒清冲剂和沉香分别能不同程度降低CRF大鼠血清AT-Ⅰ，二者均有统计学差异。肾毒宁冲剂、尿毒清冲剂、沉香均能显著升高CRF大鼠血清NOS，与病理组比较，有显著性差异（P＜0.01），而在升高一氧化氮方面各组与病理组比较无统计学差异（P＞0.05）。肾毒宁冲剂、尿毒清冲剂和制黄精均能升高CRF大鼠血清6-Keto-PGF$_{1a}$（P＜0.05），而对TXB$_2$的作用与病理组比较，各治疗组均无统计学意义。

6.各组实验大鼠肾组织内纤维化指标及细胞因子比较

见表64、表65。

表64　各组实验大鼠肾组织内FN、LN、胶原Ⅲ比较

组别	N	FN	LN	胶原Ⅲ
正常组	3	22042.67 ± 575.24	21050.33 ± 368.46	22168.67 ± 854.74
病理组	6	39503.33 ± 4354.37	38631.83 ± 6005.16	41574.83 ± 1993.88
尿毒清组	6	30714.33 ± 4937.98▲	27670.33 ± 2471.91▲	27252.00 ± 4462.18▲
肾毒宁组	6	20767.83 ± 1671.90▲△	21849.17 ± 1750.62▲*	20579.17 ± 1663.44▲△
沉香组	6	26836.50 ± 1887.18	26842.50 ± 2236.78	28208.33 ± 1471.12
制黄精组	6	35215.67 ± 1876.59	35909.00 ± 35909.00	34778.67 ± 3378.49

注：▲与病理组比较P＜0.01，△与尿毒清组比较P＜0.01，*与尿毒清组比较P＜0.05。

表65　各组实验大鼠肾组织内TGF-β比较

组别	N	TGF-β
正常组	3	23188.67 ± 2449.57
病理组	6	40381.50 ± 3098.59
尿毒清组	6	22440.67 ± 2400.00▲
肾毒宁组	6	20323.50 ± 2279.42▲
沉香组	6	29013.00 ± 1573.85
制黄精组	6	33635.33 ± 4085.46

注：▲与病理组比较P＜0.01。

结果表明，病理组 TGF-β、Ⅲ型胶原、FN、LN 均明显高于正常组（P<0.01），提示 TGF-β、Ⅲ型胶原、FN、LN 均能加重大鼠的肾衰进展；尿毒清组和肾毒宁组 TGF-β、Ⅲ型胶原、FN、LN 均明显低于病理组（P<0.01），提示上述两药均可通过减少 TGF-β、Ⅲ型胶原、FN、LN 从而延缓大鼠的肾衰进展；在降低Ⅲ型胶原、FN、LN 效果方面，肾毒宁组明显优于尿毒清组（P<0.01）；肾毒宁组与正常组之间比较无统计学意义（P>0.05）；单味沉香和制黄精在降低 TGF-β、Ⅲ型胶原、FN、LN 方面与病理组比较无统计学意义（P>0.05）。

7.大鼠肾组织免疫组化光镜变化

各实验大鼠处死后，腹主动脉无菌采血，切取部分肾组织固定于 10% 福尔马林液中，石蜡包埋，切片，HE 和 PAS 染色，光镜观察。

（1）免疫组化染色：①载玻片防脱片处理。②载玻片常规脱蜡至水。③灭活内源性酶。蒸馏水洗 2 分钟 ×3 次。④热修复抗原，冷却后 PBS 冲洗。⑤抗原修复液 1（ARS1），然后滴加 5% BSA 封闭液，室温 20 分钟。甩去多余的液体，不洗。⑥滴加适当稀释的一抗，4℃过夜。PBS 洗 2 分钟 ×3 次。⑦滴加生物素化山羊抗小鼠，20~37℃ 20 分钟。PBS 洗 2 分钟 ×3 次。⑧滴加试剂 SABC，20~37℃ 20 分钟。PBS 洗 5 分钟 ×4 次。⑨DBA 显色。⑩苏木素轻度复染。脱水，透明，封片。显微镜下观察（正置荧光显微镜 OLYMPUS/BX-51，倒置显微镜 OLYMPUS/IX-70）。

（2）免疫组化光镜结果显示，光镜下观察，大部分细胞胞浆着紫褐色颗粒沉积者为强阳性表达；小部分细胞胞浆着色，着色程度减弱呈淡棕黄色（或粉红色）为弱阳性表达；着色程度与着色面积介于两者之间为阳性表达；散在极少量的细胞着色且颜色浅淡为阴性表达。图片整体色度面积区分阴性、弱阳性、阳性和强阳性（以下各指标相同）。

（3）采用免疫组化的方法观察纤维连接蛋白（FN）在各组大鼠肾组织内的表达：①正常组均为淡黄色细胞，为 FN 表达阴性。②病理组以深褐色细胞面积为主，为 FN 表达强阳性。③肾毒宁组可见 3 个肾小球，其中一小部分细胞胞浆着色，着色程度减弱呈淡棕黄色为 FN 表达弱阳性。④尿毒清组部分细胞胞浆着棕褐色颗粒沉积，部分细胞胞浆着色，着色程度减弱呈淡棕黄色为阳性表达。⑤沉香组深褐色细胞与淡黄色细胞相间，为 FN 表达阳性。⑥制黄精组小部分细

胞胞浆着色,着色程度减弱呈淡棕黄色为FN表达弱阳性;

（4）采用免疫组化的方法观察层黏连蛋白（LN）在各组大鼠肾组织内的表达:①正常组小部分细胞胞浆着色,着色程度减弱为阴性表达。②病理组大部分细胞胞浆着深褐色颗粒沉积,着色程度较重为强阳性表达。③肾毒宁组深褐色细胞较少,以淡黄色细胞和粉红着色为主,为LN表达弱阳性。④尿毒清组深褐色细胞与黄色细胞和淡黄着色相间,为LN表达阳性。⑤沉香组和制黄精组深褐色细胞与黄色细胞和淡黄着色相间,为LN表达阳性。

（5）采用免疫组化的方法观察Ⅲ型胶原（Ⅲ）在各组大鼠肾组织内的表达:①正常组俱为淡黄色细胞,为胶原Ⅲ表达阴性。②病理组深褐色细胞面积为主,为胶原Ⅲ表达强阳性。③肾毒宁组和尿毒清组小部分细胞胞浆着色,着色程度减弱,呈淡棕黄色,为胶原Ⅲ表达弱阳性。④沉香组和制黄精组部分细胞胞浆着棕褐色颗粒沉积,部分细胞胞浆着色,着色程度减弱,呈淡棕黄色,为胶原Ⅲ阳性表达。

（6）采用免疫组化的方法观察转化生长因子（TGF-β）在各组大鼠肾组织内的表达:①正常组小部分细胞胞浆着色,着色程度减弱,呈淡棕黄色,为TGF-β表达弱阳性。②病理组深褐色细胞面积为主,为TGF-β表达强阳性。③肾毒宁组和尿毒清组小部分细胞胞浆着色,着色程度减弱,呈淡棕黄色,为TGF-β表达弱阳性。④沉香组和制黄精组部分细胞胞浆着棕褐色颗粒沉积,部分细胞胞浆着色,着色程度减弱,呈淡棕黄色,为TGF-β阳性表达。

（7）采用PAS染色法观察各组大鼠肾组织结构的变化:①正常组见到1个肾小球,球囊存在,囊壁未增厚,系膜区细胞浸润少,小管管腔及管壁未见异常。②病理组球囊粘连,系膜区细胞及肾小球细胞浸润明显,肾小管管腔扩张,管壁萎缩。③肾毒宁组球囊存在,囊壁未增厚,系膜区细胞浸润少,小管管腔及管壁未见异常,肾小管上皮细胞颗粒和空泡变性。④尿毒清组球囊部分粘连,囊腔稍有扩张,小球分叶,肾小管上皮细胞颗粒和空泡变性。⑤沉香组和制黄精组系膜区细胞浸润,肾小管上皮细胞颗粒和空泡变性。

8.电镜观察各组大鼠肾组织结构形态变化

（1）正常组:基底膜无增厚,上皮细胞足突排列整齐,无融合。

（2）病理组:上皮细胞足突融合,基底膜增厚明显。

（3）肾毒宁组:足突无明显融合,基底膜基本正常,内皮层窗孔局部消失。

（4）尿毒清组：足突局部融合，基底膜增厚。

（5）沉香组：足突局部有融合，基底膜基本正常。

（6）制黄精组：足突局部有融合，基底膜基本正常，局部内皮层窗孔消失。

三、讨论

目前公认慢性肾衰的主要病机是肾病日久肾虚，阳气疲惫，不能行血，气滞血瘀，络脉阻塞，最后肾络瘀阻，肾病益甚。根据此病机特点，傅晓骏研制了温阳活血通络的"肾毒宁冲剂"。方中黄精性平，益肾补精；沉香性温，味辛，降气止呕，温肾纳气；淫羊藿性温，可温肾助阳，填补真气；丹参微寒，益气补血，活血抗凝，能减轻相对间质容积的增加，减少Ⅰ型胶原沉积，延缓肾间质纤维化的发生；黄芪性温，有益气、温阳、补虚、消肿功效，能抑制TGF-β_1的表达，使TGF-β_1诱导的内源性Smad-7产生减少，从而发挥抗纤维化作用；大黄性寒，有清热泄浊、活血通便作用；桃仁性平，活血祛瘀。诸药合之，扶正祛邪，活血化瘀，攻补兼施，扶正而不留邪，攻邪而不伤正。

现代药理研究证实，黄精有抗脂质过氧化及降脂作用，有学者对黄精进行体外实验证实，它可直接抑制系膜细胞与成纤维，抑制ECM的合成。黄芪有扩血管、降血压、抗血小板凝集、增加肾血流量、改善内脏微循环和消除过氧化脂质的作用。其中总黄酮是促进免疫功能的一种有效成分，具有增强细胞免疫和体液免疫的作用，还能明显提高D-半乳糖所致的衰老模型大鼠肝脏的总超氧化歧化酶的活性，减少肝脏过氧化脂质形成，清除氧自由基，保护细胞免遭自由基损害。丹参能改善组织内微循环，增强网状内皮系统的吞噬作用，促进免疫复合物在体内的降解和清除，减轻免疫损伤，抑制脂质过氧化物，减少氧自由基对细胞的损伤，能增加胶原酶的产生，增强胶原酶活性，促进胶原降解。桃仁能提高肾脏血流量，改善微循环，提高组织胶原酶活性，促进肾内胶原分解、代谢，减少肾内胶原含量，改善肾纤维化。大黄能减轻残余肾单位氧耗及高代谢，抑制系膜细胞及肾小管上皮细胞增生，改善脂质代谢紊乱，从而减轻肾小球硬化和肾间质纤维化，从组织形态通过激活CTGF和生理功能方面延缓慢肾衰竭进展。

1.肾毒宁冲剂对慢性肾衰竭大鼠肾组织TGF-β_1和CTGF的影响

肾脏纤维化是各种原因肾脏疾病进展到慢性肾衰竭的共同途径和主要病理

基础，包括肾小球硬化、肾小管萎缩和毁损、细胞外基质（ECM）异常增多和过度沉积的病理过程。TGF-β_1是参与肾纤维化发病机制的关键性细胞因子之一，其在纤维化的发生中具有双重作用，正常表达时能抑制炎症和细胞增生，调节细胞的生长、分化和免疫功能而起正面作用；而过度表达则起着致纤维化的负面作用，主要表现在以下几个方面：①刺激成纤维细胞、肾小球细胞等增加ECM成分合成，如Ⅰ、Ⅲ、Ⅳ型胶原和非胶原糖蛋白。②通过抑制多种ECM降解酶（如基质金属蛋白酶，纤溶酶原激活物）的活性，刺激金属蛋白酶组织抑制物（TIMPs）和纤溶酶原激活物抑制物（PIA-I）的活性增加，从而抑制ECM的降解。③刺激小管上皮细胞转分化为肌成成纤维细胞（MFB）。④增加ECM受体如整合素的表达，从而增加ECM与细胞的相互作用。⑤促进系膜细胞表达α-SMA。

TGF-β_1是CTGF最强的诱导因素，可诱导内源性CTGF表达并从胞浆中分泌出来，通过下游分子调节FN、Ⅰ型胶原的表达，介导TGF-β_1对细胞的作用。也有研究者认为，CTGF由TGF-β_1诱导产生后，通过自分泌的方式，作用于小管上皮细胞，从而介导TGF-β_1的致纤维化作用。CTGF的过度表达能促使Ⅰ型和Ⅲ型胶原、FN等ECM的合成增多，其可能通过PAI表达，抑制肾间质纤维化ECM的降解，而这种调节可能在肾小管间质纤维化病程后期更有病理意义。由此可见，TGF-β_1与CTGF在慢性肾衰竭发展致肾纤维化过程中具有重要的生物学意义。

本研究结果表明，肾毒宁冲剂能够明显降低慢性肾衰竭大鼠血Scr、BUN水平，抑制残余肾组织内TGF-β_1与CTGF的表达，升高HB、RBC，改善慢性肾衰竭大鼠的贫血状况。肾毒宁冲剂在抑制肾组织内CTGF表达方面要优于尿毒清冲剂。由此提示，肾毒宁冲剂延缓慢性肾衰竭进展、改善肾纤维化的作用机制可能是：①抑制TGF-β_1的表达，从而抑制TGF-β_1诱导的下游因子CTGF的合成与分泌，减少对小管上皮细胞的刺激，降低上皮细胞转分化为肌成成纤维细胞（MFB）发生。②抑制CTGF的过度表达，从而减少Ⅰ型和Ⅲ型胶原、FN等ECM的合成。③肾毒宁冲剂能明显降低慢性肾衰竭大鼠血AngⅡ水平，而AngⅡ是通过激活CTGF实现促肾纤维化的，所以AngⅡ水平的下降，可以使AngⅡ通过激活CTGF实现的促肾纤维化作用得到抑制。④肾毒宁冲剂能显著降低慢性肾衰竭大鼠血内皮素（ET）水平，使ET促进肾小球硬化及慢性肾衰竭进展的因素明显降低。另外，肾毒宁冲剂还能直接降低Scr、BUN，增加肾毒素排泄，改善肾脏的血流动力学变化，从而起到延缓慢性肾衰竭进展、改善肾纤维化的作用。

2.肾毒宁冲剂对慢性肾衰竭大鼠肾组织细胞外基质（ECM）的影响

细胞外基质（ECM）的过度积聚是导致肾纤维化的最主要因素之一。ECM主要由LN、FN、Col Ⅲ等成分组成。LN是近年发现的一种重要结构的糖蛋白，主要分布于GBM的透明层中，与Ⅳ型胶原共同维持GBM的网状结构。慢性肾衰时，随着肾小球纤维化的进展，LN的血清含量异常增高。人体内FN有两种形式，可溶性和不可溶性。在慢性肾衰过程中，组织型FN在组织中大量积聚。Col Ⅲ是一种间质胶原，主要分布于肾小球与肾小囊壁粘连处及间质中。随着病情进展，间质胶原（如Ⅰ型、Ⅲ型胶原等）在间质中积聚增多，间质纤维化逐渐加重，而且在肾小球病变后期，肾小囊壁损伤、断裂后，间质中的炎症细胞、间质胶原进入球囊腔内，导致纤维化新月体形成和（或）肾小球硬化。由于LN、FN、Col Ⅲ在肾组织内的过多积聚，导致肾小球硬化和间质纤维化，进而表现为肾功能的恶化。因此，减少ECM产生或增加ECM的降解可延缓肾脏纤维化。

实验研究发现，病理组大鼠肾组织内FN、LN、Col Ⅲ表达的含量显著高于正常组，治疗后肾毒宁组FN、LN、Col Ⅲ的含量均明显低于病理组（P<0.01），与尿毒清组相比（P<0.01），效果明显优于尿毒清组。通过肾毒宁冲剂对慢性肾衰竭大鼠肾组织内FN、LN、Col Ⅲ含量和对肾组织结构影响的观察表明，肾毒宁冲剂可以通过减少组织内FN、LN、Col Ⅲ等ECM成分的积聚来实现延缓肾纤维化的作用，且在减少组织内FN、LN、Col Ⅲ方面明显优于尿毒清组（P<0.01）。

3.肾毒宁冲剂对慢性肾衰竭大鼠血管紧张素的影响

慢性肾衰竭存在肾脏局部血流动力学改变，持续肾小球高灌注、高滤过和高跨膜压常常是促进肾小球硬化和促使慢性肾衰竭恶化的关键。目前对影响肾脏血流动力学的血管活性物质研究较为广泛而作用突出的有肾素-血管紧张素系统（RAS）、内皮素-降钙素基因相关肽系统（ET-CGRP）、一氧化氮-一氧化氮合成酶系统（NO-NOS）、血栓素A_2-前列环素系统（TXA_2-PGI_2）等。AT-Ⅰ、AT-Ⅱ是RAS的重要组成部分。RAS的激活与慢性肾脏疾病的进行性恶化有关。AT-Ⅱ不仅是一种血管活性物质，更是一种促肾生长因子，它除了可直接促进肾小球系膜细胞增生和肥大外，还能刺激其他血管活性物质和细胞因子产生，如ET-1、转化生长因子（TGF-β₁）、碱性成纤维细胞生长因子（bFGF）等，致使细胞外基质进行性积聚，促进炎症细胞在肾小球和肾小管间质浸润。CGRP和ET是两种对血管舒缩功能调控作用完全相反的神经多肽。一旦CGRP与ET平衡失调，则会导致脏器血管舒缩障碍而影响生理功能。一氧化氮是一种扩血管物质，具有利尿、利钠、调节肾脏血流动力学、参与维持正常肾血流量和肾小球滤过率、抑制系膜细胞生长和肾小球内血栓形成的作用。TXA_2有强烈的血管收缩和血小板凝集作用，可致肾脏血流量减少。$PGIA_2$具有扩张血管的作用，可以显著拮抗AT-Ⅱ和抗利尿激素（ADH）所致的系膜细胞收缩，介导人多巴胺和狗表皮生长因子（EGF）的血管扩张效应，可以引起系膜细胞cAMP水平的显著增加，并抑制血清及细胞因子（IL-1β）刺激所致的系膜细胞增殖，具有降低Ⅳ型胶原、纤连蛋白及层黏连蛋白A链和B₁链基因表达、抑制细胞外基质合成的作用。TXB_2和6-Keto-$PGF_{1\alpha}$分别是TXA_2和PGI_2的稳定代谢产物，测定血浆中TXB_2和6-Keto-$PGF_{1\alpha}$可准确反映血浆中TXA_2和PGI_2的含量。

实验研究表明，肾毒宁可以抑制AT-Ⅰ、AT-Ⅱ、ET、TXB_2的释放，促进NO、NOS、CGRP、6-Keto-$PGF_{1\alpha}$的合成而改善肾脏的血流动力学变化，同时直接降低Scr、BUN，排除肾毒素，起到改善肾功能、延缓慢性肾衰竭的作用。

4.肾毒宁冲剂对慢性肾衰竭患者自由基损伤的影响

氧自由基是肾小球损伤的重要介质。近年来，随着自由基学说的发展，发现活性氧簇（ROS）对慢性肾衰竭的发展起着重要的作用。慢性肾衰竭患者存在氧自由基异常增多的情况，从而导致肾组织进一步损伤和肾功能恶化。导致慢性肾衰竭各种原发病的发病机制中几乎均有氧自由基的参与，发展至慢性肾衰竭后，氧自由基对进行性肾功能恶化的作用则更为突出。

氧自由基的毒性作用主要有脂质过氧化，蛋白质、糖变性，核酸氧化，可导致膜的通透性增加，蛋白质的生物活性受损，细胞受到广泛损伤，功能减退或丧失，并失去修复能力。氧自由基可使血管通透性增加，增强炎细胞的黏附力，刺激血管平滑肌增殖，并使内皮细胞水肿、扩张、脱落，促使微血栓形成，这些病理变化是导致肾小动脉硬化的基础。氧自由基可降解透明质酸，使肾小球基底膜受酶攻击的敏感性增加，并介导系膜细胞溶解，继发系膜增殖、系膜基质合成增多及结状损害，这是进行性肾损害的一个重要环节。氧自由基作用于脂类，可形成具有趋化性及细胞毒性物质，使肾小球内炎症状态持续存在，导致终末期肾小球硬化。氧自由基并可刺激间质细胞增生分泌细胞外基质，形成间质纤维化。氧自由基可使细胞膜脂质过氧化，与细胞内某些共价键结合，使细胞损伤，线粒体氧化磷酸化障碍，溶酶体破裂等，最终造成细胞死亡，导致肾小球滤过率降低，肾小管重吸收及分泌功能障碍。同时，脂质过氧化物使成纤维细胞对胶原基因的表达增加，促进胶原在系膜区沉积，加重肾间质纤维化，使肾组织形态和结构改变，肾功能进行性损害。肾组织氧自由基的产生，已成为慢性肾衰竭进展的重要因素之一。SOD 和 GSH-px 是体内清除自由基的重要酶类，SOD 在肾脏中含量丰富，可将超氧阴离子 SOA 歧化为 H_2O_2，阻断脂质过氧化链式反应，以保护肾组织免受损伤；GSH-px 可催化还原溶液中所有过氧化物；而 MDA 作为脂质过氧化的代谢产物，可反映氧自由基的代谢状况和组织损伤的程度。

肾毒宁冲剂能够改善慢性肾衰竭大鼠的贫血状况，降低24小时尿蛋白定量，同时能降低 Scr、BUN，通过降低肾脏的毒性物质而阻止部分氧自由基的产生，与病理组比较可以显著升高 SOD（P<0.05），增加机体中 SOD 的活性，从而提高机体清除氧自由基的能力。同时肾毒宁冲剂能显著降低 MDA，升高 SOD、GSH-px，提高机体的抗氧化能力，减轻氧自由基对肾小球的损伤，从而起到改善肾功能、延缓慢性肾衰竭进一步发展的作用。

5.中药制黄精对慢性肾衰大鼠血流动力学的影响

中医学认为，黄精性平，味甘，入脾、肾、肺经，具有补气养阴、健脾、润肺、益肾等功效。《本草纲目》载："黄精补诸虚，填精髓，平补气血而润。"《神仙芝草经》云黄精"宽中益气，使五脏调和，肌肉充盛，骨髓坚强，其力倍增，多年不老，颜色鲜明，发白更黑，齿落更生"。现代药理研究表明，黄精中的皂苷成分对正常小鼠血糖水平无明显影响，但可显著降低肾上腺素诱发的高血糖小鼠的血糖值，同时降低肾上腺素模型小鼠肝脏中 cAMP 的含量。王爱梅等研究发现，黄精可以减少衰老小鼠脑组织中 MDA 的产生，从而减少脑中氧自由基的产生，增强清除氧自由基的能力，提高机体抗氧化的能力，抑制机体、组织、细胞的过氧化过程，并能明显提高脑细胞 Na^+、K^+-ATP 酶及 Ca^{2+}-ATP 酶的活性，防止细胞内 Ca^{2+} 超载，从而起到抗衰老的作用。有实验表明，黄精多糖直接作用于红细胞，可增强红细胞膜 C_3b 受体活性，使红细胞免疫黏附功能增强，并且在一定浓度范围内存在量效关系。有学者对黄精在体外实验证明，它可直接抑制系膜细胞与成纤维细胞的繁殖，抑制细胞外基质的合成，从而延缓慢性肾衰竭的进程。

本研究结果表明，与病理组比较，单味制黄精能降低 CRF 大鼠血肌酐、尿素氮的水平，但对于降低大鼠24小时尿蛋白定量并无统计学意义。其尚能改善 CRF 大鼠的贫血情况，降低血白细胞，升高血红蛋白和红细胞，显著降低 CRF 大鼠血清 AT-II、ET，并能升高 CRF 大鼠血清 6-Keto-PGF$_{1a}$。由此推测，制黄精改善大鼠肾功能可能与下列因素相关：①降低 CRF 大鼠血清 AT-I 及 AT-II，从而减轻肾小球出球小动脉的收缩程度，降低肾血管阻力，使有效肾血浆流量增加，使细胞外基质的积聚减少，改善肾的水盐代谢，进而达到改善肾功能的目的。②降低 CRF 大鼠血清 ET，使 ET 促进肾小球硬化及慢性肾衰竭进展的因素明显降低。③升高 CRF 大鼠血清 6-Keto-PGF$_{1a}$，通过其抗血小板聚集、释放，调节 TXA$_2$-PGI$_2$ 平衡来实现对慢性肾衰竭大鼠的肾脏保护作用。另外，制黄精还能直接降低 BUN，增加肾毒素的排泄，并改善慢性肾衰竭大鼠的并发症——肾性贫血。总之，制黄精能够改善肾脏的血流动力学变化，从而起到延缓慢性肾衰竭进展、改善肾纤维化的作用。

6.中药沉香粉对慢性肾衰大鼠血清 ATI、AT II 的影响

近年来，一致认为 AT-II 不仅是一种血管活性物质，更是一种促肾生长因子，除了可直接促进肾小球系膜细胞增生和肥大外，还能刺激其他血管活性物质和细胞因子产生，如内皮素-1（ET-1）、转化生长因子（TGF-β$_1$）、碱性成纤维细胞生长因子（bFGF）等，致使细胞外基质进行性积聚，促进炎症细胞在肾小球和肾小管间质浸润。

沉香性温，味辛，有降气止呕、温肾纳气作用。《名医别录》认为，沉香"悉治风水毒肿，去恶气"，以往对于沉香粉的药理研究表明，其对消化系统、中枢神经系统、呼吸系统、循环系统均有一定影响，并有一定的抗菌作用，但对肾脏是否具有保护作用及作用机制并未有具体的研究。本研究结果表明，与病理组相比较，单味沉香粉能降低 CRF 大鼠血肌酐，改善 CRF 大鼠的贫血情况，降低血白细胞，升高血红蛋白和红细胞，并可降低 CRF 大鼠血清 AT-I、AT-II。由此推测，沉香粉改善大鼠肾功能可能与其降低 CRF 大鼠血清 AT-I 及 AT-II 相关，其通过降低 CRF 大鼠血清 AT-I 及 AT-II，从而减轻肾小球出球小动脉的收缩程度，降低肾血管阻力，缓解肾脏的高灌压、高流量、高滤过，增加有效肾

血浆流量,对肾功能产生有益的保护作用。同时对肾小球的系膜细胞有收缩作用,还会促进系膜细胞对大分子物质的吞噬作用,这在肾小球硬化中也起到了非常重要的作用,并能使细胞外基质的积聚减少,改善肾的水盐代谢,进而达到改善肾功能的目的。另外,还能直接降低BUN,增加肾毒素的排泄,并改善慢性肾衰竭大鼠的并发症,即肾性贫血。

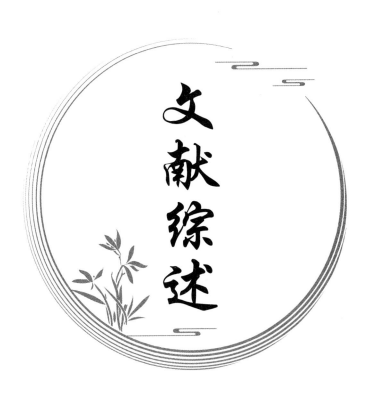

文献综述

难治性肾病综合征的中西医治疗

难治性肾病综合征（简称肾综）是指激素无效型（激素抵抗型）或激素依赖型及反复发作型的原发性肾病综合征。

激素抵抗型系口服泼尼松 1mg/kg·d（儿童 1.5mg/kg·d）正规治疗 8 周而病情无改善者；减药后病情复发则为激素依赖型；1 年内反复发作 4 次或半年内复发超过两次以上者称之反复发作型；激素依赖型可视为常复发型中最严重的一类。激素无效型的病理类型大多为膜增殖性肾炎（MPGN）、晚期膜性肾病（MGN）、晚期局灶节段性肾小球硬化（FSGS）；常复发型的病理类型多为微小病变（MCD）、系膜增生性肾炎（MsPGN）、FSGS。本病的治疗颇为棘手，本文介绍近几年西医及中医临床治疗的一些进展。

一、一般治疗

1.饮食管理，低盐低蛋白饮食

限钠饮食是治疗肾综水肿的基础。但严格限钠可影响蛋白质及热量的摄取，且患者难以坚持。一般每日摄钠 2~3g，实际上可予戒盐（即食物中不加盐）或低盐饮食。Conmbe 等认为，蛋白质摄入应 <1g/kg·d，但推荐的低蛋白饮食是否真正对延缓肾脏疾病的进展有益尚无可信证据。低蛋白饮食可减少尿蛋白量，Kaysen 等通过动物实验和对患者的观察发现，低蛋白饮食仅可引起白蛋白合成的轻微下降，尿蛋白量明显减少，但血浆白蛋白水平有轻度升高。2/3 的患者总胆固醇、低密度脂蛋白（LDL）升高，血浆脂蛋白 α 也升高，所以饮食要低脂肪、富含不饱和脂肪酸。

2.降脂治疗

高血脂是肾病综合征的主要临床表现之一。无论外源性抑或内源性高脂血症均可造成肾损伤。有实验表明，抗脂治疗可减轻系膜增殖和基质扩展，减少肾小球硬化。因此，选用有效安全的降脂药物具有重要意义。现多考虑使用胆固醇合成酶系中限速酶甲基羟戊二酰辅酶 A（HMG-COA）还原酶的竞争性抑制剂，如辛伐他汀、洛伐他汀等。有服用洛伐他汀治疗本病 41 例的报道。每次

10mg，每晚1次，服用两个月无明显副反应，且能提高血浆蛋白，降低蛋白尿，保护肾功能。

3.抗凝治疗

肾病综合征患者因高凝引起的血栓性栓塞可出现在全身的血管，发生率为10%~40%，以静脉系统常见，大多数无临床症状。5%的成人有肺栓塞表现，12%的患者肺闪烁扫描显示有血栓存在，且通常合并肾静脉血栓。泼尼松、环孢素、利尿剂均可使血栓发生率升高。因此，在无明确血栓的情况下，抗凝治疗效果确切。抗凝血药包括肝素、华法林，抗纤溶药包括尿激酶、蝮蛇抗栓酶及中药制剂。血小板解聚药包括潘生丁、阿司匹林。近年来，临床开始使用低分子肝素（LMWH），与标准肝素相比，其半衰期长，生物利用率高，只需每日注射1次，患者易于接受。动物实验及临床观察均表明，同样抗凝活血时出血发生率低。Rostoker对LMWH预防性抗凝治疗本病的疗效及安全性进行了前瞻性研究，取得了满意结果。因此，推荐将LMWH作为预防性治疗肾病综合征的一线药物。

近年来，溶栓治疗药物已从第一代链激酶、尿激酶转向第二代的重组织纤溶酶原的激活物。重组单链尿激酶、乙酰化纤酶原–链激酶复合物、t-PA近几年试用于肺栓塞取得了良好效果。鉴于第二代药物半衰期短，故已开始动采用基因工程技术改良天然溶栓药物结构，研究选择性更多、溶栓效果更好、能延长天然型溶栓药物半衰期的第三代溶栓药。

4.血管紧张素转化酶抑制剂（ACEI）

ACEI越来越广泛用于肾小球病变，它不仅有助于控制体循环高血压，对改善肾功能也具有良好效果，且可降低蛋白尿。Imamuea等通过动物实验发现，用ACEI（如依那普利20mg/kg·d）或血管紧张素受体拮抗剂（如Losartan20mg/kg·d）3周，可延缓急性肾功能衰竭时的肾小球硬化，维持肾功能稳定。现多数ACEI在严重肾功能不良时均慎用。近几年出现的第三代ACEI（贝那普利）是迄今为止唯一副作用最小、作用最强、起效迅速、对肾脏无损害的药物。有报道称，常规使用激素和（或）免疫抑制剂治疗无效的患者，在原治疗基础上加服贝那普利5~10mg，每日1次，疗程45天，结果尿蛋白明显下降。

5.非甾体类抗炎药物（NSAIDs）

该类药物主要用于常规治疗无反应重症的肾病综合征患者，其减少尿蛋白的机制尚不明确。Velosa应用此类药物治疗了30例激素抵抗型患者，共3个月，16例有效，平均尿蛋白由13g/24h降至4g/24h，血清肌酐值稳定，然而对NSAIDs无反应者，75%发展为肾功能不全。在使用ACEI时加用NSAIDs，有时会收到意外的降尿蛋白效果。由于非甾体抗炎药物有严重的副作用，如肾功能损害、加速血压恶化、引起高血钾（特别是与ACEI同用时）等，故而限制了它在肾脏病中的应用。

二、类固醇激素

目前认为，糖皮质激素依赖及常复发性肾病综合征的治疗仍以激素和细胞毒药物治疗为主。成功的关键在于选用药物的剂量、治疗方案的确立、用药时间和疗程的长短。目前不少学者认为，下述激素的使用方法能减轻复发率：首始治疗阶段要使用足量的泼尼松，每日 1~1.5mg/kg；使用时间足够，约8周；同时十分缓慢地撤减，每周减原量的10%，直至小剂量阶段，即隔日 1mg/kg·d 时用约半年；然后继续每周减10%，递减至维持量，即隔日 0.4mg/kg，持续1年或更长时间。

对于难治性肾病综合征，有的学者主张应用大剂量激素冲击疗法。①甲泼尼龙1g加入5%葡萄糖300mL静滴，每天1次，连用3天，1个疗程。②地塞米松1~2mg/kg·d或80~150mg/d加入5%葡萄糖静滴，必要时两周后行第2个疗程，不超过3个疗程，间隔期间或疗程结束后，继续泼尼松40~60mg/d，4周后减量。由于此疗法易致感染、水钠潴留、消化道出血及高血压风险，故目前很少用。一般用于急进性肾炎或狼疮性肾炎危及生命者、严重蛋白尿或肾功能进行性恶化者。

三、细胞毒药

常复发型和激素依赖型肾病综合征常出现激素副作用，对这些患者使用细胞毒药物不仅可减少激素用量，更重要的是可使激素不敏感转为敏感，提高激素疗效，降低激素的副作用，减少疾病复发，延缓肾衰发展速度。常用的细胞毒性药物有环磷酰胺（CTX）和苯丁酸氮芥（CB1348）。这两种药物疗效相似，但国内应用CTX较多。Bemfi等单用激素治疗本病复发率高达55%，加用细胞毒剂后复发率仅为18%。目前主张CTX用2mg/kg·d，共用12周，累积总剂量为180mg/kg，其结果，约70%的患者可维持长期缓解。亦有个别报道采用大剂量CTX冲击疗法，即每次12mg/kg加生理盐水500mL，每月1次，6~8个月后改为3个月1次，累积总剂量150mg/kg，治疗中24小时强调给予"水化疗法"。CB1348推荐剂量为0.5mg/kg·d，累积总剂量7mg/kg。以上药物1年内不能使用第2次，因副作用是累积的。其他亦有报道长期小剂量硫唑嘌呤治疗本病，如2~2.5mg/kg·d，6~12个月，可使尿蛋白缓慢减少，最终可能完全缓解。

四、环孢素A（CsA）

环孢素A主要用于治疗激素依赖和激素拮抗或不能用激素治疗的肾病综合征患者。此药1986年Meyrier和Hoyer分别报道了用于治疗成人和儿童肾病综合征患者。对激素有效者，对CsA同样有效；对激素不敏感者，改用小剂量CsA联合应用，40%的患者可缓解症状；对烷化剂用8~12周无效者，可考虑用CsA。Claudio和Patrizia认为，下列情况可使用CsA治疗：微小病变型肾病综合征中激素依赖（停药或减量后14天内复发）者；激素拮抗（初发治愈6个月，复发两次以上或1~2个月复发3次以上）者；局灶节段性硬化和膜性肾病对激素或其他免疫抑制反应不佳，肾病综合征持续存在者；IgA肾病中病理类型为微小病变型者；其他病理类型的IgA肾病，在短期内肾功能急剧恶化者。

首剂推荐剂量儿童不超过150mg/m²·d或6mg/kg·d，成人4~7mg/kg·d。Claudio和Pontieellz建议，按首剂最大剂量治疗6个月后应逐渐减量，或根据血药浓度选择保持血浆CsA水平为50~150μg/mL（单克隆免疫法），或全血CsA水平为100~200μg/mL（多克隆放免法）的剂量治疗2~8个月后，每月减量25%，直至停药。Grafenried.B.VON认为，足量治疗3个月仍无明显疗效应停药，如治疗中血肌酐水平升高大于基础值30%则应减量0.5~1mg/kg·d；治疗后即使无明显副作用也应减量，观察是否复发。因此，治疗过程中监测血药浓度有利于调整药物剂量，提高疗效，减少药物毒副作用。同时需要注意的是，CsA的毒副作用，特别是肾毒性作用与CsA的剂量呈正相关，与血药浓度则无很好的相关性。当CsA剂量为7~8mg/kg·d时，即使血药浓度低于治疗需要的预期值，肾毒性也很明显。因此，当CsA血浓大于150~160mg/mL时应减量；当CsA剂量达到极量时，即使血药浓度偏低仍不宜增加剂量。

总之，使用CsA时应注意：对于有肾功能不全、高血压和（或）肾活检有小管间质病变者应慎用。CsA过敏及1岁以下婴儿禁用。如治疗中血肌酐已不正常，首剂应<2.5mg/kg·d，维持剂量应保持最低有效剂量。治疗中全程监测血肌酐、血压、CsA浓度、药物相互作用及并发症，避免同时使用其他肾毒性药物。CsA治疗两年后应逐渐减量，观察是否复发。

五、中医药治疗

中医药治疗肾病的临床研究近年来有了较大进展，而且前景广阔。如陈世雄等将47例激素依赖型肾病综合征分为对照组（单纯西药治疗13例）和治疗组（中西医结合治疗34例）。两组均常规分阶段激素治疗，在减量阶段均加用CTX 0.2，静脉注射，隔日1次，直至150mg/kg为止。治疗组在上述基础上加服中药：①针对激素首次大剂量阶段患者常有阴虚表现，予女贞子、旱莲草、地骨皮、龟甲、全蝎等药。②针对激素减量阶段患者常有肾阳虚表现，予淫羊藿、肉苁蓉、补骨脂等药。③针对激素维持量阶段患者常有脾气虚表现，予党参、黄芪、太子参、川芎、芍药等。结果总有效率方面，治疗组为79.4%，对照组为46.2%（P<0.05）；治疗结束后，稳定期与复发情况治疗组分别为（19.8±13.7）个月和58%，明显低于对照组的（11.7±8.1）个月和38.5%（P<0.05）。叶任高等用同法治疗成人常复发性肾病综合征62例，随机进行分组对照治疗，其结果与陈氏等报道完全一致。刘宏伟等运用中医辨证分型治疗难治性肾病综合征取得了一定效果，30例患者均为使用过二联、三联、四联或五联疗法无效者。采用中医辨证分型治疗：脾肾阳虚型用真武汤合五皮饮合济生肾气汤。脾肾阴虚型用知柏地黄汤加牛膝、车前子等，夹瘀者合用当归芍药散加减。气阴两虚型用参芪地黄汤、大补元煎等。风热犯肺型用越婢五皮饮、竹叶石膏汤等加减。气滞水停型用大橘皮汤、导水茯苓汤等加减。湿热壅滞型用萆薢分清饮、八正散、五味消毒饮加减。阴虚夹湿热者，选用滋肾汤（生地黄、牡丹皮、川芎、赤芍、女贞子、旱莲草、苍术、黄柏、薏苡仁、金樱子、芡实、益母草、白茅根）。共治疗1~10个月，总有效率达到80%。肖氏等用清热利湿、活血解毒法治疗难治性肾病综合征18例，病例多为激素或激素加细胞毒制剂系统治疗效果不佳以致病情迁延不愈、正气耗伤、邪毒瘀血入络者，采用太子参、忍冬藤、鸡血藤、益母草、怀山药、马鞭草、生

黄芪、半边莲、白花蛇舌草、鹿衔草、牡丹皮、茯苓、生甘草治疗3~6个月后，总有效率为88%。其认为，该方药有增加肾血流量、降低肾小球毛细血管通透性、减少蛋白尿等精微物质丢失，以及调节免疫功能和清除免疫复合物的作用。

有报道认为，原发性肾病综合征患者经糖皮质激素治疗后，缓解期的长短、复发与否与肾上腺皮质功能状态有密切关系。肾上腺皮质功能明显受抑制且皮质醇水平低于正常者，缓解期短而易于复发。因此，保护肾上腺皮质功能免受抑制，可延长缓解期，减少或避免复发。已有实验证明，温补肾阳中药有保护动物肾上腺皮质免受外源性激素抑制而萎缩的作用。临床实践亦证实，温补肾阳药有助于减少机体对激素反馈抑制，可防止症状反弹；具有拮抗外源性激素反馈抑制，可防止出现皮质激素撤减综合征；有调节下丘脑－垂体－肾上腺皮质轴的功能，还能增强细胞免疫，增加抗体形成，调整免疫紊乱。

本病缓解后，主要是巩固疗效，防止复发。诱发本病的因素甚多，其中最主要的是感染，特别是感冒。中医学认为，阳主卫外，阳气不足容易感受外邪，而"四季脾旺则不受邪"，故应加强机体卫外能力，多从温肾助阳、健脾益气固表着手。从免疫学观点看，有些中药具有提高机体免疫功能的作用，如黄芪可增强网状内皮系统功能，促进机体产生干扰素。玉屏风散可提高补体，增强机体细胞免疫，对预防感冒、巩固疗效、减少复发有一定帮助。

中医治疗慢性肾炎蛋白尿的研究进展

慢性肾炎是一种病情进展慢、最终发展为慢性肾功能衰竭的肾小球疾病，临床多以蛋白尿、水肿、血尿、高血压、肾功能损害为主要表现，属中医学"水肿""虚劳""血尿""淋证"等范畴。蛋白尿是慢性肾炎的主要临床表现之一，目前尚缺乏特效的治疗手段，中医对慢性肾炎蛋白尿的治疗有较好疗效。

一、病因病机

蛋白由脾胃化生，由肾脏封藏。蛋白尿的病机是本虚标实，正虚邪实。本虚指肺、脾、肾功能失调，标实分外感、湿热、瘀血、情志等。肺气不足，外邪入侵，致水道不通；肾主封藏，肾虚则封藏失司，精微下泄；脾主升清，脾虚则清气不升，精微下注；肝失疏泄，情志不遂，则脾失升清；或肝失疏泄，肾失闭藏，这些均可导致蛋白尿的出现。居处潮湿，冒雨涉水，水湿郁而化热；或脾虚不能运化，形成湿热，湿热之邪困阻中焦，致清浊俱下；或扰乱下焦，封藏失职，致精微物质随尿排出而致蛋白尿。病久入络，瘀血阻络，精气不能畅流外溢，以致精微下泄，亦可出现蛋白尿。

二、辨证施治

1.补肾固涩

肾为先天之本，主藏精，藏真阴而寓元阳，只宜固藏，不宜泄露。肾虚，精关不固，则精微外泄。治以固涩肾气，方用金锁固精丸加减。若小便清长、畏寒怕冷、舌体胖嫩偏于阳虚者，方用金匮肾气丸加减。若咽干口燥、五心烦热、舌红少苔、脉细数偏于阴虚者，方用六味地黄丸加减。

2.补益脾胃

脾为后天之本，主运化，为气血生化之源。脾运不健，则精微物质不能正常转输，脾虚失摄，难以充养肾精，则精微外泄。治以健脾益气。药用党参、茯苓、白术、莲肉、山药、莲子、黄芪、陈皮等。方用参苓白术散加减。

3.益气补肺

肺主一身之表，肺卫不固，外邪入侵，肺失宣肃，则可出现眼睑浮肿，延及四肢、全身，苔白，脉浮紧或数。治以补肺益气。药用白术、黄芪、防风等。方用玉屏风散加减。

4.疏肝理气

情志是影响肾性蛋白尿的重要因素。肝主疏泄，疏泄不畅，肝气郁结，致脾失运化，则见胸胁胀满、情志抑郁、呕恶、口苦、舌质红、苔薄白、脉弦滑之表现。治以疏肝理气。药用香附、柴胡、陈皮、枳壳等。方用柴胡疏肝散加减。

5.清热除湿

湿热是生成蛋白尿的重要因素。湿热蕴结下焦，清浊不分，迫精下泄，故尿中可出现蛋白。治以清利湿热。药用瞿麦、滑石、萹蓄、车前子、栀子等。

若见热毒可加连翘、金银花、白花蛇舌草等清热解毒药。方用八正散加减。

6.活血化瘀

久病入络，瘀血阻络，固涩失调，干扰肾关，治以活血化瘀。药用红花、当归、桃仁、赤芍、丹参、川芎等。选用活血化瘀药物可增加肾脏血流量，抗变态反应性，减轻肾脏病理损害，提高机体免疫功能。方用血府逐瘀汤加减。

叶任高将慢性肾炎分为脾肾气虚、气阴两虚、脾肾阳虚、肝肾阴虚。如此辨证与辨病相结合，既能掌握疾病的内在规律、严重程度及预后，又能选择适当的治疗时机和方法，弥补了单纯西医辨病和中医辨证的不足。

三、治疗

麻黄连翘赤小豆汤加味（益母草15g，丹参10g，麻黄5g，大枣4枚，赤小豆20g，桑白皮10g，杏仁10g，生姜5g，连翘15g），采用益气活血、宣肺利水治法，在提高血浆白蛋白、减少蛋白尿的同时，提高机体的免疫功能。

补肾利湿方（薏苡仁、黄芪、生地黄、石韦、覆盆子、半枝莲、白花蛇舌草、淮山药、茯苓、芡实、丹参、金樱子），采用活血、健脾利湿、补肾的治法，用于24小时蛋白定量、蛋白定性等均有显著性差异（P<0.05）。贝那普利联合延肾胶囊治疗慢性肾炎，对肾脏具有保护作用，可显著减少尿蛋白，并可减轻肾组织纤维化，延缓肾功能的恶化。

黄葵胶囊对慢性肾小球肾炎减少蛋白尿有一定的作用。

肾康冲剂（丹参、茯苓、白茅根、薏苡仁、白花蛇舌草、益母草、黄芪等）用于慢性肾炎脾虚湿浊血瘀证，结果表明，治疗组24小时蛋白定量降低，证实了炎症细胞因子在慢性肾炎病变发展中的作用。

益气化浊汤（薏苡仁30g，黄精20g，半夏10g，当归15g，党参20g，陈皮10g，蝉蜕10g，白术20g，黄芪40g，茯苓20g，芡实20g，白茅根30g，苍术12g）联合火把花根片治疗慢性肾炎，结果表明，治疗组24小时蛋白定量差异具有显著性（P<0.05）。

肾康片（大黄、川芎、淫羊藿、枸杞子、当归、黄芪、三七）治疗慢性肾炎脾肾气虚兼血瘀证，在改善蛋白尿方面取得了不错的疗效。

三仁汤加减合二至丸治疗慢性肾炎，脾阳虚者，加杜仲、熟附子；气虚甚者，加黄芪、太子参、党参；属风热者，加金银花、连翘；兼咽痛者，加蝉蜕、玄参、牛蒡子；湿重者，加半夏、滑石等；纳呆、腹胀、舌苔腻者，加厚朴、木香等；兼感表邪属风寒者，加荆芥、防风、苏叶；阴虚明显者，加牡丹皮、白芍、生地黄等，结果显示，显著缓解了患者的蛋白尿症状。

加味黄芪赤风汤治疗慢性肾炎蛋白尿，腰酸困者，加杜仲、川怀牛膝；伴有血尿者，加仙鹤草、三七粉（冲服）、小蓟；水肿明显者，加冬瓜皮、车前子、茯苓；头胀头昏者，加天麻、杭菊花、生牡蛎，或配合硝苯地平缓释片口服，疗效显著。

清华培元汤治疗慢性肾炎，肾阳虚，加淫羊藿15g，巴戟天15g；腰痛，加杜仲15g，续断15g；水肿甚，加浮萍15g，车前子15g；蛋白尿持续不降者，加蝉蜕15g，苏梗15g；高血压者，加石决明30g，莱菔子25g；湿热较重者，加茵陈15g，石韦20g；持续血尿者，加仙鹤草15g，茜草20g；纳呆者，加鸡内金20g，焦三仙各15g；大便秘结者，加生大黄10g。

综上所述，治疗慢性肾炎蛋白尿要辨证明确，对症加减，守方不变，长期服药，这是巩固疗效、防止病情复发的关键。同时还要注意生活调养。患者平时要注意休息，适当运动，切忌劳累；饮食以清淡为主，同时注意对优质蛋白的适量摄入；避免感受外邪，注意情志调摄；减少疾病复发，巩固治疗效果。

糖尿病肾病的中医研究

糖尿病肾病（DN）是糖尿病的主要微血管病变之一，是以肾小球硬化症为主要病理变化的严重并发症，常见于病史超过十年的患者，已成为糖尿病患者的主要死因之一。近年来，中医药对糖尿病肾病的研究取得了一定进展。

一、病因病机

糖尿病肾病病机复杂，历代医家多重视肾虚，认为消渴日久、伤阴耗气、阴损及阳是基本发展趋势。早在《素问·阴阳别论》就指出"二阳结谓之消"。《灵枢·本脏》云"脾脆善病消瘅"。《素问·奇病论》指出，"此人必数食甘美而多肥也，肥者令人内热，甘者令人中满，故其气上溢，转为消渴"。《逆调论》指出，"心移热于肺，传为鬲消"。隋·巢元方《诸病源候论》指出，"房事过度，致令肾气虚耗，下焦生热，热则肾燥，燥则渴，肾虚又不能传致水液，故随饮小便"。唐·孙思邈在《备急千金要方·消渴篇》指出"凡积久饮酒，未有不成消渴……积年长夜，酗兴不解，遂使三焦猛热，五脏干燥。木石尤且焦枯，在人何能不渴"。又指出，"凡人生放恣者众，盛壮之时，不自慎惜，快情纵欲，极意房中，稍至年长，肾气虚竭，百病滋生"。宋代《仁斋直指方》又指出，渴证用药不效，"遂致引饮过多，两脚浮肿，此证不可以为里热，盖肾水不上升，心火不下降故也"，更强调了心肾水火交济的重要。《简易方》从五脏气血受伤立论。李东垣《东垣十书》云："脾气不足，则津液不升，故口渴欲饮。"刘河间指出"此三消，皆燥热之亢极者也"。张之和也认为，"虽五脏之部分不同，而病之所遇各异，其归燥一也"。朱丹溪认为，"膈消者，舌上赤裂，大渴引饮者是也"。明·龚廷贤指出，"大抵三消者，俱属内虚有热也"。张景岳指出，"水不能化，因气之虚""肾窍失司，显然虚象"。而清·叶天士指出，"三消一证，虽有上、中、下之分，其实不越阴亏阳亢，津涸热淫而已"，又指出，"渴饮频饥，溲溺浑浊，此属肾消。阴精内耗，阳气上燔，舌碎绛赤，乃阴不上承，非客热宜此"。唐容川认为，"瘀血在里则口渴。所以然者，血与气本不相离，内有瘀血，故气不得通，不能载水津上升，是以发渴，名曰血渴"。近代张锡纯指出，"消渴之证，多由于元气不升"。可见，古代对此病的认识不只在肾，与脾、心、肺均有关，而血瘀、燥热也是重要的发病因素。

　　近年来，众多学者通过临床实践对本病的发生有了进一步认识。李小会等认为，本虚标实、肾虚络瘀是本病的基本病机特点。"虚"指气阴两虚、阴损及阳、阴阳两虚，"实"指在正虚的前提下，血瘀络阻、水饮湿浊等毒邪蕴蓄。吉学群等认为，肾虚血瘀为本病发生的根本，浊毒内蕴为病之标，提出补肾活血治其本、分利浊毒治其标的针刺疗法。钱秋海等认为，脾肾两虚是本病重要的病理基础，痰浊瘀血为病理产物，并影响疾病的发生发展，从而提出以健脾补肾、化痰活血、通腑泄浊为主的治疗大法。王志伏认为，气阴两虚为本病的病理基础，瘀血内阻为主要病理机制。叶传蕙认为，本病病位在肺、脾、肾，以肾为主，病理性质以燥热内生、水湿潴留、湿浊内蕴为标实，以气阴两虚、精气亏耗、阴阳两虚为本虚，总属本虚标实证，临床多虚实互见。梁广生认为，瘀血是始终贯穿的病邪，浊毒是早期潜藏之邪，瘀血和浊毒是疾病迁延不愈或加重的症结所在。张永杰认为，脾肾为本病的病机之本，瘀痰为病理产物。脾虚为本，痰浊瘀血为标，本虚标实，提出了从脾论治的新方法。高彦彬认为，本病病位在肾，涉及五脏六腑。病性乃本虚标实，发病之初病在肝肾，气阴两虚，肾络瘀滞；病程迁延，阴损及阳，脾肾虚衰，肾络瘀阻；病变晚期，肾络瘀结，肾体劳衰，肾用失司，浊毒内停，五脏受损，气血阴阳衰败。南征认为，本病的发生是疾病迁延，气阴两伤，阴损及阳，渐致血脉瘀阻，邪毒内生，损伤肾络而成，而毒损肾络为病机之核心。

总之，近代学者多从脾肾亏虚立论，并且认为血瘀、湿热、痰浊、浊毒是本病发病的重要因素。

二、辨证论治

古人十分重视治肾，加味肾气丸为医家所习用。清代赵献可指出，"治消之法，无分上中下，先治肾为急，惟六味、八味及加减八味丸，随证而服，降其心火，滋其肾水，则渴自止矣"。《备急千金要方》则从滋阴清热、益气温阳考虑，创增损肾沥汤。此外，所创的骨填煎则寓有阴中求阳之思路。《卫生宝鉴》中参苏饮子、麦门冬饮子体现了益气养阴治法。《金匮》栝蒌瞿麦丸滋阴补肾与通阳清利两法并行，《仁斋直指方》之平补丸、枸杞子丸补肾培元与酸涩固精两法同行。由此可见，古代对糖尿病肾病的治疗已经很丰富了。

近年对本病又有了新的认识，张熙将其分为9型进行治疗。脾肾两虚型治以益气养阴，补益肺气；心脾两虚型治以益气养阴，补益心脾；脾肾气虚型治以健脾固肾；气阴两虚型治以补肾健脾，益气养阴；阴阳两虚型治以调补阴阳，益气养血；肝肾阴虚型治以补益肝肾，滋阴潜阳；脾阳不振型治以温补脾阳，利水消肿；肾阳虚亏型治以温补肾阳，利水消肿；阳虚水泛型治以温阳利水，逐毒降逆。周国英分为早、中、晚三期进行论治。早期属气阴两虚证，治以健脾益气，养阴活血；中期属脾肾两虚、水瘀互结证，治以健脾补肾，活血利水；晚期糖尿病肾病又分为两型：1型糖尿病阳虚血瘀，水湿泛滥，治以温补脾肾，活血化瘀，化湿降浊；2型糖尿病脾肾亏虚，湿热内蕴，治以健脾益肾，活血化瘀，清热化湿。张琪分为三个主型和三个兼症论治。气阴两虚型，治以益气养阴为主；脾肾两虚型，治以脾肾双补；脾肾虚衰型，治以健脾补肾以固本，既补阴阳，又助气血。三个兼症为夹瘀血，活血化瘀治之；夹湿浊，温中散寒除湿，清热利湿；晚期常见湿浊瘀血壅结，治以芳化湿浊，苦寒泄热。邵招弟分为气阴两虚、肝肾阴虚、脾肾阳虚、阴阳俱虚四个主型进行论证。气阴两虚型治以益气养阴；肝肾阴虚型治以养阴清热，滋肝养肾；脾肾阳虚型治以补肾健脾，温阳化气；阴阳俱虚型治以滋阴温阳。夹瘀血，兼活血化瘀，用活血利水药；夹水湿，根据相应病证对应施治；夹浊毒，治以降浊。吕仁和分为三期论治，虚损期除陈气，解怒气，清热活血通络；虚劳期加强通经活络，行气活血，消癥化结，以保护损伤脏器；虚衰期采用中西医结合疗法，以提高生存质量，延长生命。

总之，近代研究主要从临床分型进行论治，有利于准确治疗，提高疗效。

三、专方施治

近年来，有学者通过临床实践认识到某一专方对糖尿病肾病能发挥积极的治疗作用，有利于改善临床症状，提高临床疗效。

陈祖红采用丹芪保肾降糖汤治疗，治疗组用丹参、黄芪、太子参、芡实、桑螵蛸、金樱子、石决明（先煎）各30g，生大黄6g（后下），水蛭3g（研末冲服），三茱萸、泽泻、肉苁蓉各12g；对照组单纯用格列喹酮治疗。结果显示，治疗组对24小时尿白蛋白定量（24h-Alb）、空腹血糖（FBG）、血清肌酐（Cr）及临床症状的改善明显，与对照组比较有显著性差异。

李琳用补阳还五汤加减治疗早期糖尿病肾病，对照组口服降糖药或胰岛素，结果治疗组血液流变学各项指标较治疗前显著下降（$P<0.05$），尿微量白蛋白排泄率（UAER）、24小时尿蛋白量较治疗前明显下降（$P<0.01$，$P<0.05$），疗效显著优于对照组。

王秀芬等采用益气活血汤治疗早期糖尿病肾病，治疗组总有效率为85%，对照组总有效率为35%，两组比较差异有显著性意义（$P<0.05$）。

李成彦将50例糖尿病肾病患者随机分为治疗组和对照组各25例，两组均采用西医常规综合治疗，治疗组在此基础上加用二参地黄汤。结果治疗组总有效率为84%，高于对照组的56%（$P<0.05$）。治疗组24小时尿蛋白定量、β_2微球蛋白下降明显，与对照组相比，差异显著（$P<0.05$）。

四、专法论治

有学者从某一主要病机立论，临床采用某一特定治法取得了一定成效。

张素梅等采用益气活瘀通络法治疗，与对照组相比，治疗组有效率为

85.8%，明显高于对照组的44.7%（P<0.05）。两组治疗前后TC、TG均有所下降，但治疗组下降明显（P<0.05）；治疗组优于对照组（P<0.01）。

周硕果用益气养阴活血法治疗早期糖尿病肾病，治疗组有效率为90%，明显高于对照组的60%（P<0.01）。且治疗前后空腹血糖、糖基化血红蛋白、尿白蛋白排泄率、尿β_2微球蛋白等指标的改善情况治疗组均优于对照组。

赵立新等采用排毒活血法治疗，治疗组总有效率为88%，明显高于对照组的60%（P<0.01），且治疗前后24小时尿蛋白定量，血Cr、β_2-MG、TC、TG、FBG等的改善均优于对照组（P<0.01或P<0.05）。

张彤等在常规治疗的基础上加用益肾健脾活血法治疗，结果治疗组的总有效率为78%，高于对照组的70%。治疗组在调节脂肪代谢方面，疗效优于对照组（P<0.05）。

五、中成药治疗

许多学者采用中成药治疗糖尿病肾病，取得了良好效果。

安跃进以糖肾灵胶囊（由当归、生地黄、川芎、丹参、郁金、黄芪、人参、桑白皮、知母、花粉等组成）对58例糖尿病肾病患者进行分期、分型治疗。经3个月（3个疗程）治疗后，显效24例，有效29例，无效5例，总有效率91%。

王国华等用百令胶囊治疗30例糖尿病肾病后，TP、ALB明显升高（P均<0.05），ET及24小时尿蛋白定量明显下降（P均<0.05）。

王雪威等对糖尿病肾病患者进行分组治疗，治疗组在常规饮食控制及运动疗法的基础上服用益肾解毒胶囊，对照组在常规饮食控制及运动疗法的基础上口服格列喹酮，结果显示，益肾解毒胶囊对神疲乏力、腰膝酸软、口干口渴、五心烦热及水肿等症状有明显的改善作用，且可明显降低血肌酐、尿素氮及24小时尿蛋白定量，改善肾功能，治疗效果治疗组均优于对照组（P<0.05）。

李天虹等将130例糖尿病肾病患者分为治疗组100例和对照组30例进行治疗，两组患者均应用诺和灵30R胰岛素皮下注射治疗原发病，治疗组同时口服消渴益肾胶囊，每次6粒，1日两次，30天1个疗程。对照组同时服用保肾康100mg，1日3次，30天1个疗程，两组共观察了两个疗程。结果显示，两组治疗后血液黏度均明显下降（P<0.01），但全血高切及低切红细胞聚指数方面治疗组较对照组差异显著（P<0.01）。

侯卫国等观察了糖尿病肾病患者分组治疗效果，治疗组服用血府逐瘀胶囊，每次5粒，每日3次。对照组服用科素亚，每次100 mg，每日1次。结果显示，血府逐瘀胶囊对血瘀症状的改善，以及血液黏稠度、血液流变学的改善作用明显优于对照组，其改善肾血管血流障碍作用显著。治疗组的总有效率为76.7%，高于对照组的56.7%（P<0.05）。

六、单味药提取物及注射液治疗

中医治疗糖尿病肾病并不局限于汤药、丸药，近年来，中医剂型的发展推动了单味药的研究，很多学者采用单味药治疗糖尿病肾病取得了一定效果。

赵伟河等采用银杏叶注射液治疗糖尿病肾病，结果显示，患者的TG、CHO下降（P<0.05），HDL升高（P<0.05），Cr降低（P<0.05），UAER明显减少（P<0.01）。

蒋忠华用葛根素注射液治疗早期糖尿病肾病50例，结果表明，治疗组总有效率为45%，明显高于对照组的25%。且治疗组24小时尿蛋白排泄率明显减少，血流变学指标改善明显（P<0.01）。

王国华等用杏丁注射液治疗糖尿病肾病50例，结果血浆内皮素和24小时尿蛋白明显下降（P均<0.05）。

史伟等对患者进行分组治疗，两组均给予基础治疗，治疗组加用水蛭注射液。结果显示，治疗组的总有效率为87.72%，明显高于对照组的70.9%（P<0.05）。治疗组的临床症状改善情况优于对照组（P<0.01），尿微量白蛋白、血肌酐、尿素氮改善明显，与对照组比较，差异有显著性或非常显著性意义（P<0.05或P<0.01）。另外总胆固醇、甘油三酯也有明显改善（P<0.01），全血黏度（高切变黏度、低切变黏度）、血浆黏度、血沉明显降低，与对照组比较，差异均有显著性意义（P<0.05）。

综上所述，中医药治疗糖尿病肾病具有一定优势，并取得了显著疗效，出现了大量有效方剂，但大多数研究还停留在临床疗效观察上，缺乏药物作用机理的深入研究。今后应更多地利用现代技术进行糖尿病肾病的病理机制研究，进一步加强中药作用机理研究，开发出疗效显著、机理明确的中草药及复方。

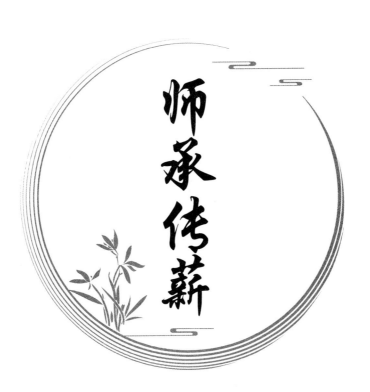

师承传薪

慢性肾小球肾炎治疗经验

慢性肾小球肾炎是终末期肾病的主要原因,属中医学"水肿""尿浊""尿血""腰痛"等范畴。傅晓骏在长期医疗实践中积累了丰富的治疗经验。

一、重视肺、脾、肾

慢性肾小球肾炎的发病与肺、脾、肾三脏密切相关,其病因不外乎内因、外因、诱因三类。这些因素会损伤人体正气,尤易损及肺、脾、肾三脏,致阴阳失衡,功能失调。《景岳全书·肿胀》云:"凡水肿等证,乃肺、脾、肾三脏相干之病。盖水为至阴,故其本在肾;水化于气,故其标在肺;水唯畏土,故其制在脾。今肺虚则气不化精而化水,脾虚则土不制水而反克,肾虚则水无所主而妄行。"病机多为本虚标实。本虚即肺、脾、肾等脏腑虚损,标实即外感风寒或风热湿热蕴结、气机郁滞、瘀血阻滞。在急性期,标实症状表现突出;在慢性期,以虚证及虚实夹杂多见,治疗既要脾肾同治,使先后天兼顾;又要做到补而不滞,扶正与驱邪并存。

傅晓骏根据前人经验,并在多年临床的基础上创制了治疗蛋白尿为主的蛋白尿方和治疗血尿为主的血尿方。蛋白尿方由生黄芪、鬼箭羽、积雪草、炒白术、薏苡根、匍伏堇、防风、水蛭粉、徐长卿组成,具有益气活血、祛风通络固涩功效。血尿方由生黄芪、炒蒲黄炭、海风藤、炒白术、仙鹤草、青风藤、防风、忍冬藤、徐长卿、白茅根、鸡血藤、鹿衔草组成,具有健脾益肾、祛风宁络功效,在健脾益肾的同时兼祛风,利湿,化瘀,标本同治。

二、注重顾护脾胃

慢性肾炎患者或素体脾虚,或久居湿地,或喜嗜肥甘厚腻,或因中长期、大量使用激素、免疫抑制剂、抗生素等,难免损伤脾胃,故傅晓骏强调,治疗当重视顾护脾胃,具体表现为补脾重运。她认为,脾升则健,能运则安,补气健脾应甘淡平补,用药和缓,避免壅塞滞腻。她常用黄芪、党参、太子参、白术、茯苓、陈皮等药。若脾肾两虚、脾虚较甚者,症见饮食不化或食欲欠佳,则先实脾，常以健脾利水、补脾益肺、温补脾阳、健脾和胃等法治疗，药用参苓白术散、实脾饮、五苓散、附子理中汤、真武汤、半夏泻心汤等加减。待患者食欲渐佳，脾虚好转，再补益肾气。傅晓骏强调，补肾药大多滋腻碍胃，脾胃虚弱则药物难以吸收，较难获效，甚者会适得其反，故应用补肾药要注意辨证。

三、从肺论治

《素问·风论》云："故风者，百病之长始也，至其变化，乃为他病也""风邪上受，首先犯肺。"《素问·水热穴论》云："勇而劳甚则肾汗出，肾汗出逢于风，内不得入于脏腑，外不得越于皮肤，客于玄府，行于皮里，传为浮肿，本之于肾，名曰风水。"所以说，风为百病之长，易兼夹他邪合而为患。风邪与慢性肾小球肾炎关系密切，傅晓骏临床常用防风、徐长卿、海风藤、青风藤、忍冬藤等祛风类药祛风胜湿。肺为五脏之华盖，风邪最易侵袭人体肺卫。慢性肾小球肾炎初期往往有肺卫外感，且常因感受外邪、肺失宣肃而致病情反复及加重。傅晓骏提出从肺论治、调整脏腑气化功能可减少本病的触发因素，其处方多有玉屏风之义，强调防优于治，"正气存内，邪不可干"，体现了"上工治未病"的思想。

辨证施治时，如见肺肾两虚，治以补肺益肾，在蛋白尿方和血尿方的基础上加太子参、南沙参、麦冬、五味子等；如水肿为主症兼见表证者，治以宣肺利水，药用麻黄连翘赤小豆汤加减；如感受风邪，见风热感冒者，遵循"急则治其标，缓则治其本"原则，治以疏风清热解表，药用银翘散加减；风寒咳嗽、内有停饮者，治以宣肺解表，散寒蠲饮，小青龙汤加减；风热咳嗽者，治以宣肺清热解表，麻杏石甘汤加减。

四、强调湿热为患

《疬疟指南》云："湿有内外之殊。外感则入经络而流关节，内伤则由脏腑而归脾肾。"《医方考》云："下焦之病，责于湿热。"江浙地区气候温暖潮湿，慢性肾炎患者易感湿热之邪。加之长期应用激素、免疫抑制剂治疗，损伤脾胃，脾失健运，肾司开阖，功能失调，导致水湿停聚。因湿性黏滞，故郁久极易化热。"血水同源""血不利为水"，久病入络，形成了湿热、瘀血交阻的病理因素，久病失治，虚则更虚，湿热瘀血难去，导致病情迁延难愈。

傅晓骏十分强调清热利湿法治疗本病的重要性，"邪去则正安"，治疗上在补气健脾益肾的同时注意清热利湿，临床常用鬼箭羽、积雪草、六月雪、薏苡根、匍伏堇、白茅根等。处方选药时注意辨别湿热的轻重及所在，在上焦者，予桔梗、玄参、黄芩、牛蒡子等；在中焦者，予苍术、黄连、荠菜花、六月雪等；在下焦者，予石韦、车前草、白花蛇舌草等；在皮肤者，予土茯苓、地肤子、白鲜皮、金银花等；在肝胆者，予垂盆草、田基黄、茵陈、金钱草、黄芩等。

五、注重活血化瘀

瘀血既是脏腑功能失调的病理产物，也是加重脏腑功能失调的病理因素。叶天士曰："初为气结在经，久则血伤入络。"瘀血是慢性肾脏病持续发展和肾功能进行性减退的重要原因，临证治疗在补益脾肾的同时加以活血化瘀，可补而不滞，调达气机，脉络疏通，则精微得以封藏。

傅晓骏指出，慢性肾小球肾炎瘀血形成的原因主要有湿热致瘀、气虚致瘀、气滞致瘀、血寒致瘀、久病致瘀。湿热致瘀予清热利湿、凉血活血药，如泽兰、丹参、牡丹皮、赤芍、益母草；气虚致瘀予益气活血，如当归、川芎、仙鹤草、三七粉、黄芪；气滞致瘀予行气活血，如柴胡、小青皮、陈皮、延胡索、炒枳壳；血寒致瘀予温经活血通络，如当归、川芎、红花。慢性肾小球肾炎病程冗长，病情缠绵反复，顽固难愈，久病入络，日久瘀积生成癥瘕，治以活血祛瘀消癥，药用鬼箭羽、六月雪、莪术、三棱。病甚者，加用虫类药搜风通络，消癥祛瘕，如水蛭、地龙、全蝎、土鳖虫等。

总之，慢性肾小球肾炎以肺、脾、肾三脏虚损为本，风邪、湿热、瘀血交织为标。临证用药当视诸脏之虚损不同，诸邪为患之轻重有别，灵活处以补泻之法，方能切中病机，提高疗效。

从肺论治慢性肾炎蛋白尿

慢性肾小球肾炎是临床常见病、多发病，是由多种原因导致，临床以蛋白尿、血尿、水肿、高血压为主要表现的疾病。中医学没有慢性肾炎的病名，根据其临床表现，可归于"水肿""腰痛""虚劳"等范畴。很多学者认为，本病病因多为外邪侵袭、思虑内结、饮食、房劳、外伤等。蛋白尿可发生于各种急慢性肾脏病中，持续性蛋白尿作为一种病理性诱导因素，能够加速肾小管损伤，导致慢性肾脏病进展。西医学对肾性蛋白尿的控制缺乏持久、有效的方法，主要依靠ACEI/ARB类、激素、免疫抑制剂等，但存在一定的局限性。蛋白尿的主要病机为肺失宣降，脾失健运，肾失气化，三焦水道不畅，膀胱气化失常，水液布散气化功能障碍，水湿内停，导致精微物质外泄。傅晓骏治疗本病积累了丰富经验，临床注重肺与慢性肾炎的关系，常从肺论治，取得了很好的疗效。

一、从肺与脾、肾的关系研究慢性肾炎的发病机理

1.肺与脾

肺主一身之气，能通调水道，为水之上源。脾主运化水湿，为水液代谢的枢纽，又为气血生化之源。肺与脾的关系主要与气的生成和水液代谢有关。肺位于上焦，主宣发肃降，主行水；脾位于中焦，主运化水液，为水液升降出入之枢纽。肺气虚弱，宣降失常，水津不布，水湿停聚，而致湿困中焦。脾胃运化失常，转输不利，可见倦怠身重、腹胀便溏、水肿等湿浊困脾之象，此为"子盗母气"。

2.肺与肾

肺主气，司呼吸，为水之上源。肾主纳气，肾为水之下源。肺与肾的关系主要在呼吸与水液代谢两个方面。肺主行水，宣发肃降，通调水道；肾为水脏，主水液代谢。肺气失宣，水道失于通调，水液不能下输膀胱，而出现尿少、水肿等。肺属金，肾属水，肺和肾又存在金水相生的关系，即肺阴和肾阴相互滋养，是谓金水相生。临床上又有肺阴虚日久必及肾，导致肾阴亦虚，反之亦然。

二、从肺论治肾炎蛋白尿的方法

1.从肺与咽喉的关系论治蛋白尿

慢性肾炎病位主要在肾、脾、肺三脏，外邪是慢性肾炎发生发展过程中的关键因素，其中尤以风邪为先。风邪袭表，卫阳被遏，循经脉入里，郁而化热，损伤肾气，使肾的开阖失司，导致水湿泛溢；封藏失职，精微失固，从而出现水肿、蛋白尿、血尿。慢性肾炎之咽喉病证的病因病机主要为风热蕴结咽喉，

临床多以实证为主，表现为咽干、咽红、扁桃体肿大（或悬雍垂充血肿大）、咽痒、易感冒，或者因上呼吸道感染而诱发蛋白尿。根据慢性肾炎合并扁桃体炎、咽炎的病因病机特点，傅晓骏常采用养阴清热利咽法、养阴清热润肺法、清肺利咽法、清热泻肺法、通腑泻肺法等治疗。

2.创宣肺开郁畅三焦法，擅用风药

肺主一身之气，肺气宣通则全身气机通畅，湿易化而热外达。慢性肾炎因有血热阴伤存在，故采用温热燥湿或淡渗利湿之法殊为不当。因其药性燥烈，极易助热伤津，苦寒燥湿亦有凉遏之弊，故不可多用，此时宜宣展肺气。傅晓骏创宣肺开郁之法，擅用风药。轻宣肺气之机理主要在于"透"，以轻灵宣散之品透畅肺络，使全身气机调达。她常用荆芥、防风、苏叶、独活、白芷、浮萍、杏仁、枇杷叶之属，少量轻投，取治上焦如羽之意也。选用风药，以达宣肺利水之效，可治尿检异常、小便不畅，或浮肿不消，大法以风药配方，不仅可以宣展肺气，又兼具理气机、畅三焦、助脾运、胜湿邪、散火郁之功。风药之中独钟荆芥一味。荆芥味辛、苦，性温，气芳香而升散，主入肝、胃二经，行气兼能和血，擅轻宣、发表、祛风、理血、解郁。《素问·至真要大论》曰"以辛润之"，其原理主要是辛香通络，使津液畅达滋润，用于慢性肾炎蛋白尿之阴亏血热者颇为恰当。

3.辨病与辨证相结合

从肺论治慢性肾炎蛋白尿的意义是多方面、多角度的，有调节体液代谢、抗变态反应、预防和控制感染、增强机体抗病能力、促使病变脏器恢复等多种作用。傅晓骏强调，临证应辨病与辨证相结合，根据患者不同的证候表现，分别采用疏风宣肺、顺气导水、清肺解毒、养阴补肺等法治疗。

4.重视整体观念

傅晓骏指出，治疗慢性肾炎蛋白尿必须树立整体观念，既要重视肾虚失固的主要矛盾，亦不能忽视肾外其他影响因素。总之，首先要辨明引起肾气失固的原因，然后有针对性地治疗，这样方能取得消除蛋白尿的较好疗效。此外，要注意把握扶正与祛邪的关系，治疗时不能片面强调扶正而忽视祛邪。若患者邪盛，慢性肾炎呈急性发作阶段，尿蛋白增多的原因主要是邪气内侵，故治疗当祛邪为先。

5.强调生活调摄

慢性肾小球肾炎患者经治后病情得到控制时，需要定期随访，规律用药，切不可过早停药，否则会功亏一篑。如患者条件受限，可制成丸剂服用。同时注意生活规律，丰富多样，动静结合，既不能长期卧床以图"静养"，也不可过度运动。体力允许的情况下，可练习舒缓的太极、八段锦等，并多参加户外活动，以助于适应气候变化，避免因免疫力低下而易发感冒，导致急性发作。饮食调理是患者自我管理的重要部分，应嘱患者以清补为主，忌食辛辣刺激及高盐饮食。

三、体会

目前应用中药治疗蛋白尿多采用清热利湿、清热通淋、补脾升运、固肾涩精、活血化瘀或疏风清热等法。实践证明，水肿从肺论治获效较佳。凡水谷精微输布代谢发生障碍与肺有关的均可从肺论治。上海名医金寿山治疗慢性肾炎蛋白尿，即使没有浮肿也主张参用桔梗等药开宣肺气，用之每获效。肾炎蛋白尿从肺论治的意义是多方面的，治疗时要考虑改善全身症状与局部症状相结合，从各个方向进行治疗，以改善全身症状。范永升对IgA肾病首辨急性发作或慢性迁延，予宣肺利咽、疏风解表，并健脾滋肾，益气固表，根据正虚邪实的具体情况兼施清热利湿、活血化瘀、凉血解毒等法。

从肺论治，先从发病因素上预防和治疗外感病，以增强人体正气，防止复发因素。然后间接或直接改善慢性肾炎的各个症状，减少蛋白尿。由于本病病程较长，治肺虽重要，但不能以点概全，临证之时需灵活运用，与其他方法相结合，辨证施治，还须结合具体情况，配合化湿通阳、利水消肿、温阳利水、益气健脾利水、活血化瘀利水等法，以求达到最佳效果。

从瘀论治肾性水肿与常用药对

过多液体在组织间隙或体腔积聚称为水肿，水肿是一个常见而重要的病理过程。肾性水肿是指各种原发性或继发性肾脏疾病所致的水肿，属中医学"水肿"范畴，是肾脏病的重要体征，常见于急性肾小球肾炎、慢性肾小球肾炎或肾病综合征等。

一、肾性水肿的病因病机

肾性水肿属中医学"风水""水气"等范畴，目前对此病的认识分为外感和内伤，傅晓骏认为本病乃本虚标实之证。

（一）标实之证所致

《素问·水热穴论》云："勇而劳甚，则肾汗出；肾汗出逢于风，内不得入于脏腑，外不得越于皮肤客于玄府，行于皮里，传为胕肿。本之于肾，名曰风水。"《素问·六元正纪大论》云："三之气，天政布，湿气降，地气腾，雨乃时降，寒乃随之。感于寒湿，则民病身重，胕肿，胸腹满。"又云："湿胜则濡泄，甚则水闭胕肿。"说明风、寒、湿邪均可导致水肿发生。汉代张仲景提出，毒邪为患可致水肿。《金匮要略·水气病脉证并治》云："风气相搏，风强则为瘾疹，身体为痒，痒为泄风，久为痂癞，气强则为水，难以俯仰。风气相击，身体洪肿，汗出乃愈。"说明风热入搏于卫，邪毒"久为痂癞"而成水肿的病理机制。清代喻昌认为，冒雨涉水或兼风寒暑气，或因久病、产后正虚，或疮毒内淫诸因素均可导致水肿。《金匮要略·水气病》指出"血不利则为水。"唐荣川《血证论》中也指出，"瘀血者，未尝不病水；病水者，未尝不病血。瘀血化水亦发水肿，是血病而兼水也""血与水不相离，血瘀必然导致水结"。血瘀和水肿互相影响，水肿阻碍气血运行，血瘀又加重水肿程度，这是病情持续进展的重要原因，说明瘀血也可导致水肿，深化了对水肿的病因病机认识。

（二）本虚之证所致

中医学认为，水肿是各种原因引起气化不利，津液输布失常，导致水液潴留，泛溢肌肤，引起头面、眼睑、四肢、腹背甚至全身浮肿为临床特点的病证，多责于肺、脾、肾三脏，与膀胱、三焦关系密切。《素问·水热穴论》云："肾者至阴也，至阴者盛水也。肺者太阴也，少阴者冬脉也。故其本在肾，其末在肺，皆积水也……肾者胃之关也，关闭不利，故聚水而从其类也。上下溢于皮肤，故为胕肿。胕肿者，聚水而生病也。"《素问·阴阳别论》云："三阴结，谓之水。"《内经》阐述水肿的病机认为总与肺、脾、肾三脏最为密切，又与肝、三焦、膀胱等脏腑息息相关。隋代巢元方强调了脾肾虚弱在水肿发病中的重要性，《诸病源候论·水肿病诸候·通身肿候》云："水病者，由肾脾俱虚故也。"明代王肯堂从肝肾阴虚、相火化风为肿立论，阐发阴虚水肿病发于内。

傅晓骏认为，全身水液的运行有赖于肺气的通调，脾气的传输运化，肾气的开阖及气化。经脉瘀阻时，常导致机体气机的升降出入功能失常，影响脏腑功能，致水液运化输布失常，进一步加剧水肿的形成。她意识到，瘀血也是肾性水肿进展过程中的重要病理环节。瘀血既是脏腑功能失调所产生的病理产物，又是水肿发生的重要因素。

二、现代医家认识

在西医学中，肾病包括慢性肾炎、肾病综合征等，散见于中医学"水肿""癃闭"等病证，不论何种因素所致，大多有瘀阻水停的表现。

叶任高认为，久病入络必有瘀血内停，肾病综合征水肿多呈现高凝状态，尤其是膜性肾病易导致血栓形成。叶传蕙认为，水积之处必是气滞之所，气结之地必是血瘀之乡，故可因水肿而引起血行不畅，此即所谓水病及血。全国名中医王永钧认为，肾性水肿可发生瘀血，瘀血在肾性水肿的发生发展中有着重要地位，借助现代科学技术，如凝血功能和血液流变学检查、肾病理组织学检查等，可发现许多肾性水肿伴有瘀血的微观证据，或可称之为"潜在性瘀血证"。根据"血水同源、血不利则为水"，有学者提出"瘀水病证"的概念，对糖尿病肾病、慢性肾衰竭、肝硬化腹水等疾病的中医证候与西医病理学认识做出了新的解释。天津中医药大学黄文政善用经方治疗水肿，临证注重配合养阴、化气利水、活血通络等行气活血，通利水湿，水肿自除。慢性肾病患者多久病不愈，表现为面色黧黑、眼眶紫暗、肾区叩击痛、尿血、舌紫暗或瘀斑、脉沉涩等瘀血阻滞症状，并常伴顽固性水肿，此为血瘀水停，采用活血化瘀法治疗效果满意。庞国明认为，治水当活血，瘀化水自行，临证常选桃仁红花煎加减，酌加茯苓、仙鹤草、葶苈子等；稳定期改为三七粉、琥珀粉分次冲服，待水肿消退大半，加培补元气之品。王军超运用山西省名中医马居里的经验方扶正泄浊保肾汤联合西药治疗慢性肾功能衰竭脾肾阳虚证，疗效显著。该方在健脾益肾泄浊的同时，加水蛭活血化瘀通络，能明显改善患者全身水肿症状。马晓燕认为，慢性肾衰竭难治之关键在于"瘀毒"。"瘀毒"之邪根深蒂固，难以祛除，故采用行气活血散毒之法，活血化瘀的同时兼扶正气，防止行气破血太过徒伤正气，诱发出血。常用的活血化瘀药有水蛭、莪术、丹参、红花、川芎等。傅晓骏临证采用活血化瘀法治疗肾性水肿（糖尿病肾病、慢性肾功能衰竭导致的水肿）效果明显，并能有效改善贫血和肾功能，延缓肾脏损害。

三、傅晓骏临证经验

对于瘀血所致水肿，《素问·汤液醪醴论》指出"平治于权衡，去菀陈莝"，提出活血化瘀法为治疗总则。傅晓骏认为，气虚、气滞及阳虚、水湿、浊毒、寒凝等皆可导致血瘀，形成水肿。对于瘀血导致的肾性水肿，辨证论治很关键。对于气虚血瘀导致的水肿，她常用益气化瘀、利水消肿之法，方用桃红四物汤加黄芪，并加大黄芪用量，最大用量可到120g，并加泽兰加强活血利水功效。肾病患者因久病迁延不愈，往往情绪低落，内伤情志，使气机阻滞。气行则血行，气滞则血瘀。气机不畅，血行受阻，故而瘀血，血溢脉外则为水肿。对于气机阻滞、瘀血阻络所致的水肿，傅晓骏往往加强行气化瘀，利水消肿，方用五皮饮加减，并酌加炒枳壳、陈皮、紫苏叶、厚朴花行气宽胸；加桔梗提壶揭盖；加行气活血化瘀中药川芎等，但活血化瘀药物的剂量往往不大。阳虚或寒凝则寒邪内盛，血脉凝滞，瘀血内生而致水肿。该型在慢性肾功能衰竭或肾病综合征患者中占比较大。傅晓骏认为，肾毒宁方具有益气温阳、活血化瘀功效，对阳虚血瘀型患者疗效较好，能明显改善患者的全身水肿症状，较好地降低血肌酐和蛋白尿水平，保护肾功能。肾毒宁方组成：黄芪30g，淫羊藿20g，沉香粉2g，丹参15g，大黄10g，桃仁10g，黄精20g。临床及动物实验证实，肾毒宁方能明显改善患者的贫血症状，并能改善肾功能，延缓肾脏损害。

当然，从瘀论治肾性水肿并不是一成不变的，临证需兼顾湿热、湿浊、痰浊亦可导致瘀血，治疗需采用多种方法，在活血化瘀、利水消肿的同时，结合清热利湿、健脾利湿、祛风解表、健脾化痰、化痰祛浊等多种方法。傅晓骏善于灵活运用药对增强药效，往往获得意想不到的效果。对于难治性肾性水肿，常运用虫类药如二草汤（益母草15~30g，猫眼草15~20g）加强活血利水，明显提高了治疗效果。

四、傅晓骏从瘀论治水肿常用药对

（一）黄芪配伍水蛭

黄芪性微温，味甘，归肺、脾、肝、肾经，具有补气固表、利水消肿等功效，有"补气诸药之最"之称，临床应用广泛。水蛭味咸、苦，性平，有破血、逐瘀、通经之功。《本草经百种录》记载："水蛭最喜食人之血，其性又迟缓善人，迟缓则新血不伤，善人则坚积易破，借其力以攻积久之滞，自有利而无害也。"傅晓骏善用水蛭治疗肾性水肿，能使水肿明显消退，并能明显改善蛋白尿，改善肾功能。她经过多年实践，总结成经验方黄芪水蛭制剂（由黄芪、水蛭组成）。该方具有益气活血化瘀功效，前期临床实验证实，其对肾性水肿、蛋白尿有很好的效果。傅晓骏团队通过动物实验发现，该药对糖尿病肾病大鼠有很好的治疗效果，可改善模型大鼠的肾功能，延缓因糖尿病导致的肾脏损伤，其可能机制是抑制了大鼠的炎症反应及肾纤维化进展，与抑制C-Ⅳ、FN在大鼠肾组织中的表达有关。

（二）鬼箭羽配伍匍伏堇

鬼箭羽味苦、辛，性寒，归肝经，具有行血通经、散瘀止痛、解毒杀虫功效。《神农本草经》曰："卫矛，一名鬼箭，生山谷。味苦寒，主女子崩中下血，腹满汗出，除邪，杀鬼毒、蛊疰。"张蕾等发现，鬼箭羽具有抑制炎性介质释放及变态反应、改善机体免疫功能及抗氧化等作用，可改善肾血流量，促进肾小球基底膜修复，从而达到保护肾功能的功效。匍伏堇味苦、微辛，性寒，清热解毒效果好。傅晓骏将鬼箭羽与匍伏堇配伍合用，共奏清热解毒、活血化瘀之功，用治慢性肾炎之浊毒、瘀血证。

（三）益母草配伍泽兰

益母草又名坤草，味苦、辛，性微寒，具有利水消肿、活血化瘀功效，尤宜用于水瘀互结之水肿。现代药理研究证实，益母草煎剂能改善肾功能，使尿量明显增加。泽兰味苦、辛，性微温，归肝、脾经，能活血调经，祛瘀消痈，利水消肿。傅晓骏治疗瘀血所致的肾性水肿常两味药配伍运用，益母草用量较大，最大可达60g；泽兰一般用15~30g。两者合用，共奏利水消肿、活血化瘀之功。

（四）莪术配伍丹参

通络利水是肾性水肿不可或缺的治法，肾络通则邪有出路，瘀血祛则新血生。傅晓骏临证常莪术与丹参作为药对配伍使用。莪术破血行气，消积止痛。丹参中医有"一味丹参，功同四物"之说，可补血生血，逐血生新。两药合用，破宿血，补新血，使祛瘀不伤正，养血不留瘀。傅晓骏特别强调，临证应用莪术时应注意其味辛性烈，虚人不宜，久用不宜，宜同时佐用补益之品。

（五）大黄配伍六月雪

大黄味苦，性寒，归脾、胃、大肠、肝、心包经。功能泻下攻积，清热泻火，解毒止血，活血化瘀。《神农本草经》谓大黄"荡涤肠胃，推陈致新"。《日华子本草》云："通宣一切气，调血脉，利关节，泄壅滞、水气，四肢冷热不调，温瘴热痰，利大小便。"六月雪味淡、微辛，性凉，归肺、胃经。能疏风解表，清热利湿，舒经活络。傅晓骏临证常将两药合用，其活血化瘀泄浊能力显著增强。临证时大黄多炙用，用量3~20g，六月雪30g。

五、病案举例

王某，男，65岁。2019年4月9日初诊。

主诉：反复水肿10年，时轻时重。现全身水肿、以下肢为重，曾经某西医院治疗，诊断为慢性肾炎综合征，予西药治疗，效果不满意。1周前劳累后全身水肿明显、以下肢为甚，小便不利，面色晦暗无华，口干不欲饮，伴腰痛、痛处固定不移，腹胀、食后尤甚，纳差，神疲，舌暗淡，苔白，脉沉细涩。尿常规检查蛋白（++），白细胞（+），红细胞（++）。

西医诊断：慢性肾炎。

中医诊断：水肿。

辨证：脾肾阳虚，阴水泛滥，气机阻滞，脉络不通。

治则：温补脾肾，行气活血，化瘀利水消肿。

处方："肾毒宁方"加味。附子10g（先煎），茯苓40g，炒枳壳30g，车前子40g（包煎），制大黄10g（后下），泽兰15g，益母草30g，陈皮10g，桃仁10g，红花10g，丹参30g，淫羊藿30g。7剂，1日1剂，水煎，早晚温服。

4月16日二诊：自诉症状大减，小便增多，但仍感腰痛，伴口渴不欲饮。效不更方，泽兰加至30g，以增强活血利水、祛瘀生新之功；并加山药20g，温补脾肾，助气壮阳。

又进20余剂，病情完全控制，向愈。

1个月后检查尿常规蛋白（－），白细胞（＋），红细胞（－）。后随访半年，多次复查尿常规，未见异常。

按：该患者根据临床表现属阳虚血瘀型水肿，兼气机阻滞，脉络不通。故治以温补脾肾，行气活血化瘀，利水消肿。傅晓骏采用肾毒宁方化裁，加附子加强温阳、温补脾肾功效。因患者有气机阻滞表现，故去黄芪，加陈皮、炒枳壳行气宽胸除满，并灵活运用益母草、泽兰药对加强活血利水作用；车前子具有清热利湿利水功效。患者服7剂后，症状明显改善，水肿大为减轻。因病机抓准，方药对路，故患者多年的顽疾得以缓解。

肾性水肿无论是微循环障碍，还是肾实质的炎症、肿胀、硬化、萎缩，中医学认为都是血行瘀滞、络脉瘀阻所致。傅晓骏根据病情之轻重、深浅及病机变化，以及邪正虚实程度，适当选用活血化瘀药以收预期之效。

傅晓骏治疗肾性水肿特别重视从瘀论治，治法上突出活血化瘀，并善于辨病与辨证相结合，或温阳活血，化瘀利水；或益气补肾，活血利水；或行气活血，化瘀利水；或健脾利湿，活血化瘀利水；或祛风解表，活血化瘀利水，并擅用药对，协同增效，擅用虫类药加强活血利水功效。她特别强调指出，临床辨证中应注意补虚泻实，标本兼顾，以治病求本。

从虚、瘀、湿论治肾性水肿

过多液体在组织间隙或体腔积聚称为水肿，水肿是常见而重要的病理过程。肾性水肿属中医学"水肿"范畴。水肿往往是慢性肾炎最常见、最重要、最早出现的症状之一，也是临床医师早期发现、诊断慢性肾炎的重要依据。

一、中医学对肾性水肿的认识

中医学对本病认识较早，如《灵枢·水胀》记载："水始起也……以手按其腹，随手而起，如裹水之状，此其候也。"《素问·水热穴论》记载："勇而劳甚，则肾汗出，肾汗出逢于风，内不得入于脏腑……名曰风水。"《金匮要略·水气病脉证并治》将水气病分为五种类型，"病有风水，有皮水，有正水，有石水，有黄汗"。

二、肾性水肿的病因病机

傅晓骏将肾性水肿的病因病机概括为"本虚标实"。

（一）肺、脾、肾本虚为肾性水肿发病之本

傅晓骏认为，"三阴"乃水肿病机之根。所谓"三阴"者，指的是手太阴肺、足太阴脾、足少阴肾三条阴经，"三阴"为整个水气病证病机之根本。王冰曾注曰："三阴结，谓脾肺之脉俱寒结也，脾肺寒结，则气化为水。"肾性水肿多由肺、脾、肾三脏功能失调、气化失司所致。若肾阳不足无权化水，脾失健运不能升清降浊，肺气失宣不能通调水道，最终发为水肿。

（二）气滞、血瘀，湿浊乃肾性水肿发病之标

1.气滞乃水肿发病诱因

肾病患者多慢性迁延不愈，发病时间久，多情绪低落，导致气机阻滞。气行则血行，气滞则血瘀。气机不畅，血行受阻，而出现瘀血，血溢脉外，发为水肿。另肺主行水，气滞可导致肺之通调功能失调，水液在全身输布出现异常，水肿更甚。故气滞乃肾性水肿发病之标。气为一身之主，气行则气机调畅，全身脏腑运行舒畅。气滞则入不敷出，影响肺之宣肃，脾胃之运化，肾之化水功能，终将导致水肿发生。

2.血瘀既是水肿的病理产物，又为水肿发病的重要因素

张仲景《金匮要略·水气病》指出"血不利则为水"。血与水的关系表现为水阻则血不行，血不利则为水。"久病入络，久病必瘀"。唐荣川在《血证论》中也指出，"瘀血者，未尝不病水；病水者，未尝不病血""血与水不相离，血瘀必然导致水结"。这些均说明水肿与瘀血有关。傅晓骏强调，瘀血是肾性水肿进展过程中重要的病理环节。瘀血既是脏腑功能失调的病理产物，又是水肿发生的重要发病因素。血瘀和水肿互相影响，水肿阻碍了气血运行，血瘀又加重了水肿程度，这是病情持续进展的重要原因。

（三）湿浊乃水肿发病之枢纽

《素问·六元正纪大论》云："湿胜则濡泄，甚则水闭浮肿。"慢性肾脏疾病主要归根于脾肾气虚，湿浊之邪下注肾脏。湿浊在肾性水肿发病过程中跟血瘀一样，既属于病理产物又属于重要的发病因素，且在肾性水肿发病中起着枢纽作用。傅晓骏认为，中央脾土在慢性肾脏病发病和病机演变过程中占有重要地位。脾将全身水液代谢由三焦通道，下输膀胱，经肾脏的气化作用排出体外。若脾气虚弱，运化失职，加之慢性肾脏病患者肾的气化功能下降，必然导致水液潴留，最终引起水肿的发生。

三、傅晓骏辨治肾性水肿的特点

1.强调驱邪的重要性

《素问·汤液醪醴论》指出"平治于权衡，去菀陈莝"，强调活血化瘀为指导原则。傅晓骏强调驱邪在肾性水肿治疗中的重要性，提出需针对不同原因引起的痰瘀、浊毒、湿邪等分型论治。对气滞血瘀型水肿，治宜行气化瘀，利水消肿。方用五皮饮加减，并酌加炒枳壳、紫苏叶、厚朴花行气宽胸，加桔梗提壶揭盖。她认为，肾毒宁方具有益气温阳、活血化瘀功效，对阳虚血瘀型肾病患者疗效较好。临床及动物实验证实，肾毒宁方有明显改善贫血症状、改善肾功能、延缓肾脏损害之功。

2.因时因地制宜，始终强调顾护脾胃

傅晓骏因时因地治宜，根据婺州地区明显干湿两季的气候特点，且易损伤脾胃，致气失濡润，导致"胃气乃厚"的情况，提出临床无论何期、何型肾脏疾病都要注意脾胃功能，强调健脾化湿法在治疗慢性肾脏病中的重要地位。

3.辨病辨证结合，中西医多管齐下

傅晓骏注重在中西医结合基础上的中医药一体化治疗，善于辨病辨证相结合，临证施方执简驭繁，多方考虑，剂型灵活多变。她常以生大黄、生牡蛎等煎汤中药保留灌肠通腑泄浊，使毒素从肠道排出，邪祛正安；并用桂枝、川芎、丹参等药足浴通经活络，扶正排毒。她鼓励患者在病情允许的情况下采用药膳、针灸等多种治疗手段，通过药物与非药物疗法相结合、内治与外治相结合等，达到更快、更彻底地治疗疾病的目的。

4.脏腑论治，驱邪不忘本虚

肾性水肿发病的根本原因是肺、脾、肾三脏功能失调、亏虚。傅晓骏虽然强调祛邪的重要，但后期往往采用脏腑论治，或健脾补肺，或温补脾肾，或益肾健脾，或肺、脾、肾三脏同补。总之，驱邪的同时不忘本虚。

5.灵活运用药对，提高疗效

灵活运用药对，有助于增强药物功效，提高水肿治疗效果。傅晓骏常常茯苓配白术，加强益气健脾利水之功；益母草配猫眼草，增强活血利水之效。对于难治性肾性水肿，往往与虫类药组成药对。如经验方黄芪配水蛭，具有益气活血化瘀功效，对肾性水肿导致的蛋白尿有很好的效果。动物实验发现，黄芪、水蛭配伍对糖尿病肾病大鼠有一定的治疗作用，可以改善其肾功能，延缓糖尿病肾病的肾脏损伤。

6.注重膏方，饮食调理

中医学认为，"正气存内，邪不可干；邪之所凑，其气必虚"。傅晓骏十分注重辨识患者的体质类型，重视膳食、运动及精神调养在疾病治疗中的作用，对慢性肾脏病患者采用膏方调理，以实现"未病先防，既病早治，已病防变，瘥后防复"的目的，使患者带病延年，提高生活质量。

7.从"虚、瘀、湿"论治肾性水肿

西医学认为，导致肾病的原因虽多，但增生性变化、免疫复合物沉积、肾小管狭窄及微血栓形成为重要因素，这些病理变化与瘀血概念十分相似。傅晓骏认为，血瘀在慢性肾功能衰竭的发病中占有重要地位，采用活血化瘀法治疗效果明显。

对于肾性水肿的治疗，傅晓骏强调从"虚、瘀、湿"论治。本病为本虚标实，虚为肺、脾、肾三脏气虚或阳虚，标实为血瘀、湿浊，治以健脾益肾宣肺、活血化瘀、利湿祛浊等，采用药对治疗效果明显，并提倡"中央健，四旁如"，治疗中要顾护脾胃，后期注重中医体质调理，采用膏方调理效果较好，能明显改善患者全身浮肿、乏力症状，降低蛋白尿，改善肾功能，延缓肾脏损害，减轻了患者家庭和社会压力。

糖尿病肾病辨治经验

一、糖尿病肾病的分期

糖尿病肾病由糖尿病发展而来，西医学将其分为5期，第 I 期和第 II 期没有明显临床症状，只是肾小球滤过率增加，且尿白蛋白排泄率相对正常。从 III 期开始为微量白蛋白尿期，尿中肉眼可见大量泡沫，尿检示超量蛋白溢出，并出现肾小球结构性病理改变。IV 期、V 期时肾小球病变进一步恶化，除有大量蛋白尿外、还可见血肌酐、尿素氮增高，甚者伴有下肢水肿、严重高血压、低蛋白血症等，晚期则可进入少尿、无尿的尿毒症期。

中医学认为，糖尿病肾病属于"消渴"病的变证，根据其临床表现可归于中医肾病的"水肿""尿浊""关格"等，其病机常与过食肥甘厚味酒肉，而湿热内生，伤及脾胃，脾胃水谷运化失司，久而中焦积热，故消谷耗津变为消渴。消渴日久，阴津进一步亏损，伤津则耗气，久则气阴两虚；又有因先天禀赋不足因素，五脏本为羸弱，加之后天饮食不当反而脾胃受损更重，水谷运化精微不利，脏腑失精所藏，累及肾脏，发为脾肾亏虚之证；又因阴虚则生内热，气虚则气滞血瘀，且脾胃为升降枢机，脾气亏虚其升降功能失调，致使气血津液出入不利，痰浊、瘀血、水湿百乱内生；肾精不藏，肾气不化，则精微外泄，水湿停滞更加重肾体劳衰的病机过程。

傅晓骏认为，糖尿病肾病是糖尿病全身微血管病变在肾脏的表现，全程都需活血化瘀。同时糖尿病肾病在治疗上，还须与西医学对糖肾五期分期相结合。她根据中医病机证型相似和复杂程度又分为早期、中期和晚期三期，因第 I 期和第 II 期临床主以"气阴两虚"症状最为突出，症状表现较轻，故定义为糖尿病肾病早期，以滋补气阴为主；从第 III 期微量白蛋白尿期开始，虚中夹湿带瘀，症状较前发展，病情易反复，故定义为糖肾中期，以清利湿热、养阴祛风活血为主；IV 期、V 期因积病日久，阴阳两虚，并由虚致损，兼有脾肾阳虚，气化不行，三焦水液代谢失常，痰瘀湿浊内蕴，真阴不足内热从生等诸多因素交织，虚实夹杂，互为因果，病情变化多端，常为复合之证，故定义为糖肾晚期，以泄浊利水、温阳化气、养育真阴为原则。

二、糖尿病肾病的中医治疗

1.早期治疗

糖尿病肾病早期治以滋养气阴，固护脾肾，扶正祛邪。傅晓骏在糖尿病早期治疗上尤注重固护脾胃，遵《素问·经脉别论》"饮入于胃，游溢精气，上输于脾，脾气散精，上归于肺，通调水道，下输膀胱。水精四布，五经并行"之旨。清代名医周学海在其《读医随笔》更特地对"水精四布，五经并行"加以解析，认为其承接"水谷之精气，和调于五脏，洒陈于六腑，乃能入于脉也"，强调了脾胃作为水谷精气化生之源，有滋养五脏气阴之功。脾胃气血健运，气机升降和宜，五脏即可得水精滋养，则消渴病机不复已。

傅晓骏认为，在糖尿病肾病早期，包括西医学的第Ⅰ期和第Ⅱ期，尤需重视固护脾胃，滋养气阴，同时扶助正气，避四时风邪侵扰，减缓肾病进程。她常以沙参麦冬汤、六味地黄丸和玉屏风散联合使用，起调理治疗之用。

沙参麦冬汤滋补气阴，润泽心肺，生津止渴，对于糖尿病本症之口渴多饮常能起到缓解作用。

玉屏风散组成为黄芪、防风各1两，白术2两。傅晓骏认为，本方虽取黄芪补气、防风祛风，但更偏于白术燥湿健脾之用。虽原方为自汗体虚所设，然其本在于扶正而祛邪之用，而扶正思路在于调理脾胃，与糖尿病肾病多免疫力低下，易受四时风邪暑热侵扰，而出现感冒、咽炎、中暑相合。若扰动肾室，可见尿浊、泡沫尿等。故在糖尿病肾病早期宜重视固护脾胃，扶助正气，脾胃健，则水谷精微运化正常，肾得其封藏，不易受外邪尤其是风邪侵扰，则精微不至下漏也。

六味地黄丸乃宋代著名儿科医家钱乙创立，由《金匮要略》崔氏八味丸化裁而来，除去桂枝、附子，独留熟地黄、山药、山茱萸、泽泻、茯苓、牡丹皮等，本为适应小儿纯阳之体专补肾阴所设。然糖尿病肾病常表现为肾阴不足，因阴液不能上滋而见口干舌燥、舌红少津，因口渴而多饮。饮入于胃，肾阴不足，肾精不藏，肾气不固则夜尿频多；又阴虚易生内热，又可见心烦、恶热、足心发热甚则潮热盗汗，以六味地黄丸善后尤其适宜。三者联用，肺、脾、肾三补，标本兼治，既能滋养气阴又能固护脾肾，扶正固本，起到调理治疗作用。

2.中期治疗

糖尿病肾病中期治以清利湿热，养阴祛风活血，即病防变。

傅晓骏认为，若糖尿病肾病早期不加控制，任其发展，进入第Ⅲ期时，则可见微量白蛋白由尿液漏出。此时肾小球结构性病理改变已现，肾小球开始硬化，瘀血内生，属糖尿病肾病中期。此时已有明显微小血管病变，瘀血十分严重，故需加大活血力度。因"气为血之帅，血为气之母"，故傅晓骏独创芪蛭合剂治之。该合剂只有两味药，黄芪与水蛭。《本经》云水蛭"主逐恶血、瘀血、月闭，破血瘕积聚，利水道"。黄芪味甘，性温，归肺、脾经，是一味非常重要的补气药，不但可以补全身之气，更善补肌表之气，兼燥湿健脾利水，也能补气行血，对于此期所致的脾虚水肿、气虚血瘀均有很好的调节作用。

糖尿病肾病属于代谢性疾病，常伴有血脂、血糖、血压的紊乱，除黄芪对血压、血糖均有一定的双向调节作用，水蛭有很好的降脂作用，两者联用，对于糖尿病肾病十分适宜，先于此期使用可起到预防作用。

另外傅晓骏认为，此期往往正气已虚，同时虚中夹湿带瘀，情况较前更为复杂多变，单纯益气活血力道欠佳，常需配伍大队益气活血、清理湿热之品，方能改善症状，减少蛋白尿的产生。傅晓骏针对这一时期所表现的大量蛋白尿漏出情况，结合多年临床经验，创制出蛋白尿方。组成为黄芪30g，鬼箭羽20g，积雪草15g，炒白术15g，薏苡根30g，匍伏堇15g，防风5g，水蛭粉3g，徐长卿20g。方中黄芪、白术、防风取玉屏风意；同时顾及正气不足，易受风邪侵扰，予祛风之品牛蒡子、僵蚕、蝉蜕，以减少蛋白尿的产生，并依据糖尿病肾病久病多瘀、瘀血内滞的特性，采用鬼箭羽、积雪草、薏苡根、匍伏堇、水蛭、徐长卿等活血化瘀、清理湿热之品，以改善瘀热情况，减少蛋白尿的生成。

3.晚期治疗

糖尿病肾病晚期治以泄浊利水，温阳化气，养育真阴。傅晓骏认为，糖尿病肾病Ⅳ期、Ⅴ期属于糖尿病肾病恶化病变期，可称为糖尿病肾病晚期。其特征表现为水湿痰浊弥漫三焦，真阴不藏于肾，肾温阳化气失司，三者并举，虚实夹杂，病情变化多端。傅晓骏认为，其病机核心在于三焦水道失利，诸水液不得畅通，故弥漫三焦。在下，可见下肢水肿、腰酸重痛；在中，湿困中焦可见腹胀纳呆、恶心泛酸、便秘溏结；在上，水饮犯肺可见咳嗽痰喘、胸闷心悸、头目眩晕等。为此，治疗以疏利三焦、调畅气血为要，目的是使三焦发挥正常水液通道之功能。

傅晓骏认为，要疏利三焦，必须先使脾胃恢复升降气机枢纽的作用，故常以逍遥散、半夏泻心汤为基础方，随症加减。《素问·阴阳别论》云"三阴结，谓之水"，唐代医家王冰解释为"三阴结，谓脾肺之脉俱寒结也，脾肺寒结，则气化为水"，故以温阳化气解肺脾之寒，促进水液代谢尤为重要。《素问·阴阳应象大论》亦云："壮火之气衰，少火之气壮。壮火食气，气食少火。壮火散气，少火生气。"指出要想补阳而不伤及正气，就需调补少火。《金匮要略》云："小便不利者，有水气，其人苦渴，瓜蒌瞿麦丸主之。"傅晓骏常仿瓜蒌瞿麦丸之意，药用巴戟天、淫羊藿、补骨脂、菟丝子、生姜、桂枝、肉桂之品，阳虚甚则加附子，并选用一些滋而不腻之品，如女贞子、山茱萸、黄精等阴阳双补，既生长少火以恢复阳气，又填补肾精，助阳化气，并添太子参、北沙参、麦冬，滋上焦心肺气阴以止口干，以积雪草、六月雪、大黄、泽泻等利水泄浊，以消水肿。此外，为应对糖尿病肾病晚期阴阳俱虚、湿浊内闭的特性，傅晓骏自拟肾宁方，太子参15g，熟大黄3g，黄芪30g，淫羊藿15g，红花9g，制黄精15g，丹参30g，沉香粉3g，菟丝子15g。熟大黄通腑泄浊，沉香行气纳肾，两者共为君药，畅通三焦，通利水道；红花、丹参活血化瘀；菟丝子、黄精、淫羊藿阴阳双补，均为臣药；太子参益气生津，止口渴，清内热为佐使，全方共奏泄浊利水、温阳化气、养育真阴之功。糖尿病肾病晚期临床表现变化多端，需仔细辨证，灵活化裁，方可有所作为。

慢性肾脏病治疗经验

笔者有幸作为傅晓骏的学术继承人跟师侍诊，现将其采用中医药治疗慢性肾脏病经验加以总结，并附验案一则。

一、病因病机

慢性肾脏病（CKD）是影响人类健康的重要疾病。流行病学调查结果显示，本病患病率高，病死率高，临床单纯采用西医治疗存在许多不足，中医药辨证治疗本病积累了丰富的经验，显示出独特优势。

慢性肾脏病根据其临床表现，可属于中医学"关格""癃闭""虚劳""水肿"等范畴。傅晓骏认为，本病当属"溺毒"。《景岳全书·肿胀》指出："凡水肿等症，乃肺脾肾之脏相干之病。盖水为至阴，故其本在肾；水化于气，故其标在肺；水唯畏土，故其制在脾。"《伤寒论·平脉法》曰："关则不得小便，格则吐逆。"由此可见，中医学对本病已早有较深的理解，将病位定于脾、肾两脏，同时与肺也有一定关系。傅晓骏认为，慢性肾脏病多是积病日久，脾累及肾，脾肾两虚，由虚致损，气阳虚衰则气化运行失衡，其结果一方面导致湿浊内停，另一方面因气衰血行不利而致瘀血内蕴。如此由虚致实，互为因果，形成脾肾正虚为本、湿瘀内阻之实为标的本虚标实病机。瘀为瘀血，浊包括湿热、痰浊与水饮，虽然说正虚邪实是慢性肾脏病的根本病机，但在整个疾病的发展过程中，浊、瘀贯穿于疾病的不同阶段，是导致病变进行性恶化的主要病理环节。

二、辨证施治

（一）治本

《内经》有"正气存内，邪不可干""邪之所凑，其气必虚"的论述。正气盛衰在疾病的发生中起着决定性作用。《景岳全书》曰："虚邪之至，害归少阴，五脏所伤，穷必及肾。"肾元虚衰是本病的根本原因。因此，傅晓骏认为，治疗慢性肾脏病加入补肾益气之品具有重要意义。补肾能生精，精能化气，阴生阳长，益气能生血化精。补肾益气既有助于气机之升降，使肾关开阖有权，水湿得除。她常用生地黄、山茱萸、女贞子、旱莲草、制黄精、制狗脊、怀牛膝、桑寄生、菟丝子、山药等补益肾精；附子、补骨脂、肉桂、沉香等温补肾阳；知母、黄柏、牡丹皮、泽泻等凉肾泻肾。

脾为脏腑之中枢，脾健则诸脏皆安。《慎斋遗书》曰："土为万物之母，在人身则为脾胃……久病不愈，寻到脾胃而愈者颇多。"脾肾两脏关系密切，脾阳的健运有赖于肾阳的温煦。肾脏所藏之精需后天水谷精微的滋养，二者在维护机体水液代谢方面起着协同作用。傅晓骏十分强调调理脾胃在治疗慢性肾衰竭中的重要性，处方每每顾护脾胃，临证常予益气健脾、温脾利水、和胃降浊、清热化湿等法调理脾胃，方用参苓白术散、香砂六君子汤、半夏泻心汤、温胆汤、实脾饮合五苓散、五皮饮等辨证施治。《理虚元鉴·治虚有三本》指出："治虚有三本，肺、脾、肾是也。肺为五脏之天，脾为百骸之母，肾为性命之根，治肺、治脾、治肾，治虚之道毕矣。"主张"清金保肺，无犯中州之土""培土调中，不损至高之气""金行清化，水自长流"。傅晓骏在健脾补肾、活血通络治疗慢性肾脏病的基础上，常佐以清金保肺之品，处方讲求气机升降和清补调节的平衡。慢性肾脏病常因感受外邪、肺失宣肃而致病情反复及加重，从肺论治，调整脏腑气化功能，可减少慢性肾脏病的加重因素，故她临证多以玉屏风之意益肺固表防变。

（二）治标

傅晓骏认为，化浊逐瘀解毒是延缓慢性肾脏病进展的重要措施。在"浊毒"的治疗中，宜以"解毒"为法，具体而言即为"化浊逐瘀""祛邪即所以安正"，使邪有出路，以防浊瘀蕴毒。"脾为生痰之源"，化痰应以健脾运脾为主，可选二陈汤、香砂六君子汤等；痰湿化热为湿热时可予苏叶黄连汤、黄连温胆汤等；活血化瘀可选用丹参、川芎、牡丹皮、水蛭、地龙、红花、莪术或血府逐瘀汤等；水气内停或水饮上犯合五苓散、苓桂术甘汤、葶苈大枣泻肺汤等。而通腑泻毒重点选用大黄，大黄一味具有解毒、泻下、活血、清热等功效，能使毒邪从大便排出体外。近些年许多临床医生在治疗慢性肾脏病时均使用此药，且取得了满意疗效，这也充分证实了浊毒中医病机概念的合理性。根据这一理论，傅晓骏在临床上采用化浊逐瘀通腑治疗慢性肾脏病，也取得了较好的疗效，有效地延缓了慢性肾脏病的进程，提高了患者的生存及生活质量。

傅晓骏经过多年的临床实践和观察发现，慢性肾脏病患者中阳虚血瘀型所占比重较大。从病因病机分析，肾病日久导致肾虚、阳气衰惫，不能行血，气滞血瘀，络脉阻塞，最终肾络瘀阻，肾病益甚。由此傅晓骏创制了具有益气温阳、活血化瘀的肾毒宁方。方中制黄精性平而益肾补精；沉香性温，味辛，有降气止呕、温肾纳气作用；淫羊藿温肾助阳，填补精气；丹参微寒，益气补血，活血抗凝；黄芪性温，有益气、温阳、补虚、消肿功效；大黄性寒，清热泄浊，活血通便；桃仁性平，活血祛瘀。诸药合用，共奏扶正祛邪、活血化瘀之功。临床观察和相关实验研究证实，肾毒宁方对慢性肾脏病患者腰酸、乏力、浮肿、肢冷、恶心、呕吐、食欲减退等症状的改善有较显著的效果，且能改善肾功能，减少诸多因素对肾组织的损害，从而减轻肾脏纤维化而延缓慢性肾脏病的进展。

三、注重中医药一体化治疗

傅晓骏治疗慢性肾脏病时，注重在中西医结合的基础上采用中医药一体化治疗。临证施方执简驭繁，从患者的经济状况、服药口感、病情等多方面考虑，在剂型上灵活多变，如丸剂、颗粒剂等。常以生大黄、丹参、红花、生牡蛎、制附片、蒲公英、槐花煎汤保留灌肠，通腑泄浊，促使血中毒素从肠道排出，使邪祛正安，延缓肾功能进行性恶化，使肾功能得以好转。以桂枝、川芎、生黄芪、丹参、桑寄生、白花蛇舌草、艾叶等药足浴，通经活络，扶正排毒。她常常鼓励患者，在病情允许的情况下采用药膳、针灸及脐疗等其他中医疗法，利用中医治疗手段丰富多彩的特点，通过药物与非药物疗法相结合、内治法与外治法相结合等方式，达到更快、更彻底地治疗疾病的目的。

四、验案

李某，男，58岁，2013年11月18日初诊。

因"反复腰痛、乏力3年，伴恶心1周余"就诊。3年前无明显诱因下出现反复腰痛、乏力，当地医院诊为慢性肾小球肾炎，经中西医治疗，病情时有反复。1周前感觉恶心、纳差、乏力明显而就诊。症见腰酸腰痛，肢冷，疲乏无力，面色少华，食欲减退，恶心纳差，夜尿频多，大便尚调。舌淡黯、边有齿痕，苔白糙，脉细涩。查血压160/90mmHg。尿常规示尿蛋白（+），潜血（+++）。肾功能示尿素氮7.9mmol/L，血肌酐199μmol/L，内生肌酐清除率48mL/min。血常规示血红蛋白100g/L。

西医诊断：慢性肾脏病；CKD–3期；肾性高血压；肾性贫血。

中医诊断：溺毒（脾肾两虚夹瘀）。

治以健脾益肾温阳，活血通络排毒。

处方：生黄芪30g，土茯苓30g，积雪草、六月雪、白术、茯苓、山药、淫羊藿、党参、陈皮、焦山楂各15g，沉香粉3g（兑服），红花9g，制大黄10g。7剂，水煎服，日1剂，分两次服用。同时予硝苯地平控释片，每日1次降压治疗。

二诊：腰痛、肢冷、恶心不适较前减轻，食欲好转，夜尿仍较多，大便偏稀。舌质淡黯、边有齿痕，苔白，脉细涩。治以益气温阳，活血通络。

处方：生黄芪、六月雪、芡实、土茯苓各30g，丹参、制黄精各20g，积雪草、白术、茯苓、山药、淫羊藿、党参、陈皮各15g，沉香粉3g（兑服），红花9g，制大黄6g。7剂。水煎服，日1剂，分两次服。

随后患者门诊随诊多次，均以上方随症加减，连续服药60剂，复查尿蛋白（－），潜血（＋）。尿素氮6.6mmol/L，血肌酐109μmol/L，内生肌酐清除率53mL/min。血红蛋白112g/L。嘱患者避风寒，慎起居，调情志，打太极拳，适当运动，适时中药足浴治疗。随访两年，血肌酐一直在正常范围内。

慢性肾衰竭治疗经验

慢性肾衰竭是各种原发及继发性肾脏病持续进展的最终结局，以肾功能减退，体内代谢产物潴留，水、电解质及酸碱平衡紊乱为主要临床表现，严重影响患者的身体健康和生活质量。目前西医的治疗主要采用透析及肾移植等方法，但因治疗费用高昂、治疗过程繁琐等，并不被大多数患者接受。患者多希望通过服药、饮食疗法等简便的手段早期遏制疾病进展。中医药疗法通过其独特的辨证论治体系，在肾脏病早、中期治疗方面显现出明显优势，有助于缓解患者痛苦，延缓疾病进程。

傅晓骏研制的肾毒宁方，在减轻肾小球硬化及肾间质纤维化，保护肾功能，促进肌酐、尿素氮等代谢废物排出方面具有明显效果。

一、病机分析

慢性肾衰竭可导致颜面及双下肢浮肿、尿中多沫、神疲乏力、腰酸腰痛等，属中医学"水肿""溺毒""尿浊""腰痛"范畴。傅晓骏认为，慢性肾衰竭多为积病日久，累及脾肾，脾肾两虚，气阳虚衰，水停血瘀，痰浊内生，日久积毒，而形成以脾肾正虚为本、浊瘀内阻为标的本虚标实证。《内经》云"脾胃为后天之本""肾为先天之本"。后天充养先天，先天滋化后天，如此机体气血充足，脏腑四肢百骸皆得所养。然慢性肾衰病程日久，久病耗损先后天之本，脾气亏虚，运化无力，气血生化无源，水谷精微难以化生，脏腑肌肉失其所养，从而出现神疲乏力、肢体酸胀、腰酸腰痛等症。又因"脾为生痰之源"，脾主运化水谷及水液，脾阳亏虚，无力运化，则水湿内停，凝聚成痰，痰浊随气机升降泛溢于机体各处，停于肺可见胸闷喘促、咳嗽咳痰；停于胃则见恶心欲呕，甚则泛吐清涎；阻滞中焦气机，可见脘腹胀满、不欲饮食；痰浊上蒙清窍，又会见神昏不清。"肾主水，司封藏"，肾阳虚衰，蒸化无权，水溢肌肤发为水肿；封藏失司，精气外泄致尿中多沫。气虚不仅导致水停，也导致血停。《血证论》曰"气为血之帅"，气推动着血顺畅前行，气虚则血滞，发为瘀血。另外，久病入络，久病致瘀，故患者多有嘴唇紫暗、舌有瘀斑、舌下脉络迂曲等一派瘀血内停表现。有形实邪停于体内日久，相互煎熬，发为浊毒。傅晓骏指出，体内代谢毒素不能正常排泄而蓄积于体内称为"浊毒"，可见口有尿味、皮肤瘙痒等症。

综上，脾肾正虚，清阳不升，浊阴不降，痰浊、水饮、瘀血互结于体内，构成了慢性肾衰竭本虚标实的基本病机。

二、治则治法

傅晓骏根据"中央健，四旁如"的原则，强调从中焦脾胃着手，以益气温阳为主，辅以活血化瘀，泄浊解毒。《景岳全书》谓："脾为土，灌溉四旁，是以五脏中皆有脾气。"脾胃是气机升降的枢纽，是气血生化之源，亦是水液运化的关键，故治疗应重在益气温脾。同时，肾阳是一身阳气的根本，本病的病位在肾，故脾肾同补，则正气得生，气血得充。对于痰湿、瘀血、湿热等病邪，辅以化痰、祛瘀、清利湿热等法，共奏扶正祛邪、化浊祛瘀之效。

（一）益气温阳

傅晓骏常用黄芪、党参、太子参、薏苡仁、茯苓益气健脾，祛湿消肿。其中黄芪味甘，性温，为益气温阳之要药。傅晓骏喜用大剂量黄芪作为君药，既能大补元气，又能利水消肿，减轻水肿症状。孙成峰发现，黄芪在治疗肾脏病方面具有确切疗效，可通过降血脂、减少尿蛋白、提高白蛋白等保护肾脏。配伍淫羊藿、制黄精、菟丝子、山茱萸等温肾填精之品，共奏脾肾双补、益气扶阳之功，大大提高了患者的免疫力。

傅晓骏所用滋补之品多为性平温和之药，较少滋腻重浊之品。这是因为慢性肾衰患者中焦脾土本虚，运化无力，若更用滋腻碍胃之品则会加重脾胃负担，使其愈加虚弱，而性平温和之物更像一把小火，徐徐燃烧，温补脾肾阳气。

（二）祛湿化浊

脾虚不运，湿浊内生，内生之痰又化为有形实邪，阻滞气机，瘀阻络脉，致使疾病迁延不愈。傅晓骏喜用苍术、砂仁、广藿香、厚朴等芳香化湿之品，因其气味芳香，除化湿外亦能行气，畅中焦气机，用于湿浊中阻、脾胃气滞引起的脘腹胀满、不欲饮食之症效果明显。若见肌肤水肿明显，加用淡渗利湿的茯苓、泽泻、薏苡仁、车前子等，且善用茯苓皮、冬瓜皮、桑白皮、葫芦壳之属，以达以形走形之效。

（三）活血化瘀

叶天士提出，"积伤入络，气血皆瘀，则流行失司"。瘀血是贯穿慢性肾衰竭始终的病理因素。当瘀血程度不重时，傅晓骏常采用较为温和的活血药，如川芎、丹参、当归。其中当归、丹参既能活血又能补血，使祛瘀不伤正，补血不留瘀，实为理想之品。当瘀血程度较重时，则使用药力竣猛的破血药，如醋三棱、莪术、水蛭。傅晓骏尤擅长用制僵蚕、地龙、蜈蚣、全蝎粉、水蛭粉等虫类药，不仅破血力量竣猛，善除肢体经络之死血，而且多有通络止痛之功效，能有效缓解肾脏病患者肢体、关节疼痛的症状。

（四）解毒

体内代谢废物蓄积，浊毒内阻，可见恶心欲呕、皮肤瘙痒、口中异味，对此傅晓骏常加用土茯苓、大黄等解毒化湿。其中大黄又有泄下作用，能使体内的浊瘀毒邪随大便排出体外。

三、典型医案

陈某，男，66岁，2019年10月7日初诊。

患者因"反复泡沫尿3年余、加重伴腹胀半月"，于2019年9月24日在某医院住院治疗。入院后查生化示肌酐594.12μmol/L，尿素氮16.37mmol/L，钾

5.78mmol/L，钠135.8mmol/L，氯106.8mmol/L。血红细胞2.61×10¹²/L，血红蛋白76g/L，24小时尿蛋白定量738mg/24h。出院后口服复方a酮酸片4片，每日3次；肾衰宁片4片，每日3次；百令胶囊4片，每日3次；苯磺酸氨氯地平片1片，每日1次；非布司他1片，每日1次治疗。有高血压病史4年余，平素口服苯磺酸氨氯地平片1片，每日1次；联合卡托普利1片，每日两次降压治疗，血压控制不详。痛风病史3年，每月发作2~3次，发作时予消炎止痛药（具体不详）治疗。刻见尿中多沫，夜尿1~2次，偶有腰酸腰痛，左膝疼痛，大便1日1次、质偏稀，胃纳可，夜寐安。检查双下肢无水肿，血压106/78mmHg。辅助检查肌酐642.73μmol/L，尿素18.15mmol/L，血红蛋白87g/L。舌暗淡胖，苔薄微黄腻，脉弦滑。

中医诊断：溺毒（脾肾阳虚，浊瘀内停）。

西医诊断：慢性肾功能衰竭；高血压病；痛风。

治拟健脾益肾，化浊祛瘀。

处方：黄芪30g，太子参15g，淫羊藿20g，炒白术15g，土茯苓30g，六月雪30g，菟丝子30g，当归10g，醋三棱25g，莪术15g，红花9g，紫苏叶9g，积雪草30g，熟大黄3g（后下），金钱草30g，泽泻20g，猫人参15g。7剂，水煎服，每日1剂，早晚分服。

10月14日二诊：服药后左膝疼痛好转，腰酸胀缓解，大便溏泄、1天2~3次，夜尿2~3次，纳眠可。舌暗淡，苔薄，脉细。尿蛋白（+），尿隐血（+）。肌酐551.4μmol/L，尿素氮27.7mmol/L。红细胞2.73×10¹²/L，血红蛋白79g/L。上方去泽泻，加赤芍20g，山慈菇6g。

10月23日三诊：诉腰酸腰胀好转明显，胃脘部胀闷不舒，夜尿3次，大便1日2~3次、时干时溏，纳眠可。舌暗淡，苔薄，脉细滑。肌酐444.1μmol/L，尿素氮21.19mmol/L，红细胞2.59×10¹²/L，血红蛋白75g/L。上方去大黄，加金钱草15g，车前草30g，川芎15g。

后持续门诊随诊，查血肌酐逐渐下降，效不更方，继续原方加减巩固治疗。

按语： 该患者尿中多沫，伴夜尿次数增多，腰酸腰痛，大便溏薄，实为脾肾两虚，固化失司，精微下泄。方中黄芪、太子参、炒白术、淫羊藿、菟丝子温补脾肾阳气，使水谷精微得化，精气得藏；久病入络，故取当归、三棱、莪术、红花活血祛瘀，行气止痛；猫人参为治疗痛风的经验用药，土茯苓、大黄泄浊解毒。

慢性肾衰竭的临床表现复杂多变，但万变不离其宗。傅晓骏紧抓脾肾正虚为本，浊瘀内阻为标的基本病机，依据"中央健，四旁如"的治疗原则，从温补脾肾着手，兼以化瘀、祛湿、泄浊、解毒，随症加减，故而取效。